21 世纪特殊教育创新教材

21 世纪特殊教育创新教材·理论与基础系列

主编：杜晓新　　　　　　审稿人：杨广学　孟万金

- 特殊教育的哲学基础(华东师范大学：方俊明)
- 特殊教育的医学基础(南京特殊教育师范学院：张婷、赵汤琪)
- 融合教育导论(华中师范大学：雷江华)
- 特殊教育学(雷江华、方俊明)
- 特殊儿童心理学(方俊明、雷江华)
- 特殊教育史(浙江师范大学：朱宗顺)
- 特殊教育研究方法(华东师范大学：杜晓新、宋永宁)
- 特殊教育发展模式(纽约市教育局：任颂羔)

21 世纪特殊教育创新教材· 发展与教育系列

主编：雷江华　　　　　　审稿人：邓　猛　刘春玲

- 视觉障碍儿童的发展与教育(华中师范大学：邓猛)
- 听觉障碍儿童的发展与教育(华东师范大学：贺荟中)
- 智力障碍儿童的发展与教育(华东师范大学：刘春玲)
- 学习困难儿童的发展与教育(陕西师范大学：赵微)
- 自闭症谱系障碍儿童的发展与教育(华东师范大学：周念丽)
- 情绪与行为障碍儿童的发展与教育(华南师范大学：李闻戈)
- 超常儿童的发展与教育(华东师范大学：苏雪云；北京联合大学：张旭)

21 世纪特殊教育创新教材·康复与训练系列

主编：周念丽　　　　　　审稿人：方俊明　赵　微

- 特殊儿童应用行为分析(天津体育学院：李芳；武汉麟洁健康咨询中心：李丹)
- 特殊儿童的游戏治疗(华东师范大学：周念丽)
- 特殊儿童的美术治疗(南京特殊教育师范学院：孙霞)
- 特殊儿童的音乐治疗(南京特殊教育师范学院：胡世红)
- 特殊儿童的心理治疗(华东师范大学：杨广学)
- 特殊教育的辅具与康复(南京特殊教育师范学院：蒋建荣、王辉)
- 特殊儿童的感觉统合训练(华东师范大学：王和平)

21 世纪特殊教育创新教材·理论与基础系列

特殊教育的医学基础

张 婷 主 编
赵汤琪 副主编

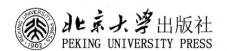

北京大学出版社
PEKING UNIVERSITY PRESS

图书在版编目(CIP)数据

特殊教育的医学基础／张婷主编. —北京：北京大学出版社，2011.9
（21世纪特殊教育创新教材·理论与基础系列）
ISBN 978-7-301-18899-6

Ⅰ.①特…　Ⅱ.①张…　Ⅲ.①残疾人–小儿疾病–诊疗–高等学校–教材　Ⅳ.①R72

中国版本图书馆 CIP 数据核字(2011)第 089174 号

书　　　名	特殊教育的医学基础
著作责任者	张　婷　主编
丛 书 策 划	周雁翎
丛 书 主 持	李淑方
责 任 编 辑	李淑方
标 准 书 号	ISBN 978-7-301-18899-6/G·3129
出 版 发 行	北京大学出版社
地　　　址	北京市海淀区成府路 205 号　100871
网　　　址	http://www.pup.cn　　新浪微博:@北京大学出版社
微信公众号	通识书苑（微信号：sartspku）　科学元典（微信号：kexueyuandian）
电 子 邮 箱	编辑部 jyzx@pup.cn　　总编室 zpup@pup.cn
电　　　话	邮购部 010-62752015　发行部 010-62750672　编辑部 010-62767857
印 刷 者	河北博文科技印务有限公司
经 销 者	新华书店
	787 毫米×1092 毫米　16 开本　15.75 印张　380 千字
	2011 年 9 月第 1 版　2024 年 7 月第 9 次印刷
定　　　价	36.00 元

顾明远序

去年国家颁布的《国家中长期教育改革和发展规划纲要(2010—2020 年)》专门辟一章特殊教育,提出:"全社会要关心支持特殊教育"。这里的特殊教育主要是指"促进残疾人全面发展、帮助残疾人更好地融入社会"的教育。当然,广义的特殊教育还包括超常儿童与问题儿童的教育。但毕竟残疾人更需要受到全社会的关爱和关注。

发展特殊教育(这里专指残疾人教育),首先要对特殊教育有一个认识。所谓特殊教育的特殊,是指这部分受教育者在生理上或者心理上有某种缺陷,阻碍着他的发展。特殊教育就是要帮助他排除阻碍他发展的障碍,使他得到与普通人一样的发展。残疾人并非所有智能都丧失,只是丧失一部分器官的功能。通过教育我们可以帮助他弥补缺陷,或者使他的损伤的器官功能得到部分的恢复,或者培养其他器官的功能来弥补某种器官功能的不足。因此,特殊教育的目的与普通教育的目的是一样的,就是要促进儿童身心健康的发展,只是他们需要更多的爱护和帮助。

至于超常儿童教育则又是另一种特殊教育。超常儿童更应该在普通教育中发现和培养,不能简单地过早地确定哪个儿童是超常的。不能完全相信智力测验。这方面我没有什么经验,只是想说,现在许多家长都认为自己的孩子是天才,从小就超常地培养,结果弄巧成拙,拔苗助长,反而害了孩子。

在特殊教育中倒是要重视自闭症儿童。我国特殊教育更多的是关注伤残儿童,对于自闭症儿童认识不足、关心不够。其实他们非常需要采取特殊的方法来矫正自闭症,否则他们长大以后很难融入社会。自闭症不是完全可以治愈的。但早期的鉴别和干预对他们日后的发展很有帮助。国外很关注这些儿童,也有许多经验,值得我们借鉴。

我在改革开放以后就特别感到特殊教育的重要。早在1979年我担任北京师范大学教育系主任时就筹办了我国第一个特殊教育专业,举办了第一次特殊教育国际会议。但是我个人的专业不是特殊教育,因此只能说是一位门外的倡导者,却不是专家,说不出什么道理来。

方俊明教授是改革开放后早期的心理学家,后来专门从事特殊教育二十多年,对特殊教育有深入的研究。在我国大力提倡发展特殊教育之今天,组织五十多位专家编纂这套"21世纪特殊教育创新教材"丛书,真是恰逢其时,是灌浇特殊教育的及时雨,值得高兴。方俊明教授要我为丛书写几句话,是为序。

中国教育学会理事长

北京师范大学副校长

2011年4月5日于北京求是书屋

沈晓明序

由于专业背景的关系,我长期以来对特殊教育高度关注。在担任上海市教委主任和分管教育卫生的副市长后,我积极倡导"医教结合",希望通过多学科、多部门精诚合作,全面提升特殊教育的教育教学水平与康复水平。在各方的共同努力下,上海的特殊教育在近年来取得了长足的发展。特殊教育的办学条件不断优化,特殊教育对象的分层不断细化,特殊教育的覆盖面不断扩大,有特殊需要儿童的入学率达到上海历史上的最高水平,特殊教育发展的各项指标均位于全国特殊教育前列。本市中长期教育改革和发展规划纲要,更是把特殊教育列为一项重点任务,提出要让有特殊需要的学生在理解和关爱中成长。

上海特殊教育的成绩来自于各界人士的关心支持,更来自于教育界的辛勤付出。"21世纪特殊教育创新教材"便是华东师范大学领衔,联合四所大学,共同献给中国特殊教育界的一份丰厚的精神礼物。该丛书全篇近600万字,凝聚中国特殊教育界老中青50多名专家三年多的心血,体现出作者们潜心研究、通力合作的精神与建设和谐社会的责任感。丛书22本从理论与基础、发展与教育、康复与训练三个系列,全方位、多层次地展现了信息化时代特殊教育发展的理念、基本原理和操作方法。本套丛书选题新颖、结构严谨,拓展了特殊教育的研究范畴,从多学科的角度更新特殊教育的研究范式,让人读后受益良多。

发展特殊教育事业是党和政府坚持以人为本、弘扬人道主义精神和保障人权的重要举措,是促进残障人士全面发展和实现"平等、参与、共享"目标的有效途径。《国家中长期教育改革和发展规划纲要(2010—2020年)》明确提出,要关心和支持特殊教育,要完善特殊教育体系,要健全特殊教育保障机制。我相信,随着我国经济的发展,教育投入的增加,我国特殊教育的专业队伍会越来越壮大,科研水平会不断地提高,特殊教育的明天将更加灿烂。

沈晓明

上海交通大学医学院教授、博士生导师

世界卫生组织新生儿保健合作中心主任

上海市副市长

2011 年 3 月

丛 书 总 序

特殊教育是面向残疾人和其他有特殊教育需要人群的教育,是国民教育体系的重要组成部分。特殊教育的发展,关系到实现教育公平和保障残疾人受教育的权利。改革和发展我国的特殊教育是全面建设小康社会、促进社会稳定与和谐的一项急迫任务,需要全社会的关心与支持,并不断提升学科水平。

半个多世纪以来,由于教育民主思想的渗透以及国际社会的关注,特殊教育已成为世界上发展最快的教育领域之一,它在一定程度上也综合反映出一个国家或地区的政治、经济、文化和国民素质的综合水平,成为衡量社会文明进步程度的重要标志。改革开放30多年以来,在党和政府的关心下,我国的特殊教育也得到了前所未有的大发展,进入了我国历史上最好的发展时期。在“医教结合”基础上发展起来的早期教育、随班就读和融合教育正在推广和深化,特殊职业教育和高等教育也有较快的发展,这些都标志着我国特殊教育的发展进入了一个全球化、信息化的时代。

但是,作为一个发展中国家,由于起点低、人口多、各地区发展不均衡,我国特殊教育的整体发展水平与世界上特殊教育比较发达的国家和地区相比,还有一定的差距,存在一些亟待解决的主要问题。例如:如何从狭义的仅以视力、听力和智力障碍等残疾儿童为主要服务对象的特殊教育逐步转向包括各种行为问题儿童和超常儿童在内的广义的特殊教育;如何通过强有力的特教专项立法来保障特殊儿童接受义务教育的权利,进一步明确各级政府、儿童家长和教育机构的责任,使经费投入、鉴定评估等得到专项法律法规的约束;如何加强对“随班就读”的支持,使融合教育的理念能被普通教育接受并得到充分体现;如何加强对特教师资和相关的专业人员的培养和训练;如何通过跨学科的合作加强相关的基础研究和应用研究,较快地改变目前研究力量薄弱、学科发展和专业人员整体发展水平偏低的状况。

为了迎接当代特殊教育发展的挑战和尽快缩短与发达国家的差距,三年前,我们在北京大学出版社出版意向的鼓舞下,成立了“21世纪特殊教育创新教材”的丛书编辑委员会和学术委员会,集中了国内特殊教育界具有一定教学、科研能力的高级职称或具有本专业博士学位的专业人员50多人共同编写了这套丛书,以期联系我国实际,全面地介绍和深入地探讨当代特殊教育的发展理念、基本原理和操作方法。丛书分为三个系列,共22本,其中有个人完成的专著,还有多人完成的编著,共约600万字。

理论与基础系列

本系列着重探讨特殊教育的理论与基础。讨论特殊教育的存在和思维的关系,特殊教育的学科性质和任务,特殊教育学与医学、心理学、教育学、教学论等相邻学科的密切关系,力求反映出现代思维方法、相邻学科的发展水平以及融合教育的思想对现代特教发展的影响。本系列特别注重从历史、现实和研究方法的演变等不同角度来探讨当代特殊教育的特点和发展趋势。本系列由以下 8 种组成：

《特殊教育的哲学基础》《特殊教育的医学基础》《融合教育导论》《特殊教育学》《特殊儿童心理学》《特殊教育史》《特殊教育研究方法》《特殊教育发展模式》。

发展与教育系列

本系列从广义上的特殊教育对象出发，密切联系日常学前教育、学校教育、家庭教育、职业教育和高等教育的实际，对不同类型特殊儿童的发展与教育问题进行了分册论述。着重阐述不同类型儿童的概念、人口比率、身心特征、鉴定评估、课程设置、教育与教学方法等方面的问题。本系列由以下 7 种组成：

《视觉障碍儿童的发展与教育》《听觉障碍儿童的发展与教育》《智力障碍儿童的发展与教育》《学习困难儿童的发展与教育》《自闭症谱系障碍儿童的发展与教育》《情绪与行为障碍儿童的发展与教育》《超常儿童的发展与教育》。

康复与训练系列

本系列旨在体现"医教结合"的原则，结合中外的各类特殊儿童，尤其是有比较严重的身心发展障碍儿童的治疗、康复和训练的实际案例，系统地介绍了当代对特殊教育中早期鉴别、干预、康复、咨询、治疗、训练教育的原理和方法。本系列偏重于实际操作和应用，由以下 7 种组成：

《特殊儿童应用行为分析》《特殊儿童的游戏治疗》《特殊儿童的美术治疗》《特殊儿童的音乐治疗》《特殊儿童的心理治疗》《特殊教育的辅具与康复》《特殊儿童的感觉统合训练》。

"21 世纪特殊教育创新教材"是目前国内学术界有关特殊教育问题覆盖面最广、内容较丰富、整体功能较强的一套专业丛书。在特殊教育的理论和实践方面，本套丛书比较全面和深刻地反映出了近几十年来特殊教育和相关学科的成果。一方面大量参考了国外和港台地区有关当代特殊教育发展的研究资料；另一方面总结了我国近几十年来，尤其是建立了特殊教育专业硕士、博士点之后的一些交叉学科的实证研究成果，涉及 5000 多种中英文的参考文献。本套丛书力求贯彻理论和实际相结合的精神，在反映国际上有关特殊教育的前沿研究的同时，也密切结合了我国社会文化的历史和现实，将特殊教育的基本理论、基础理论、儿童发展和实际的教育、教学、咨询、干预、治疗和康复等融为一体，为建立一个具有前瞻性、符合科学发展观、具有中国历史文化特色的特殊教育的学科体系奠定基础。本套丛书在全面介绍和深入探讨当代特殊教育的原理和方法的同时，力求阐明如下几个主要学术观点：

1. 人是生物遗传和"文化遗传"两者结合的产物。生物遗传只是使人变成了生命活体和奠定了形成自我意识的生物基础；"文化遗传"才可能使人真正成为社会的人、高尚的人、成为"万物之灵"，而教育便是实现"文化遗传"的必由之路。特殊教育作为一个联系社会学科和自然学科、理论学科和应用学科的"桥梁学科"，应该集中地反映教育在人的种系发展和个体发展中所发挥的巨大作用。

2. 当代特殊教育的发展是全球化、信息化教育观念的体现，它有力地展现了人类社会发展过程中物质文明与精神文明之间发展的同步性。马克思主义很早就提出了两种生产力的概念，即生活物资的生产和人自身的繁衍。伴随生产力的提高和社会的发展，人类应该有更多的精力和能力来关注自身的繁衍和一系列发展问题，这些问题一方面是通过基因工程来防治和减少疾病,实行科学的优生优育,另一方面是通过优化家庭教育、学校教育和社会教育的环境,来最大限度地增加教育在发挥个体潜能和维护社会安定团结与文明进步等方面的整体功能。

3. 人类由于科学技术的发展、生产能力的提高,已经开始逐步地摆脱了对单纯性、缓慢性的生物进化的依赖,摆脱了因生活必需的物质产品的匮乏和人口繁衍的无度性所造成"弱肉强食"型的生存竞争。人类应该开始积极主动地在物质实体、生命活体、社会成员的大系统中调整自己的位置,更加注重作为一个平等的社会成员在促进人类的科学、民主和进步过程中所应该承担的责任和义务。

4. 特殊教育的发展,尤其是融合教育思想的形成和传播,对整个教育理念、价值观念、教育内容、学习方法和教师教育等问题,提出了全面的挑战。迎接这一挑战的方法只能是充分体现时代精神,在科学发展观的指导下开展深度的教育改革。当代特殊教育的重心不再是消极地过分地局限于单纯的对生理缺陷的补偿,而是在一定补偿的基础上,积极地努力发展有特殊需要儿童的潜能。无论是特殊教育还是普通教育都应该强调培养受教育者积极乐观的人生态度和做人的责任,使其为促进人类社会的进步最大限度地发挥自身的潜能。

5. 当代特殊教育的发展,对未来的教师和教育管理者、相关的专业人员的学识、能力和人格提出了更高的要求。未来的教师和教育管理者、相关的专业人员不仅要做到在教学相长中不断地更新自己的知识,还要具备从事普通教育和特殊教育的能力,具备新时代的人格魅力,从勤奋、好学、与人为善和热爱学生的行为中,自然地展示出对人类未来的美好憧憬和追求。

6. 从历史上来看,东西方之间思维方式和文化底蕴方面的差异,导致对残疾人的态度和特殊教育的理念是大不相同的。西方文化更注重逻辑、理性和实证,从对特殊人群的漠视、抛弃到专项立法和依法治教,从提倡融合教育到专业人才的培养,从支持系统的建立到相关学科的研究,思路是清晰的,但执行是缺乏弹性的,综合效果也不十分理想,过度地依赖法律底线甚至给某些缺乏自制力和公益心的人提供了法律庇护下的利己方便。东方哲学特别重视人的内心感受、人与自然和人与人之间的协调,以及社会的平衡与稳定,但由于封建社会落后的生产力水平和封建专制,特殊教育长期停留在"同情""施舍""恩赐""点缀""粉饰太平"的水平,缺乏强有力的稳定的实际支持系统。因此,如何通过中西合璧,结合本国的实际来发展我国的特殊教育,是一个需要深入研究的问题。

7. 当代特殊教育的发展是高科技和远古人文精神的有机结合。与普通教育相比,特殊教育只有200多年的历史,但近半个世纪以来,世界特殊教育发展的广度和深度都令人吃惊。教育理念不断更新,从"关心"到"权益",从"隔离"到"融合",从"障碍补偿"到"潜能开发",从"早期干预""个别化教育"到终身教育及计算机网络教学的推广,等等,这些都充分地体现了对人本身的尊重、对个体差异的认同、对多元文化的欣赏。

本套丛书力求帮助特殊教育工作者和广大特殊儿童的家长:① 进一步认识特殊教育的本质,勇于承担自己应该承担的责任,完成特殊教育从慈善关爱型向义务权益型转化;② 进一步明确特殊教育和普通教育的目标,促进整个国民教育从精英教育向公民教育转化;③ 进一步尊重差异,发展个性,促进特殊教育从隔离教育向融合教育转型;④ 逐步实现特殊教育的专项立法,进一步促进特殊教育从号召型向依法治教的模式转变;⑤ 加强专业人员的培养,进一步促进特殊教育从低水平向高质量的转变;⑥ 加强科学研究,进一步促进特殊教育学科水平的提高。

我们希望本套丛书的出版能对落实我国中长期的教育发展规划起到积极的作用,增加人们对当代特殊教育发展状况的了解,使人们能清醒地认识到我国特殊教育发展所取得的成就、存在的差距、解决的途径和努力的方向,促进中国特殊教育的学科建设和人才培养。在教育价值上进一步体现对人的尊重、对自然的尊重;在教育目标上立足于公民教育;在教育模式上体现出对多元文化和个体差异的认同;在教育方法上本着实事求是的精神实行因材施教,充分地发挥受教育者的潜能,发展受教育者的才智与个性;在教育功能上进一步体现我国社会制度本身的优越性,促进人类的科学与民主、文明与进步。

在本套丛书编写的三年时间里,四个主编单位分别在上海、南京、武汉组织了三次有关特殊教育发展的国际论坛,使我们有机会了解世界特殊教育最新的学科发展状况。在北京大学出版社和主编单位的资助下,丛书编委会分别于 2008 年 2 月和 2009 年 3 月在南京和上海召开了两次编写工作会议,集体讨论了丛书编写的意图和大纲。为了保证丛书的质量,上海市特殊教育资源中心和华东师范大学特殊教育研究所为本套丛书的编辑出版提供了帮助。

本套丛书的三个系列之间既有内在的联系,又有相对的独立性。不同系列的著作可作为特殊教育和相关专业的教材,也可供不同层次、不同专业水平和专业需要的教育工作者以及关心特殊儿童的家长等读者阅读和参考。尽管到目前为止,"21 世纪特殊教育创新教材"可能是国内学术界有关特殊教育问题研究的内容丰富、整体功能强、在特殊教育的理论和实践方面覆盖面最广的一套丛书,但由于学科发展起点较低,编写时间仓促,作者水平有限,不尽如人意之处甚多,寄望更年轻的学者能有机会在本套丛书今后的修订中对之逐步改进和完善。

本套丛书从策划到正式出版,始终得到北京大学出版社教育出版中心主任周雁翎和责任编辑李淑方、华东师范大学学前教育学院党委书记兼上海市特殊教育资源中心主任汪海萍、南京特殊教育师范学院院长丁勇、华中师范大学教育科学学院院长邓猛、陕西师范大学教育科学学院副院长赵微等主编单位领导和参加编写的全体同人的关心和支持,在此由衷地表示感谢。

最后,特别感谢丛书付印之前,中国教育学会理事长、北京师范大学副校长顾明远教授和上海市副市长、上海交通大学医学院教授沈晓明在百忙中为丛书写序,对如何突出残疾人的教育,如何进行"医教结合",如何贯彻《国家中长期教育改革和发展规划纲要(2010—2020 年)》等问题提出了指导性的意见,给我们极大的鼓励和鞭策。

"21 世纪特殊教育创新教材"

编写委员会

(方俊明执笔)

2011 年 3 月 12 日

前　言

中华人民共和国教育部在《面向 21 世纪教育振兴行动计划》中指出："重视特殊教育，努力为广大残疾少年儿童提供受教育的机会，培养他们自主自强的精神和生存发展的能力。"这一指示为我们指明了特殊教育的根本目标和方向。

当今我国的特殊教育对象主要是身心障碍儿童，包括视觉障碍儿童、听觉障碍儿童、言语-语言障碍儿童、肢体障碍儿童、智力障碍儿童、精神障碍儿童、多重障碍和其他障碍儿童。

身心障碍儿童由于受先天或后天某些因素的影响，导致其器官、功能的障碍，使其在体格、感觉和灵敏度、智力、社会适应、情绪发展或学习等方面明显偏离平均水平，影响到他们的语言发展、身心发展、家庭生活及学习能力；影响到他们对事物的观察力、思考力、记忆力；并会造成他们沟通困难、性格怪异、社交困难、求职困难等。因此对这些儿童应通过"医教结合"，进行早期发现、早期诊断、早期干预，使他们的生理缺陷得到最大程度的补偿和功能恢复，从而避免或降低由于身心障碍所带来的二次障碍，使之早日回归主流社会。

《特殊教育的医学基础》一书旨在讨论特殊儿童，尤其是身心障碍儿童教育的医学基础。本书主要阐述了视觉障碍、听觉障碍、语言障碍、肢体障碍、智力障碍、精神发育障碍等身心障碍儿童的生理与病理特点、发病基础、流行病学、检查手段与评估方法和研究新进展。通过本课程的学习，可以使我们从遗传学、解剖学、生理学、病理学的角度来认识和揭示身心障碍儿童出现缺陷的原因、相关疾病的临床特点及治疗康复手段，科学地认识缺陷与儿童发展之间的关系、医学与特殊教育的关系，从而更好地为特殊儿童提供预防、教育、康复、职业训练等领域的综合服务。本书内容极具针对性和实用性。

本书共分 8 章，主编张婷、副主编赵汤琪。具体参编情况如下：

第 1 章由张婷编写，第 2 章由赵汤琪编写，第 3 章由吉凌（第 1、3、4 节）、罗苏群（第 2 节）编写，第 4 章由张婷（第 1、2、3 节）、刘洁英（第 4 节）编写，第 5 章由许海燕（第 1、4 节）、万谊（第 2、3 节）编写，第 6 章由丁兴（第 1 节）、张秀伟（第 2 节）、徐冬晨（第 3 节）编写，第 7 章由赵汤琪编写，第 8 章由李永编写。本书适用对象主要为特殊教育师范院校本科以上学生、从事特殊教育的教师、身心障碍儿童的家长等。

本书在编写过程中，参考了大量的书籍，借鉴、吸收了大量的国内、国外的科研成果及资料，在此向这些国内、国外的专家、学者、同仁表示诚挚的谢意。同时，得到了华东师范大学方俊明教授及杜晓新教授、中央教育科学研究所孟万金教授、南京特殊教育职业技术学院丁勇院长的大力支持及学术上的指教，并且得到了南京特殊教育职业技术学院何全等老师的全程帮助,在此一并表示衷心的感谢。

为了方便读者,本书按照目前身心障碍儿童现有的障碍类型进行阐述,既具有相对的独立性,又有相互的联系性。在内容的取舍上我们的着重点不仅在于与各类障碍密切相关的基础知识上,同时很大程度上也决定于参编者个人研究的领域。由于作者水平有限、编写时间仓促,如有错误之处,敬请读者批评指正。

编者

2011 年 3 月于南京

目　　录

第1章 绪论:"医教结合"——当代特殊教育发展的必由之路

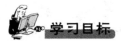 学习目标

1. 理解"医教结合"的基本原理。
2. 掌握"早期发现"、"早期诊断"、"早期干预"的基本概念。
3. 了解学习特殊教育医学基础的意义和任务。

当代特殊教育和医学康复理念在进一步扩大、深入,并且相互融合、渗透,身心障碍儿童通过"医教结合"的模式达到了早期康复的效果。本章主要从"医教结合"的基本原理、"医教结合"的基本原则等方面来阐述当代特殊教育发展的途径。

一、"医教结合"的基本原理

随着社会的进步,科技的发展,医学的概念在不断更新,其范围也在不断扩大,现代医学由保健医学、预防医学、临床医学与康复医学四个分支组成。其中,与特殊教育密切相关的是临床医学和康复医学。临床医学是指应用临床医疗技术对严重危害人体健康的疾病实施专项检查,在早期诊断的基础上,以药物和手术等手段来治疗疾病、进行功能的补偿或重建。康复医学是帮助因各种原因导致身心障碍者充分发挥其自身潜能,它着眼于功能的测定、评估、训练、重建、补偿、调整和适应;通过恢复运动、语言、心理、认知以及个人自立所需的其他功能,提高患者生存质量,使他们重新走向生活,重新走向工作,重新走向社会。

特殊教育是教育的一个组成部分,是根据特殊儿童的身心特点和教育需要,使用一般的或经过特别设计的课程、教材、教法和教学组织形式以及教学设备,对有特殊需要的儿童进行的旨在达到一般和特殊培养目标的教育,[①]从而最大限度地发挥他们的潜能,使他们能够增长知识,获得技能,提高社会适应的能力。

"医教结合"是当代特殊教育发展的必由之路。

"医教结合"的"医"有两层含义:其一是指利用先进的临床医疗技术对严重危害儿童身心健康的各种疾病实施专项检查、诊断、治疗;其二是利用康复医学的手段消除和减轻人的功能障碍,弥补功能缺失和重建人的功能,设法改善和提高人体各方面的功能。"医教结合"的"教"是指对身心障碍儿童的早期教育,即指在学龄前期(0~6岁),根据特殊儿童身心发展的特点,在家庭和社会影响下对其所进行的补偿与补救性教育。这种补偿与补救性教育是通过教育、训练、医疗和康复综合手段来实施的。

---

① 朴永馨.特殊教育词典[M].北京:华夏出版社,1996:32.

而连接"医教结合"的一个重要纽带是儿童生长发育过程中的"关键期"。这一时期适宜的经验和刺激是感觉、运动、语言及脑其他功能正常发育的重要前提。因此可以说这一时期是个体心理发展、生理发展、知觉发展、动作发展的重要时期,为教育和训练提供了良机。

众所周知,0~6岁是个体神经系统结构发育的关键期。在这一时期内,神经系统在结构和功能上都具有很强的适应和重组能力,易于受环境和经验的影响,可塑性较大,具有在外界环境和经验的作用下可以不断塑造其结构和功能的能力,丰富的环境刺激和经验可改变脑结构总体重量、神经元的大小、个别突触的数目和结构,增加神经元间的连接和神经通路;但是环境刺激一旦被剥夺,将会严重阻碍儿童神经系统的发育。

儿童的身心障碍大多是由于身体的某一器官的损伤或功能的丧失所致,但他们大多数器官的功能并没有全部丧失。器官的"用进废退"和"功能代偿"说明,器官的补偿功能是生物所具有的一种特性,因此在发育某一敏感时期,当机体的某一部位或器官发生病变或功能失常时,机体可以建立新的联系,调动该器官的残存能力或其他器官的能力对失去的功能进行补偿和代替。但是过了一定敏感期后,缺陷将成为永久性的。所以在器官发育敏感期,应为个体提供良好的、适度的刺激以促进器官的发育,以减少各种残障的发生。

5~6岁前是一个人心理和智力发展的关键期。智力发展方面,4岁前智力发展最为迅速,儿童的智力要想获得良好的发展,必须在婴幼儿期有良好的社会环境和心理环境,稳定而积极的情感支持,充分的学习机会和大量的自主活动和探索。如果良好的环境在婴幼儿早期就被剥夺,则对智力发展的影响将不可逆转,儿童发展的障碍就难以消除或减少。在语言发展方面,9个月~2岁是理解语言的关键期。2~4岁是表达语言的发展关键期,此时学习语言效果最佳,而且获得的语言习惯容易长期保持下去。4~5岁是书面语言发展的关键期。5~6岁是词汇能力的关键期。5岁是掌握数的概念的关键期。因此对残障儿童的语言训练也应越早越好,错过了关键期再训练也只能是事倍功半了。

综上所述,身心障碍儿童由于受先天或后天某些因素的影响使其在体格、感觉和灵敏度、智力、社会适应、情绪发展或学习等方面明显偏离平均水平。因此,抓住这一关键时期,对他们进行早期干预,有利于使他们的缺陷得到最大限度的补偿、有利于使他们潜力得到最大限度的发挥、有利于使他们身心得到最大限度的发展。

关键期架起了医学与教育的桥梁。采用医学和教育相结合的模式,对身心障碍儿童实施早期发现、早期诊断、早期干预,起到了积极有效的作用。单一的医疗或单一的教育模式,其资源是有限的,加之受到社会传统家庭育儿观念的影响,使很多有不同障碍方面问题或疑似问题的婴幼儿,不能被及时发现、诊断,因而延误或错失了早期干预的良好时机,造成了这些儿童在语言、认知、交往、情感等方面发育上的滞后。而通过"医教结合"的方法,可使得过去医教分离所分别进行的工作有效地进行整合,达到了相互补充、各施所长,能够使障碍发现的时间前移,使得早期干预走进家庭,使更多的身心障碍儿童得到早期成功的康复,达到使婴幼儿及其家庭都受益的共赢效果。

因此,特殊教育离不开医学,医学与特殊教育有着紧密的联系,医学为特殊教育奠定了基础,而特殊教育又促使了医学的跟进,两者相辅相成,相互促进、相互渗透,缺一不可。对于身心障碍儿童,必须实施"医教结合",对他们在生活自理能力、运动领域、听觉能力、语言能力、认知能力、社会行为领域进行早期干预,才能使其在生理、心理、机能、智能等方面的障碍程度得以减轻,尽量达到正常儿童的发育水平,努力帮助他们及早回归主流社会。

二、"三早"的基本概念

科学发展推动医学、教育的进步。近年来,随着医学的飞速发展,现代科技的广泛应用,特殊教育事业也在快速稳步的发展,使得许多身心障碍儿童得到早期发现、早期诊断,越来越多的身心障碍儿童通过早期干预,尽早得到了康复,融入了主流社会。数据所示:全球残疾人约占世界人口7%,有五亿多,大多数国家每10人中至少有一人因生理、智力、精神或感官缺陷致残。仅中国每年新增的就在100万人以上。[①] 先天性残疾儿童比后天性残疾儿童数量多。在致残原因中,主要的原因有三种:遗传和发育因素、外伤和疾病因素、环境及行为因素。在先天性残疾中,其主要因素为遗传、围产期疾病、病毒感染、近亲结婚等。而后天性残疾的主要原因是中枢神经系统感染、药物、中毒、意外事故、精神创伤等。由于致残因素对全人类的健康和生活带来了威胁,给家庭和个人带来了不幸和痛苦,因此,加强对残疾的预防工作则是一项重要而艰巨的任务。

"医教结合"的基本原则在于早,即早期发现、早期诊断、早期干预。

早期发现即为在第一时间发现疑为缺陷或残障儿。有关资料表明,我国每年出生的1000万个新生儿中,患有各种遗传性疾病的就有30万个以上;在15岁以下死亡的儿童中,大约40%是各种遗传病或先天性疾病所致;在自然流产儿中,大约50%是染色体异常引起的。[②] 这些疾病不仅给患者个人带来痛苦,而且给家庭和社会造成负担。对于这些无法根治的疾病,应采取积极措施,重点是预防其发生。如通过遗传咨询、婚前医学检查(婚检)、产前诊断等手段,可以在一定程度上有效地预防它的产生和发展。目前我国开展的产前筛查的项目有:唐氏综合征(先天愚型)筛查、神经管畸形等;新生儿疾病筛查的项目有:先天性甲状腺功能低下、苯丙酮尿症、先天肾上腺皮质增生症、新生儿听力筛查等,从而可以早期发现缺陷儿及疑似残障儿。

早期诊断是指对未通过筛查的疑似残障儿,在6个月内完成医学的相关检查、综合评定,对缺陷儿及早诊断,并确定其障碍的性质、程度、类型,为下一步的决策提供依据,以杜绝或减少遗传性疾病和先天性缺陷的发生,提高出生人口素质。如:产前筛查出缺陷儿的,可以通过血液、羊水穿刺等方法进一步确诊,及早采取措施,采用流产或引产,以杜绝缺陷儿的出生,避免给家庭造成负担。对于出生后筛查出的疑似缺陷儿,则进一步确诊,早期诊断,为后期的治疗、缺陷补救抢占时间。

早期干预原是指20世纪60年代以来美国为改善处境(经济和文化等)不利家庭儿童的受教育条件而采取的一种补偿教育。现如今,其内涵已扩展为对学龄前有发展缺陷可能或已出现发展缺陷的儿童及其家庭提供教育、营养、医疗、心理咨询、社会服务及家长养育指导等综合性服务。[③] 通过持续而系统的早期干预,使这些儿童能够得到早期的康复和早期教育,使损失成为最小,最大限度地发挥他们的潜能。使之在身体、行为、认知、情绪和社会适

---

①　李树春,等.儿童康复医学[M].北京:人民卫生出版社,2006:14.

②　包春莹.人类遗传病的监测与预防[J/OL],2007,3[2009,2].人教网.www.pep.com.cn.

③　李娜,张福娟,等.听力障碍幼儿早期干预的个案研究[J].中国特殊教育,2006(08).

应等方面的发展得到改善和提高,为其以后进入普通教育机构或尽可能少的接受特殊教育创造条件。

如苯丙酮尿症(PKU)患者,由于在脑快速发育的时期,体内缺乏苯丙酸羟化酶,使苯丙氨酸不能进行正常代谢,大量的苯丙氨酸及其代谢产物苯丙酮酸储积在血液及脑脊液内,使脑的发育和功能受到了显著的影响,以致患儿智力落后。如果能早期进行干预,尽早进行饮食治疗,给患儿吃不含苯丙氨酸的合成蛋白质食物,则可有效制止该病导致的脑损伤;再如听力损失儿童由于听觉器官损伤,而引起他们的对认知、社会交往和语言等方面的障碍,由此带来的教育水平普遍要比同龄人落后 3～5 年,[①]如果不实施早期干预,长大后将会与同龄人的差距更大,因此,及早对他们进行听力评估,利用残余听力,及早进行听力补偿或重建(如佩戴助听器或人工耳蜗植入),并及早进行听力语言训练,使他们"聋而不哑","残而不障",身心得到全面地发展,早日回归主流社会。

一系列对身心障碍儿童早期训练、早期教育的理论方法和实践证明,越早对障碍儿童进行教育干预和训练,效果就越好,并可使原已损伤的大脑结构和功能产生代偿性的改变。一般来说,年龄越小获得康复的效果越好。0～3 岁是实施早期干预的最佳年龄。如果到了3～6 岁才在专业人士的指导下接受干预措施,效果稍差,但只要儿童和家长积极配合,全力以赴的康复训练,也可以取得成功。干预的年龄不能迟于 6 岁。早期干预不仅对特殊教育事业的发展有积极的意义,而且对身心障碍儿童的康复也起着极其重要的作用。因为这样不仅能使他们掌握必要的交往能力和社会生活能力,进入主流社会,还能减少家庭的烦恼、压力和负担,减轻对社会的依赖。

因此,通过早期发现、早期诊断、早期干预,可以杜绝残障儿的出生,降低残障儿的出生率,有利于全民素质的提高。可以有效地减轻残疾儿童的障碍程度或防止残障程度的进一步加深。可以充分发挥残障儿童的潜能,使其社会行为和情感得到良好发育。

三、学习特殊教育医学基础的意义和任务

本书是从我国的国情出发,根据各类身心障碍儿童的特点,从遗传学、解剖学、生理学、病理学的角度,系统地阐述了视觉障碍、听觉障碍、言语障碍、肢体障碍、智力障碍、精神神经障碍等身心障碍儿童的发病原因、发病机理、评估方法、治疗及康复手段。本书为读者阐述了科学认识缺陷与儿童发展之间的关系、医学与特殊教育的关系,"医教结合"的基本原理和基本原则,同时为从事特殊教育的一线工作者提供了对特殊儿童进行早期干预及实施个别化教育教学的理论依据;并促使有身心障碍儿童的家长能够正确认识自己孩子缺陷的原因,科学地看待自己的孩子,以积极的态度加入早期干预的行列中来,主动与多学科专业团队紧密配合,形成教育和干预的合力,从而使身心障碍儿童得到早期成功的康复。

本书既不是一本纯临床医学的教科书,也不是纯特殊教育的教科书,而是集临床医学、康复医学、特殊教育为一体的专业基础课教科书,具有针对性和实用性。其编写的目的在于通过人体的解剖结构和生理学特点,从根本上认识各类身心障碍儿童的发病原因、康复手

---

① K.S.艾伦,等.特殊儿童的早期融合教育[M].周念丽,等译.上海:华东师范大学出版社,2005:145.

段,从而使他们早日回归主流社会。

 本章小结

特殊教育是教育的一个组成部分,是针对具有特殊教育需要的儿童进行的教育。对于身心障碍儿童只有通过医教结合的方法,进行早期干预,才能使其在最大限度上接近于正常人的生理或心理机能。

 思考与练习

如何理解"医教结合"是当代特殊教育的必由之路?

第2章 特殊儿童与遗传学基础

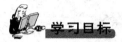 学习目标

1. 了解遗传学的基本概念。
2. 掌握基因及染色体遗传的物质基础。
3. 掌握细胞分裂的相关遗传基础。
4. 掌握遗传病的基因、染色体物质基础。

特殊儿童的特殊性在于他们的身心存在着发展性障碍,对障碍性疾病的医学诊断常常需要探究其遗传因素,了解遗传学的基本知识及遗传学在医学领域的运用,对我们了解障碍疾病发生的生命物质基础以及探索根治和预防此类疾病的发生都有积极的意义。本章以遗传学的基本概念为基础,进一步从分子遗传学和医学遗传学的角度阐述了基因、染色体及遗传病与特殊儿童的关系。

第1节 特殊儿童障碍的遗传学基础

遗传学是生命科学领域中一门核心学科,主要是研究遗传物质的结构与功能以及遗传信息的传递与表达。经典遗传学主要是研究遗传物质纵向传递的规律以及表型和基因的关系。分子遗传学则偏重研究基因的结构、功能和遗传物质的横向传递。结构是指其化学本质与精细结构,功能是指遗传物质的复制、表达、调控、重组与变异。医学遗传学是临床医学与遗传学相互渗透的一门边缘学科,是人类遗传学的一个组成部分。医学遗传学揭示了人类纷繁复杂的变异库,为人类遗传学研究提供了丰富的素材。医学遗传学的任务在于揭示各种遗传性疾病的遗传规律、发病机制、诊断和防治措施。

一、遗传病的特征

人的健康决定于人的遗传结构和其周围环境相互作用的平衡,遗传物质的改变或环境因素改变可导致这种平衡的破坏而产生疾病。遗传病的基本特征是由遗传物质改变所引起的,同时环境因素在发病中也起着一定作用。一些遗传病的发病在不同程度上需要环境因素的作用。从遗传病的发病原因来看可分为以下3类:

(1)遗传因素决定发病。这类疾病看来似乎完全由遗传因素决定发病,看不到特定环境因素的作用。例如成骨不全症、先天聋哑、甲型血友病和染色体病等。

（2）基本是由遗传因素决定发病。这类疾病基本上有遗传因素决定发病,但需要环境中一定的诱因才能发病。例如苯丙酮尿症的发病除纯合隐性的基因型外,还要摄入高苯丙氨酸食物才能诱发此病。

（3）遗传因素和环境因素对发病都有作用。这类疾病的发病遗传因素和环境因素对发病都有作用,其中遗传因素所起作用的大小称为遗传率。例如,哮喘的遗传率约为80％,环境因素只起20％的作用;消化性溃疡的遗传率为30％、40％,环境因素所起的作用较大,可占60％~70％。

与此同时,我们还要区别家族性疾病、先天性疾病与遗传病的关系。遗传病虽然由于共同的致病基因继承而表现有发病的家族聚集,但是一些常染色体隐性遗传常常看不到家族性发病。而一些环境因素所致的疾病中,由于同一家族的不同成员生活于相同的环境中也可能出现发病的家族聚集。遗传病常有特定的发病年龄,有些由遗传因素决定的病,在出生前,致病基因或染色体异常即已表达,这时其具有先天性,而不少遗传病的致病基因在出生后的漫长生命过程中才逐步表达则不表现为先天性。

二、特殊儿童遗传病的分类

分析一种疾病的遗传基础,需要确定它的病因分类。从遗传物质的变化分析特殊儿童残疾性的遗传基础,可将其病因分为五类:

（一）单基因遗传病

单基因病起因于基因突变。在同一对同源染色体上,可能其中一条带有突变基因,也有可能两条染色体对应位点都是突变基因。单基因病通常呈现特征性的家系传递格局。可分为以下几类:

（1）常染色体显性遗传病。致病基因位于1~22号常染色体上,杂合时即可发病。

（2）常染色体隐性遗传病。致病基因位于1~22号常染色体上,纯合时才发病;杂合时并不发病。

（3）X染色体连锁显性遗传病。致病基因位于X染色体上,杂合或半合时均可发病。

（4）X染色体连锁隐性遗传病。致病基因位于X染色体上,纯合或半合时发病,杂合时不发病。

（5）Y染色体连锁遗传病。致病基因位于Y染色体上,有致病基因即发病,这类病呈全男性遗传。

（二）多基因遗传病

一些常见的疾病和畸形,有复杂的病因,既涉及遗传基础,又需要环境因素的作用才发病。其遗传基础不是一对基因,而是涉及许多对基因,这些基因称为微效基因。多基因遗传病亦称复杂病,包括一些先天性发育异常和一些常见病。

（三）染色体病

染色体数目或结构的改变所致的疾病称为染色体病。人类正常体细胞具有二倍体数46条(23对)染色体。如果在生殖细胞发生和受精卵早期发育过程中发生了差错,就会产生整条染色体或染色体节段超过或少于二倍体的个体,表现为先天发育异常。在人体细胞的23

对染色体中,1~22 对为常染色体,第 23 对为性染色体(XX,XY)。这些染色体上共有约 3~4 万对基因,因此每条染色体上都载有许多基因。由于染色体病往往涉及许多基因,所以常表现为复杂的综合征。唐氏综合征即由于 21 对染色体多了 1 条,成为 21-三体,为先天愚型。

(四)线粒体病

线粒体脱氧核糖核酸(DNA)为呼吸链部分肽链及线粒体蛋白质合成系统核糖体 RNA (rRNA)和转运 RNA(tRNA)编码,这些线粒体内的 DNA 上的基因突变可导致遗传病,称为线粒体病。这类疾病通过母亲遗传。

(五)体细胞遗传病

体细胞中遗传物质改变所致的疾病,称为体细胞遗传病。因为它是体细胞中遗传物质的改变,所以一般并不向后代传递。各种肿瘤的发病中都涉及特定组织中的染色体和癌基因、抑癌基因的变化,所以是体细胞遗传病。一些先天畸形也属于体细胞遗传病。

当一个特殊儿童个体的残疾被医学诊断,总是要先寻找其遗传因素,在遗传学领域总能找到基因、染色体及细胞的物质基础,即使不是遗传物质直接变异所致,环境因素的影响程度也与个体的易患基因有关系。特殊儿童的特殊性在于其身体的残疾性。这些致残疾病往往由遗传和环境共同作用形成。在研究遗传对于特殊儿童的影响的时候,我们需要从基因(DNA)——染色体的改变——蛋白质或酶的改变——细胞、生化特征的改变——病理特征的改变——临床特征的改变这种遗传学的思维方式来进行探讨。

第 2 节　基因的遗传基础

遗传学的研究始终围绕着一个中心,就是基因的结构与功能。随着研究的逐步深入,目前已将基因定位到了染色体上,并分析了基因的物质组成。从现代遗传学角度,基因是遗传的基本单位。基因的定义是:基因是脱氧核糖核酸(DNA)或核糖核酸(RNA)分子中特定的核苷酸序列,是遗传信息的载体和遗传物质的最小功能单位。

一、基因的结构和功能

作为遗传物质的核酸,分为 DNA 和 RNA 两大类,是具有特定分子结构的化合物。这种特殊的分子具备的基本特点有:它必须稳定地含有关于有机体细胞结构、功能、发育和繁殖的各种信息;它必须能精确地复制,这样后代细胞才能具有和亲代细胞相同的信息;它必须能够变异,如果没有变异(如通过突变和重组)生物就不能改变、适应,进化也不会发生。对核酸的研究为基因的研究奠定了基础。

(一)核酸的分子结构和特征

DNA 和 RNA 都是由嘌呤碱或嘧啶碱(统称碱基)、戊糖和磷酸组成的高分子有机化合物。DNA 分子中的戊糖为 D-脱氧核糖,RNA 分子中的戊糖为 D-核糖;DNA 分子中的碱基含腺嘌呤(A)、鸟嘌呤(G)、胸腺嘧啶(T)和胞嘧啶(C);RNA 分子中的碱基含腺嘌呤(A)、鸟嘌呤(G)、尿嘧啶(U)和胞嘧啶(C)。碱基与戊糖相连形成核苷,后者的戊糖侧链再与磷酸分子结合形成核苷酸。DNA 或 RNA 分子都是一种多聚核苷酸分子,核苷酸分子彼此以 $3'$,$5'$-磷酸二酯键相连形成 DNA 或 RNA。分子中保留一个 $5'$ 游离磷酸基团(称为 $5'$ 端)和 $3'$ 游离羟基(称为 $3'$ 端)。这就是通常被用来描述核酸分子方向性的 $5'—3'$ 或 $3'—5'$ 方向。

　　RNA 因功能的不同,可分为 3 类,即信使 RNA(mRNA)、转运 RNA(tRNA)和核糖体 RNA(rRNA)。RNA 分子结构与 DNA 相似,但 RNA 通常以单链形式存在,同一链上不同区域也可按 A—U、G—C 的碱基配对原则形成局部双链次级结构。

　　1953 年,沃森(Watson)克里克(Crick)发现了 DNA 的双螺旋分子结构(如图 2-1 所示),这一发现被认为是现代分子生物学的重要里程碑。其基本内容是:两股方向相反的 DNA 链相互缠绕形成双螺旋结构,戊糖和磷酸部分组成该螺旋的骨架并暴露于外侧,碱基朝向内侧,按 A—T、G—C 的碱基配对原则相互以氢键相连(如图 2-2 所示)。

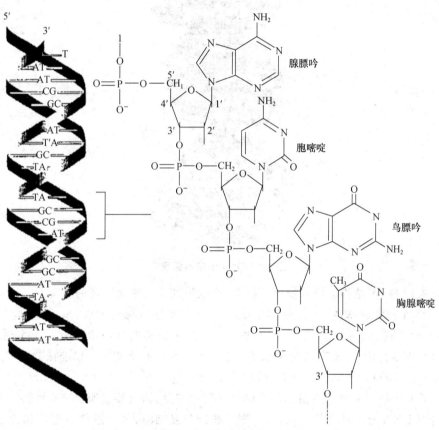

图 2-1　DNA 结构。左图为 DNA 双螺旋的示意图。
右图为一条链上 4 个核苷酸的扩展图示[1]

①　T.D. 盖莱哈特,等,医学遗传学原理[M].北京:科学出版社,2001:9.

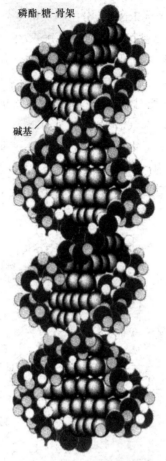

磷酯-糖-骨架

碱基

图 2-2　DNA 的空间模型[①]

通过探讨 DNA 结构本身的特点,我们将能认识到这一重大发现的意义:

(1) DNA 链中碱基的序列,提供了储存和编码大量信息的方法。一个生物体的全部 DNA 序列含有它的全部遗传信息,称为基因组。最小病毒的基因组只有几千个碱基对,仅含有少数基因。然而,若沿着进化树前进,则基因组的大小及复杂性以非线性方式增加,从细菌的 4×10^6 bp(base pair,碱基对)到人的 3×10^9 bp。

(2) 正如沃森和克里克所指出的那样,双螺旋互补结构直接表明 DNA 复制的机制。每一条链含有 DNA 分子的全部信息,当双螺旋解旋和复制时,每一条单链都可作为合成一条新的互补链的模板。这种复制模式称为"半保留复制",因为每个子 DNA 链(如图 2-3 所示)包含一条亲链和一条合成的新链。

(3) 互补的结构可以为 DNA 损伤造成信息的丢失提供防护。一条链上的一个碱基受损或缺失时,它能利用互补链指导其修复而被替代。同样地,当糖-磷酸骨架断裂时,如果是一单链分子就几乎不能正确地重新连接,而双链分子则能修复而无相邻碱基的丢失。

---

① T.D 盖莱哈特,等.医学遗传学原理[M].北京:科学出版社,2001:10.

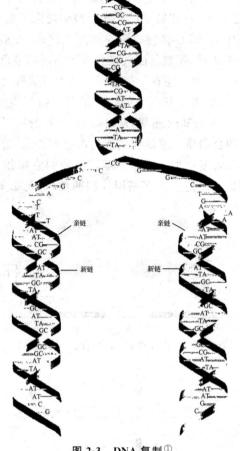

图 2-3　DNA 复制[①]

（4）DNA 双链的互补性使它们在复杂的分子混合物中能够彼此发现。在某些情况下，这种"再复性"或"分子杂交"的过程通过细胞核结构应用于调节基因表达。而且，这种现象已在分子生物学中广为利用，并且是其成功的本质。

（二）基因及其表达与调控

基因是 DNA 或 RNA 分子中特定的核苷酸序列，是遗传信息的载体和遗传物质的最小功能单位。对于编码蛋白质的结构基因来说，基因是决定一条多肽链的 DNA 片段，根据其是否具有转录和翻译功能可以把基因分为三类：第一类是编码蛋白质的基因，它具有转录和翻译功能，包括编码酶和结构蛋白的结构基因以及编码阻遏蛋白的调节基因；第二类是只有转录功能而没有翻译功能的基因，包括 mRNA 基因和 rRNA 基因；第三类是不转录的基因，它对基因表达起调节控制作用，包括启动基因和操纵基因。启动基因和操纵基因有时被统称为控制基因。

不同基因的大小各异，小的不到 100 bp，大的有几百万 bp。通常一个表达基因含编码区

---

① T.D 盖莱哈特，等.医学遗传学原理[M].北京：科学出版社，2001：12.

和非编码区。编码区被分隔成不同的区段,称为外显子。外显子之间的序列称为内含子,属非编码区。内含子序列在 DNA 转录后 mRNA 的加工中被剪切掉。剪切时通常识别内含子两端的 GT-AC 信号。最近发现,一些特定的外显子剪切增强子也被认为参与剪切过程。非编码区还包括 5′ 和 3′ 端的序列,通常含转录调控和加工序列,如启动子、增强子、mRNA 多聚 A 加尾信号等。如图 2-4 所示,多数基因随机分散于不同的染色体上,但也有一些功能相近的基因成簇聚集,称为基因家族。还有一些基因的结构与某些功能基因相似,因进化过程中的突变而不能转录或翻译,称为假基因。如 α 珠蛋白基因家族中存在的一些假 α 珠蛋白基因。除编码 tRNA 和 rRNA 的基因外,所有编码 mRNA 的基因都能翻译成多肽链,最后成为具有一定生物学功能的蛋白质。基因作为遗传的基本要素,遵循遗传规律代代相传,基因控制生物性状的遗传是非常复杂的:可以是基因产物的直接作用,还可以是通过作用于基因的调控环节来控制性状的表达。受多基因控制的性状,是由不同基因产物的相互叠加作用来控制的。

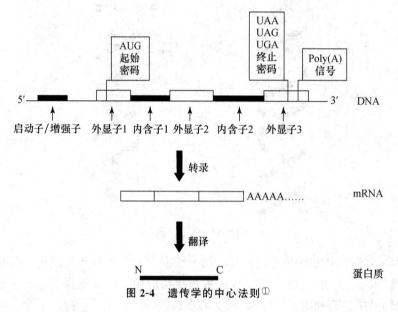

图 2-4　遗传学的中心法则[①]

(三) 遗传信息的传递

　　DNA 分子或基因中所携带的遗传信息的流向遵循中心法则,即先按碱基配对原则将 DNA 分子的遗传信息拷贝到 mRNA 分子中,称为转录。mRNA 分子中的遗传信息根据遗传密码规律指导多肽链的合成,称为翻译。构成人类蛋白质的 20 种氨基酸分别由 61 组三联核苷酸(又称密码子)的遗传密码所编码。AUG 除编码蛋氨酸外,也是起始密码子,UAG、UGA 和 UAA 为终止密码子。起始密码子与终止密码子之间的所有密码子构成所编码多肽链的开放阅读框。此外,对于 RNA 病毒遗传信息的流向,首先通过逆转录成为 DNA,再按上述中心法则实现遗传信息由 DNA 到蛋白质的转化。

---

　　① 李巍.遗传咨询[M].郑州:郑州大学出版社,2003:3.

二、基因突变和修复

基因的 DNA 分子中碱基顺序决定了其编码的遗传信息,人的基因组中约 5％ 的 DNA 为编码序列,含有 3 万～3.5 万个基因。各种生物的细胞内基因都能保持其相对的稳定性,这是因为细胞有许多结构都有利于维护基本的稳定性,使它们尽量地避免受到细胞内外各种因素的影响,因而保持着物种的特性,但是基因并非固定不变的,机体内外环境中有许多因素会对基因产生作用,使这些基因产生损伤和变异,出现各种各样的基因突变。基因突变是指基因组 DNA 分子某些碱基顺序发生改变。最小的变化是 DNA 链中的一个或一对碱基的改变,称为点突变。基因突变后在原座位上出现新的基因,称为突变基因。突变基因改变了原有的功能,导致原有的遗传性状发生改变或出现新的性状。其中,一部分基因突变是有害的,可以导致各种遗传病。

(一)基因突变的原因

基因突变的原因有自发突变和诱发突变两种不同的发生过程。

1. 自发突变

自发突变是自然发生的,不存在人类的干扰。长期以来遗传学家们认为自发突变是由环境中固有的诱变剂所产生的,如放射线和化学物质。有证据表明虽然自发突变率非常低,但对于仅有的环境中固有诱变剂而言仍然是太高了。自发突变可能由很多因素中的一种所引起,包括 mDNA 复制中的错误及 DNA 自发的化学改变。

(1) DNA 复制错误。在 DNA 复制时可能产生碱基的错配,如 A—C 配对;当带有A—C错配的 DNA 重新复制时,产生的两条子链中,一条子链双螺旋在错配的位置上形成 G—C时,而另一条子链的双旋在相应位点将形成 A—T 对。这样就产生了碱基对的转换。由于碱基它们本身存在着交替的化学结构,称为互变异构体,所以也能形成错误的碱配对。

(2) 自发的化学变化。引起自发突变的两种最为常见的化学变化是特殊碱基脱嘌呤和脱氨(基)作用。在脱嘌呤时,脱氧核糖和嘌呤之间的糖苷键断裂,A 或 G 从 DNA 上被切下来,在培养中的哺乳动物细胞增殖期有数以千计的嘌呤通过脱嘌呤作用而失去,若这种损伤得不到修复的话,在 DNA 复制时,就没有碱基特异地与之互补,而是随机地选择一个碱基插进去,这样很可能产生一个与原来不同的碱基对,结果导致突变。去氨(基)作用是在一个碱基上除掉氨基使碱基变化从而影响 DNA 复制时的碱基配对。

2. 诱发突变

自发突变的频率是很低的,诱变剂可以增加突变的频率。常用的诱变剂是放射线和化学物质,两者设计特殊的作用机制。在射线中有包括紫外线的非离子射线和包括 X 射线、γ射线以及宇宙射线的离子射线。化学诱变剂有碱基类似物、碱基修饰剂、DNA 插入剂等。

(二)基因突变

突变通常是有害的,多为自然选择所消灭。突变可能是暴露诱变剂引起,但大多数会自发地通过 DNA 复制而修复错误。估计从亲代传给子代的一个基因新突变频率约为百万分之一,但是大多数是静止的。突变可以发生在编码序列或非编码序列,可以发生在体细胞不传递给子代,也可以发生在配子传递给子代,有害的基因突变构成了群体的遗传负荷。

突变可以通过显微镜观察到的一般是染色体大体结构的改变。只是一个或几个核苷酸的改变称为点突变。点突变包括碱基替换、插入和缺失。根据传递情况分两类,一类在传递中没有改变原有的突变,为稳定突变;另一类在传递中不断改变,为动态突变。

(三) DNA 修复

DNA 突变如果没有修复将对个体和下一代造成严重后果。DNA 的稳定性依赖于 DNA 的修复能力,核苷酸切除修复是人类的主要修复方式。首先是核酸内切酶特异识别 DNA 损伤部位,并在 5′端作一切口,然后核酸外切酶从 5′端至 3′端方向切除损伤的 DNA 单链,同时在 DNA 聚合酶作用下,以损伤的互补链为模板合成新的 DNA 单链,最后 DNA 连接酶将新合成的 DNA 单链与原有的单链以磷酸二酯键连接而完成修复。

 知识小卡片

人类基因组计划

基因组是用来描述组成一种生物每个细胞内 DNA 的全部序列。不同生物的基因组所含的基因数目不同。人类基因组包括两个相对独立而又相互关联的基因组:核基因组和线粒体基因组。人类基因组全长约 30 亿碱基对(kb),含 3 万～5 万个基因,分布于 24 条不同的染色体和线粒体上。线粒体基因组全长约 16kb。人类基因组中,功能基因及基因相关序列约占 25%;其余 75% 为非基因序列或假基因序列,又称为基因外序列,功能尚不清楚。20%～30% 的基因外序列为中度或高度重复序列,呈串联状或分散状分布于整个基因组,是人群基因组多样性和用做 DNA 身份鉴定的重要区域。

人类基因组计划由 1986 年诺贝尔奖获得者杜尔贝科(Dulbecco)首先提出,1990 年获美国国会通过,并于同年 10 月 1 日正式启动,当时的目标是用 15 年的时间投入 30 亿美元测定人类基因组约 30 亿对碱基序列。其耗资及规模与曼哈顿原子弹计划及阿波罗登月计划相似。HGP 的提出主要基于以下几点:

(1) 在人们认识自然的过程中,必须深入到破译人类自身这部生命的天书、以解开人的生老病死之谜。

(2) 人类疾病的发生归根结底是基因在作祟。有人认为,人类所有的疾病(除理化损伤外)都是"基因病",包括结核病、艾滋病等外源因素所致疾病也与人体的易感基因或多态位点有关。

(3) 人类究竟有多少个基因? 每个基因的功能是什么? 每个基因若发生突变会引起什么疾病? 哪些基因是维系生命的基本活动所必需的? 人群中的个体差异是什么? 解答这些问题,只有靠解析人类基因组作为先决条件。

人类基因组计划(HGP)的主要任务是人类的 DNA 测序,包括四张谱图:遗传图谱、物理图谱、序列图谱、基因图谱。

遗传图谱:遗传图谱的建立为基因识别和完成基因定位创造了条件。其意义为:6000 多个遗传标记已经能够把人的基因组分成 6000 多个区域,使得连锁分析法可以找到某一致病的或表现型的基因与某一标记邻近(紧密连锁)的证据,这样可把这一基因定位于这一已知区域,再对基因进行分离和研究。对于疾病而言,找基因和分析基因是个关键。至 1996 年已完成第三代标记。

物理图谱：是指有关构成基因组的全部基因的排列和间距的信息，它是通过对构成基因组的 DNA 分子进行测定而绘制的。绘制物理图谱的目的是把有关基因的遗传信息及其在每条染色体上的相对位置线性而系统地排列出来。DNA 物理图谱是 DNA 分子结构的特征之一。DNA 测序从物理图谱制作开始，它是测序工作的第一步。

序列图谱：随着遗传图谱和物理图谱的完成，测序就成为重中之重的工作。DNA 序列分析技术是一个包括制备 DNA 片段化及碱基分析、DNA 信息翻译的多阶段过程。通过测序得到基因组的序列图谱。

基因图谱：基因图谱是在识别基因组所包含的蛋白质编码序列的基础上绘制的结合有关基因序列、位置及表达模式等信息的图谱。其意义在于它能有效地反映在正常或受控条件中表达的全基因的时空图。通过这张图可以了解某一基因在不同时间、不同组织、不同水平的表达；也可以了解一种组织中不同时间、不同基因中不同水平的表达，还可以了解某一特定时间、不同组织中的不同基因不同水平的表达。

2000 年 6 月 26 日，人类基因组国际协作组和私立的塞莱拉公司同时宣布"人类基因组工作框架图胜利完成"。2001 年，美、英、日、德、法、中第 6 国科学家共同合作完成的人类基因组序列框架图正式发表，人类第一次在分子水平上全面地认识了自我。2003 年 4 月 14 日，上述 6 国科学家宣布人类基因组序列图绘制成功，人类基因组计划的所有目标全部实现。已完成的序列图覆盖人类基因组所含基因区域的 99%，精确率达到 99.99%，这一进度比原计划提前两年多。

2007 年 10 月 11 日，我国科学家宣布第一个完整的中国人基因组图谱"炎黄一号"绘制完成。"炎黄一号"是全球第一例中国人标准基因组序列图谱，也是全球 20 亿黄种人的第一个个人基因序列图。是我国科学家继承担国际人类基因组计划 1% 任务、国际人类单体型图谱 10% 任务后，用新一代测序技术独立完成的 100% 中国人基因组图谱。

随着人类基因组计划的完成和深入研究，人类生命的密码被不断破译。破译的大量基因信息将成为医学、医药以及农业等方面技术创新的源泉，其研究成果带来的商业利润是无法估量的。基因诊断、基因治疗、基因预防将给人类疾病特别是遗传病的防治带来突破性的进展。而诸多研究成果的不良运用也会带来许多相关的社会学、伦理学、法律学的问题，科学理性地运用人类基因组研究的成果，是各国政府和科学家必须重视的问题。

聋基因研究[①]

20 世纪 90 年代以来，科学家们在破译听觉耳聋基因及其功能的研究方面取得了突破性的进展。听觉基因的发现给我们展示了听觉功能的分子奥秘。了解这些基因在毛细胞结构、细胞外基质、离子内环境稳态、转录因子等各个方面作用以及它对耳聋表型的影响，将极大地提高我们对听觉的分子病理机制的理解。

基因敲除是近年来发展和成熟起来的一项生物学新技术。通过在小鼠胚胎干细胞基因组水平的同源重组，造成目的基因的缺失突变，可以了解基因失活后对发育、生长、衰老

---

① 复旦大学附属眼耳鼻喉科医院. 聋病基因的研究［J/OL］，中国数字科技馆. http://amuseum.cdstm.cn/AMuseum/perceptive/page_2_ear/page_2_1/page_2_1_3_e.htm.

以及器官、组织或细胞结构功能的影响，从而既可确切地从整体水平研究基因功能，又可建立疾病的动物模型。中国军事医学科学院基因工程研究所用基因打靶技术研究SMADs基因的功能方面已取得研究成果，并独立研制基因剔除小鼠和基因敲入小鼠模型，包括SMAD3、SMAD4、SMAD5完全基因剔除小鼠和SMAD4条件基因剔除小鼠。SMADs基因是最新发现的哺乳动物体内转化生长因子-β信号转导途径中一个重要的新基因家族。他们发现基因缺陷导致小鼠严重听力障碍，并且内耳听觉器官包括毛细胞、支持细胞和螺旋神经节等出现不同程度的损害。建立这样的基因缺陷导致聋病的动物模型，可以作为听功能基因研究新的平台，将对听觉基因功能和聋病的分子机制研究有重要的意义，为最终的聋病基因治疗提供理论上的实验依据。

科学家还发现，耳感觉毛细胞的一个基因表达突变是人类一种遗传性耳聋的原因。这个称为COMT2的基因为一种修改包括多巴胺在内大脑化学信号的酶编码。COMT2和一个此前已知基因的相似性让博伊特勒（Beutler）及其同事估计了COMT2基因的功能，他们最初把它当成了一个造成小鼠行为缺陷的突变基因。对来自有类似基因（COMT2）的小鼠细胞提取物的进一步实验证实了其功能。这组科学家确定了拥有突变的COMT2基因的小鼠在早年显著耳聋。该病症是隐性的，即只有那些拥有两个有缺陷的基因拷贝的小鼠才会耳聋。这组科学家然后对192名聋人进行了DNA测试，结果发现数个家族的COMT2基因发生了突变。尽管目前对于这种突变还无法治疗，这个结果将帮助科学家理解神经递质如何调控内耳的毛细胞及其相关神经的生存和功能。相关论文发表在美国《国家科学院院刊》上。研究已经证实基因突变会导致各种类型的听力损失。到目前为止我们已经知道SLC17A8基因突变会导致遗传性听力损失，而TGBF1基因则是诱发耳硬化症的元凶。

三、有丝分裂、减数分裂和基因突变

基因突变通常与细胞周期中各时期遗传物质的活动有关，在有丝分裂和减数分裂的过程中，遗传物质的数量和形态都发生着变化，变化的结果直接对遗传产生作用。因此在细胞的有丝分裂和减数分裂的过程中的各时期，也是基因突变发生最多的时期。

（一）细胞周期与有丝分裂

细胞周期是指两次细胞分裂之间的周期。在此期间，细胞必须复制其内容物并等量分配到两个子代细胞中，遗传信息也随DNA的复制和细胞分裂从亲代细胞流向子代细胞：细胞周期可分为G1期、S期、G2期、M期。S期即合成期，DNA的复制在该期完成，M期即有丝分裂期，细胞在此阶段一分为二；位于S和M期之间的两个阶段分别称为G1和G2期，它们分别为S期和M期做准备。细胞周期的长短因细胞类型而异。

细胞有丝分裂过程分为前期、中期、后期和末期。G1、S、G2期统称为间期，不分裂的细胞停留在该期。分裂细胞离开G2期后进入有丝分裂的前期，染色质开始浓缩，形成姐妹染色体，核膜破裂。进入中期后核膜和核仁消失，染色体通过附着于着丝粒的纺锤丝排列于细胞的赤道板上。随着着丝粒的分离，细胞进入后期，姐妹染色体分离，分布于细胞两极，核膜

开始围绕染色质形成,至细胞出现双核时,即进入末期,细胞沿赤道板形成缢环,最终分裂成两个子代细胞,各自拥有与亲代细胞完全一样的染色体组成。

细胞周期调控的机制很复杂,涉及信号传导系统和多个细胞关卡的调控。细胞受生长因子刺激后,通过信号传导系统产生一系列效应分子。引起基因的表达,促进细胞生长和分裂。细胞关卡主要控制着细胞周期的进程,两个主要的细胞关卡出现在 G1-S 和 G2-M 的交界处。当 DNA 受到损伤后,未修复的 DNA 难以通过 G1-S 的关卡进入 S 期;同样,当 DNA 复制未完成时,难以通过 G2-M 的关卡进入 M 期。细胞关卡的调控中最重要的参与者为一系列激酶,能使靶蛋白质发生磷酸化:这些激酶与周期蛋白结合后表现出酶活性,同时又受到一系列抑制物的控制:细胞正是在一系列严格调控机制的控制下完成一个细胞周期,同时保证遗传信息传递的精确性。

(二)减数分裂与配子形成

人体细胞通过有丝分裂增加体细胞的数量和完成体细胞的新陈代谢过程,而产生生殖细胞的过程则由减数分裂来完成。

1. 减数分裂

减数分裂是产生配子的一种特殊的连续两次细胞分裂,减数分裂的过程包括减数分裂 I 和减数分裂 II。在生殖细胞成熟过程中 DNA 复制一次后,细胞连续分裂两次,结果形成的 4 个配子都只含有单倍数的染色体(n),染色体数目减少了一半。由于这两次连续分裂发生在配子形成的成熟期,故减数分裂又称为成熟分裂。

减数分裂在遗传学上有着十分重要的意义。减数分裂造成了染色体数目减半,产生单倍体的生殖细胞,精卵结合后重新形成了二倍体细胞,世世代代细胞的染色体数目不变。维持了各个物种的染色体的恒定。同时,减数分裂的过程中同源染色体进行配对,非同源染色体又可以进行自由组合,同源染色体之间可以进行交换,从而产生遗传物质的重新组合,形成了生物个体的多样性。

2. 精子和卵子的发生

精子和卵子是高度特化的性细胞。它们一方面是父体和母体的产物,一方面又是子体的来源,成为连接上下两代的桥梁和传递遗传信息的唯一媒介。精子和卵子通过受精作用结合形成合子,即受精卵。我们每个人的生命都是从这合子细胞开始的。产生精子和卵子的减数分裂过程是基本相似的。但是精子发生和卵子发生有着一定的差别。

(1)精子发生。精子发生是在睾丸的曲精细管中进行的。精子来源于曲精细管的上皮细胞。自胎儿期以来,精原细胞在曲精细管中是休止的,到了青春期(男孩 13～16 岁),其数量开始恢复,一般将其分为增殖、生长、成熟和变形四个阶段(如图 2-5 所示)。

男性在性成熟后,精原细胞不断进行增殖、生长并且通过减数分裂,变形后形成大量精子,精子发生一个周期约需两个月左右。一个人一生中产生的精子总数约为 10^{12} 个。

(2)卵子发生。卵子发生在卵巢中进行,基本过程与精子发生相似,但无变形期(如图 2-5 所示)。

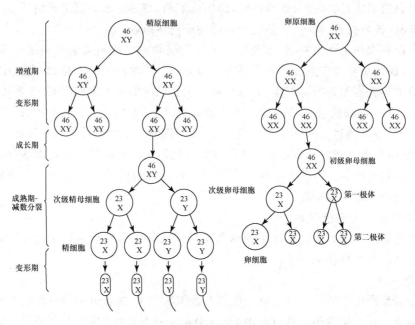

图 2-5　精子和卵子发生图解[①]

在人卵的发生过程中,卵原细胞的增殖是在胚胎发育早期的卵巢中进行的。卵原细胞总的数目大约有 400 万～500 万个。在胚胎发育的 6 个月左右,卵原细胞就生长形成初级卵母细胞。卵母细胞的减数分裂过程是不连续的,是间断发生的。卵母细胞到卵细胞的形成过程长达十余年到数十年之久。大部分的初级卵母细胞在出生后逐渐退化、消失。只有大约 400 个初级卵母细胞得到继续发育的机会,但是都停止在减数分裂前期 I 的双线期。一直保持到性成熟发生排卵之前。性成熟之后,每月有一个卵泡发育成熟、排卵,又恢复了减数分裂过程,并停留在减数分裂 II 的中期。受精过程中,从减数分裂 II 中期开始进入并且完成减数分裂 II 后期和减数分裂 II 末期,形成一个成熟的卵细胞并且释放第二极体;如果未受精,次级卵母细胞则不再继续分裂而蜕变消失在输卵管中。

3. 配子形成与基因突变

卵子发生与精子发生的另一个重要区别在于减数分裂的时间,精子的发生过程在青春期后连续进行。卵子发生中,所有的初级卵母细胞形成于胎儿期的卵巢中,直到青春期前一直停留在减数分裂前期 I,每个月经周期排卵时才完成一个初级卵母细胞的减数分期 I,受精后再完成减数分裂 II。由于停留在减数分裂前期 I 的初级卵母细胞可长达 45 年之久(因个体生育期而异),因此卵子较精子更易发生基因突变,这是高龄孕妇易生遗传病患儿的重要原因。

---

① 刘权章.遗传咨询[M].哈尔滨:黑龙江科学技术出版社,1999:26.

知识小卡片

性染色体

性染色体是决定性别的染色体,哺乳动物(包括人类)的雄性个体细胞中都有一对大小、形态、结构不同的性染色体(XY);而雌体个体细胞中有一对形态、大小相似的性染色体(XX)。X染色体和Y染色体有同源部分,也有非同源部分,同源和非同源部分都含有基因,但因Y染色体上的基因数目很少,所以一般位于X染色体上的基因在Y染色体上没有相应的等位基因。但Y染色体上有一个"睾丸决定"基因,它有决定男性(雄性)的强烈作用。在减数分裂时女性提供一个X染色体,男性提供一个Y染色体或一个X染色体,结合后结果为XY或XX,且概率相等。

性染色体病又称性染色体异常综合征,是指由性染色体(X或Y)的数目异常或结构畸变引起的疾病。性染色体病虽有多种类型,但都有共同的临床特征,即性腺发育不全或两性畸形。除Turner综合征(45,X)及个别病人外,大多在婴幼儿期无明显临床表现,要到青春期才出现第二性征发育障碍或异常。XXY综合征、XYY综合征、47,XXX(少数为46,XX/47,XXX,极少为48,XXXX、49,XXXXX)超雌、46,XX/46,XY两性畸形等均属于性染色体病。

性染色质

性染色质指高等哺乳动物体细胞核内的一种可被碱性染料染成深色的小体。又称"X小体"、"X染色质"或"性染色质或巴氏小体"。人类女性细胞分裂间期细胞核中的两条X染色体,只有一条有转录活性,另一条则失去转录活性,并形成固缩状态,染色很深,紧贴在核膜内侧缘,大小约1微米,其形态为平凸形、馒头形或三角形等,称为性染色质。而正常男性中却没有。性染色质检查可初筛性染色体病及鉴别性别,对两性畸形可辅助诊断。

通常情况下,性染色质连接在核膜上,呈球形、平凸形、棱锥形等多种形态。在人类中主要用口腔粘膜上皮细胞观察,用来判断性别或性染色体异常。由于堕性的X染色体本身在分裂间期的体细胞核内进行了异常的凝缩,只有从体细胞核内所包含的X染色体的总数中减去1所得的数才是一个个体应出现的性染色质数。因此,在正常女性中可观察到1个性染色质,在具有3条X染色体的个体中能观察到2个性染色质。在正常男性或者只有1条X染色体的卵巢发育不全综合症患者中看不到性染色质。

通过性染色质的检测,可以检出染色体异常个体,再进一步通过染色体检查确诊其遗传疾病。

第3节　染色体的遗传基础

遗传物质核酸与组蛋白结合形成了染色体,因此染色体也成为基因的载体。细胞遗传学研究的主要对象是染色体。在有丝分裂中期染色体经染色后其形态和数目在光镜下就可以观察得十分清楚。

一、核型和染色体的结构

核型是指一个细胞内全套染色体的形态特点及其数目。男性核型为46,XY;女性核型为46,XX;配子为单倍体含23条染色体。男性和女性的中期染色体及核型照片如图2-6所示。

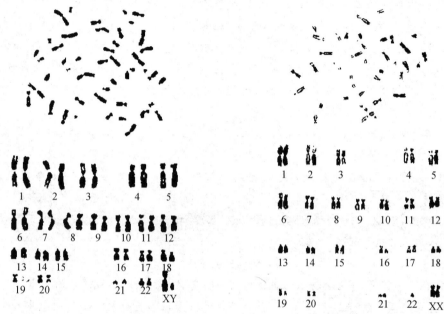

图 2-6 男性(左)和女性(右)的中期染色体及核型照片①

染色体的解剖结构包括长臂、短臂、着丝粒和端粒4个主要部分,个别染色体还有随体结构。染色体臂是构成染色体的主体结构,基本上含有所有遗传信息。根据其长短分为长臂和短臂,分别以q和p表示。经特殊染料处理后,染色体臂可呈现深浅不一的条带。着丝粒,又称初级缢痕,是位于染色体长短臂之间的部分。其分子组成主要为α重复DNA。不同的染色体上着丝粒所含的α重复DNA不同。着丝粒在细胞分裂时对染色体的分离和移动起着重要作用。着丝粒一般不显色,根据着丝粒所处的位置,一般将染色体分为中央着丝粒染色体(1~3号染色体)、近端着丝粒染色体(13~15号以及21、22号染色体)和亚中央着丝粒染色体。端粒是位于染色体两端的结构。其分子组成是特殊的(TTAGGG)的多次重复序列,长度可达10~15kb。重复序列的长短与端粒酶的活性有关。其作用是以端粒的重复序列为模板,使重复数目延长。端粒酶活性的丧失是细胞衰老的原因之一。

人的单倍染色体含 3×10^9 个核苷酸,即由30亿个核苷酸分别组成24种长短不同的DNA分子。染色体的基本结构单位是核小体,每个核小体是由组蛋白(H2A、H2B、H3及H4各2个分子)组成的八聚体,其外面盘绕1.75圈的DNA(含140 bp),两个核小体间以60 bp的DNA双螺旋与组蛋白H1形成的细丝相连接,每6个核小体绕成一圈而成空心螺线管,以此为基础,再进一步折叠和多极螺旋化而成为在长度上被压缩了近万倍的中期染色

① 陈竺.医学遗传学[M].第2版.北京:人民卫生出版社,2001:28.

体。中期染色体则是由两条碱基排列完全相同的 DNA 链以着丝粒相连所组成的。从 DNA 到中期染色体旋化过程的模式如图 2-7 所示。

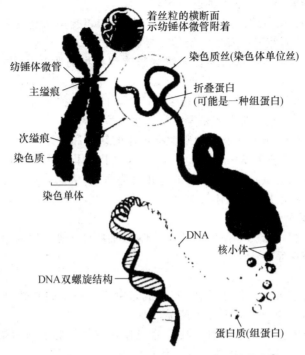

着丝粒的横断面
示纺锤体微管附着

纺锤体微管

主缢痕

次缢痕

染色质

染色单体

染色质丝(染色体单位丝)

折叠蛋白
(可能是一种组蛋白)

DNA

核小体

DNA双螺旋结构

蛋白质(组蛋白)

图 2-7　从 DNA 到中期染色体旋化过程的模式①

二、染色体畸变

染色体的畸变又称为染色体突变,包括染色体结构和数目的改变。染色体结构改变导致了染色体的重排。染色体数目的改变包括整套染色体的增减和单条或多条染色体的增减。基因突变在显微镜观察不到,而染色体的畸变在显微镜下是可以看到并加以区分的。

很多染色体畸变导致细胞和生物功能的异常。这有两个基本反应,首先是染色体突变由于异常的基因数或位点而产生异常效应;第二,染色体畸变涉及染色体断裂,这断裂常发生在基因的中部,从而破坏了它的功能。

染色体畸变在生物学的各种不同水平上都是重要的。首先是它们提供了一种特殊的基因重排途径,通过研究染色体畸变能了解某些生物学问题。其次染色体畸变有重要的应用价值,将别是在医学及动、植物育种上的应用更为广泛。最后染色体畸变是生物进化过程的一个步骤。

(一)染色体结构异常

染色体畸变可能涉及部分染色体的结构改变,主要有 4 种类型:缺失(丢失了某个 DNA 片段),重复(增加了某个 DNA 片段),倒位(DNA 没有增加和减少,而是某一 DNA 片段的排列方向发生了改变)和易位(某一 DNA 片段从染色体的某一位置移到另一个新的位置上)。

---

① 　陈竺.医学遗传学[M].第 2 版.北京：人民卫生出版社,2001：30.

一对同源染色体其中一条是正常的而另一条发生了结构变异,含有这类染色体的个体或细胞称为结构杂合体。若一对同源染色体产生了相同的结构变异,那么就称为结构纯合体。

染色体结构变异能导致以下 4 种遗传效应:

(1)染色体重排。染色体上遗传信息的顺序排列和邻接关系会发生改变。这会影响到基因的活性和表达,从而使表型发生一定的变异和异常。

(2)核型的改变。若产生结构纯合体就会影响到核型的改变,这是进化中产生新物种的一种途径。

(3)形成新的连锁群。由于染色体易位会产生新的连锁关系,改变了原来的连锁群,这也是物种进化的一种途径,但对个体来说常常产生表型异常。

(4)减少或增加染色体上的遗传物质。染色体的缺失和重复会使染色体上遗传物质增加或减少,有的也影响到整个基因组的 DNA 含量,对于个体来说会产生表型变异或畸形,但对群体也是一种进化的重要途径,就整个的进化趋势而言,从低等到高等,从简单到复杂,基因组含量从少到多,这就涉及染色体的重复。

(二)染色体数目的改变

染色体数目的改变可分为非整倍体和三倍体 2 种类型。他们的发生都与细胞的有丝分裂或减数分裂过程有关系。

1. 非整倍体

临床上非整倍体主要为三体或单体,其形成是由于生殖细胞减数分裂过程或合子的早期卵裂过程发生异常。主要分以下 2 种情况:

(1)染色体不分离。由于生殖细胞减数分裂过程或体细胞有丝分裂过程中,同源染色体不分离,产生两种含不同染色体数目的子代细胞或配子。减数分裂不分离所产生的含 $n+1$ 染色体数目的配子与另一正常染色体数目(n)的配子受精后,得到 $2n+1$ 的合子,即三体。而含 $n-1$ 的配子与另一正常数目染色体(n)的配子受精后,得到 $2n-1$ 的合子,即单体。染色体不分离与非整倍体的形成如图 2-8 所示。

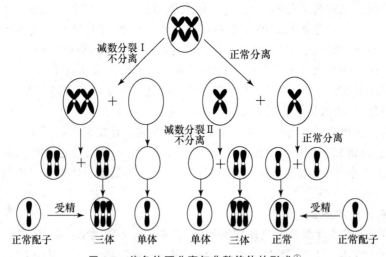

图 2-8 染色体不分离与非整倍体的形成[①]

---

① 李巍.遗传咨询[M].郑州:郑州大学出版社,2003:29.

（2）染色体丢失。在细胞减数分裂或有丝分裂后期相,两条姐妹染色体分别向细胞两极移动。此过程中,如果一条染色单体移动迟缓而被滞留在细胞质中,随后被降解,这样,其中一个子代细胞中就缺少某号染色体,形成单体合子或单体镶嵌体。

2. 三倍体

临床所见的三倍体中额外多出的一套染色体可以是父源的,也可以是母源的,前者占2/3,后者占1/3。三倍体的发生原因主要包括以下3种:

（1）双雄受精。双雄受精即两个单倍体精子同时与一个单倍体卵子受精,或者一个二倍体精子与一个单倍体卵子受精,产生三倍体合子。

（2）双雌受精。双雌受精是指一个单倍体精子与一个二倍体卵子的受精。二倍体配子的形成也是出于减数分裂过程中各号染色体都不分离,或者由于精原细胞或卵原细胞的有丝分裂中同源染色体不分离。

（3）有丝分裂染色体分离失调。指二倍体合子卵裂时,有丝分裂过程中同源染色体不对等地进入两个子代细胞。如果一个子代细胞获得三倍体和另一个子代细胞为单倍体,单倍体细胞通常不能存活而很快消失,三倍体细胞可发育形成三倍体胎儿或三倍体镶嵌体。

三、染色体病的遗传效应估计

尽管染色体畸变的种类很多,但不是所有的染色体异常都能导致明显的表型异常。评估染色体病的遗传效应一般遵循以下7个原则:

（1）如果子代染色体异常是从亲代遗传而来,而不是新发生的,通常可根据亲代的表型估计其健康状况。新发生性染色体异常的致畸率一般为正常人群先天畸形发生率的3.5～5.0倍。

（2）染色体数目异常变化越大,后果通常越严重。一些三体或单体可存活,多体或三倍体一般难以足月出生,常导致死胎或死产。

（3）镶嵌体的遗传效应一般不如纯合体严重,但染色体畸变的细胞比例越高,表现型通常越严重;镶嵌体所处的部位越重要（如脑组织）,后果也越严重。

（4）染色体非平衡性畸变通常导致畸形,平衡性突变致畸效应小,除非断裂点正好位于某个基因内,或者属隐性重排,或者出现基因组印记现象。但平衡性畸变经减数分裂后可产生非平衡性配子。

（5）染色体非平衡性畸变所涉及的片段越大,丢失或增加的基因数目也越多;该区域内的基因功能越重要,致畸效应越明显。一般以单倍体常染色体长度（HAL）百分数来粗略估计非平衡染色体异常的遗传效应。通常认为,当丢失的片段小于1％HAL时,畸形儿可存活。当重复的区域超过2％HAL时,畸变通常是致死性的,导致宫内死亡或流产,但应注意,臂间倒位对子代的遗传效应与倒位区域大小成反比。

（6）人体对遗传物质增加的承受力要大于对丢失的承受力。换句话说,缺失的致畸效应通常比重复要大。

（7）染色体异常发生在胚胎发育的不同阶段,可产生不同的遗传效应。包括植入前的胚芽毁灭,第一孕期内的胚胎毁灭和流产,器官发育阶段的宫内形态破坏所致死胎或死产,胎儿宫内发育迟缓,出生缺陷等程度不同的遗传效应。

知识小卡片

染色体显带技术与 FISH 技术

染色体显带技术是细胞遗传学检查的主要手段。一般将染色体显带技术分为两类：标准染色体显带(包括 Q 显带、G 显带、R 显带、C 显带)和高级染色体显带。近年来随着分子细胞遗传技术的发展，荧光原位杂交技术(FISH)也被广泛用于染色体病的诊断。

一、标准染色体显特技术

1. Q 显带

Q 显带是通常使用喹吖因作为染料的一种染色体显带方法：显带明亮区一般为富含 AT 碱基的区域；显带黯淡区一般为富含 CC 碱基区。Q 带的观察必须使用荧光显微镜，而且带型难以长久保存。这种显带方法是最早也是操作最简便的方法，目前欧洲国家较多采用。

2. G 显带

G 显带是指利用古姆萨染料对染色体进行染色的方法：在染色之前，染色体需经过胰蛋白酶处理。胰蛋白酶对参与组成染色体的蛋白质进行消化，经染色后显示出深浅不同的条带。G 带的带型与 Q 带的带型基本一致。与 Q 带相比，经过 G 带处理的染色体能够保存数年或更久，并只需一般的光学显微镜配备使用，故成为目前多数国家临床细胞遗传学广泛采用的技术。

3. R 显带

R 显带或称为反带。顾名思义，R 带的带型与 G 带的相反。明亮的 R 带相当于 G 浅带，而黯淡的 R 带相当于 G 深带。因此，经过 R 带处理的染色体不同区带上的 DNA 组成与 G 带或 Q 带的相反，即明亮的 R 带区含丰富的 C 和 G 碱基，而黯淡的 R 带区含丰富的 A 和 T 碱基。R 带的技术要求比较高，而且不容易控制带型的一致性。

4. C 显带

这种显带技术因能将结构性异染色质进行染色而得名。各染色体着丝粒的两侧都含丰富的结构性异染色质，故 C 带染色阳性。如第 1、9、16 号染色体的着丝粒附近由高度重复的结构性异染色质 DNA 组成，故经 C 带技术处理后，这些区域深度染色，C 带也明显大。含常染色质的其他染色体区域则浅度染色或不染色，由于大部分具有表达能力的基因都包含在常染色质里，因此，通过 C 带技术，可以评估细小的而来源不明的标志染色体的临床意义。Y 染色体长臂远段由丰富的结构性异染色质构成，因此也呈 C 带染色阳性，其染色阳性区域的大小在不同个体间差别很大。

5. T 显带

T 显带是专门显示端粒的显色方法。

二、高级染色体显带技术

1. 高分辨显带

高分辨显带可以明显地增加染色体带的数目。高分辨显带方法有多种，最常用的是使培养中的细胞分裂同步化、去同步化，然后通过短时间、低浓度的秋水仙素处理，以得到后早期或早中期细胞分裂相。经过特殊处理的高分辨显带方法，例如复制显带法所得到的染色体带水平可高达 1400 条或更多。应用高分辨显带方法,可以把微小的结构性染色体畸变诊断出来。

2. 核仁组织区银染法

核仁组织区银染法(Ag-NOR)是使用硝酸银溶液选择性地对位于近端着丝粒染色体短臂上的蛋白质进行染色。凡是 Ag-NOR 染色阳性(呈黑色)的,表明该区的 18S 和 28SrRNA 具有活性。正常个体的每个中期细胞所含的 NOR 数目通常是 5～10。

三、分子细胞遗传学技术

分子细胞遗传学是 20 世纪 90 年代以来发展起来的一门学科,是传统细胞遗传学与分子遗传学相结合的学科:分子细胞遗传学技术始于荧光原位杂交技术(FISH)。由最初的单色 FISH 发展到现在的多色 FISH,包括多重 FISH、SKY、FxFISH 和 CCK 技术。FISH 一般能将小至 3Mb 大小的染色体缺失检测出来,从而迅速发展为对染色体病,特别是像愉快木偶综合征(Prader-willi 综合征)一类的微小缺失综合征的主要诊断方法。目前应用 FISH 技术检测的染色体微缺失综合征约有 20 种。

第 4 节　遗传病的物质基础

遗传病是遗传物质改变所导致的疾病。遗传物质包括细胞核中的染色体、染色体上的基因或 DNA(还有线粒体 DNA)。基因和染色体的物质变化是遗传病发生的物质基础,特殊儿童残疾表现型提示着某种遗传病因的存在。

一、遗传病的基因和染色体基础

临床所见的智力低下、发育不良、五官不正、四肢畸形、心肾功能不全或各器官系统的异常所导致的病状和体征,形成这些临床特征的基础,常常可追溯到细胞形态的异常、代谢的异常、蛋白质的异常、酶的异常,等等,但其本质都是基因或染色体的异常,甚至包括某些传染病在内,如疟疾的易感性等,均可以在基因水平上找到答案。

(一)遗传病的基因基础

分子遗传学证明,基因是组成染色体的 DNA 分子的一个区段,DNA 链上的核苷酸有一定的序列,这序列就携带了遗传信息。在分裂型细胞中,DNA 的双链拆开,以每条单链为模板,按照核苷酸互补原则进行半保留复制;在代谢型细胞中,以 DNA 双链中的一条(基因链)为模板,按互补的原则转录为信使 RNA(mRNA),mRNA 与 DNA 仅有一种核苷酸的差别(即胞嘧啶 U 代替了胸腺嘧啶 T),成熟的 DNA 由细胞核进入细胞质中,在核糖体上指导合成相应的多肽,即以 mRNA 分子的三个相邻的核苷酸(又称遗传密码子)决定一个氨基酸的方式翻译为多肽,再加工成蛋白质或酶。各种氨基酸有不同的遗传密码。

由此可知,人体内蛋白质或酶是在基因所携带的遗传信息的控制下合成的:通俗地说有什么样的基因,就决定产生什么样的蛋白质或酶,就导致出现什么样的遗传性状。一旦 DNA 发生了改变,即遗传学上所说的基因突变,蛋白质或酶亦随之发生改变,遗传性状也就会跟着发生相应的变化,许多分子病和遗传代谢病就是如此发生的。

(二)遗传病的染色体基础

人类约有 10 万个基因,分别位于 46 条即 23 对染色体上,组成 24 个基因连锁群。每个连锁群中基因的排列顺序,其毗邻关系是恒定的。染色体重排往往改变了基因之间的毗邻关系,而导致具有相同基因组成(基因型,genotype)的个体表现出不同的性状(表现型,phenotype),即位置效应。例如视网膜母细胞瘤(RB),是一种较常见于婴幼儿眼部的恶性肿瘤,可分为遗传型和非遗传型两类。通常认为双眼发病的为遗传型,单眼发病的多为非遗传型。大约有 5% 的患 RB 患者体细胞可出现 13q 缺失,虽缺失片段的长度因人而异,但均包括 13q14 带。通过对不同缺失型 RB 患者的研究,已将 RB 基因定位于 13q14 带,并证明 RB 基因与脂酶 D(ESD)基因位点紧密连锁。曾报道一例具有 X/13 易位的 RB 女性患者,易位断裂点发生在 13q13 带远侧端,13q14-qter 易位到了 X 染色体上,13q14 带完整无缺。迟复制 X 染色体技术检查,有部分易位 X 染色体失活。体细胞杂交和 ESD 定量测定表明,易位的失活 X 染色体将其失活效应扩展到了与之相连接的 13q14 带上,由于位置效应的结果引起了 ESD 基因位点和 RB 基因位点的失活,即 ESD 基因和 RB 基因功能性丧失(基因失活),导致了与 13q14 带缺失的同样的遗传效应,即 ESD 基因活性的降低和视网膜母细胞瘤的形成。又如:Duchenne 型肌营养不良症(DMD)(又称假肥大型肌营养不良)是一种 X 连锁隐性遗传疾病,其基因位于 X 染色体的 p21 带处。患者通常 5 岁左右发病,最初表现为行走笨拙、易跌倒,逐渐表现出鸭步态。查体可见躯干及四肢近端肌肉萎缩,并有冀状肩胛,腓肠肌、棘上肌、三角肌和三头肌等肌肉有假性肥大现象,最后由于肌肉萎缩导致死亡。通常是带有该隐性基因的男性患病,女性杂合子为隐形基因的携带者,表型正常。近年来,对少数带有 Xp21/常染色体易位的女性杂合子患者的研究查明,有 90%~100% 的细胞具有一条迟复制的正常的 X 染色体;而在一些同时具有智力低下的 DMD 患者中,其易位到 X 染色体上的常染色体片段常常是失活的. 也就是说,这些常染色体上的基因,由于位置的改变(位置效应)而导致了其功能的丧失(基因失活),从而使患者表现了部分单体患者常见的特征即智力低下。

综上所述,我们一方面可以清楚地认识到染色体上的 DNA 分子就是基因的化学成分,其核苷酸序列就是遗传信息。另一方面,也使我们清楚地认识到父母遗传给子女的,并不是一个个具体的器官,也不是一个个具体的疾病,而是一条条染色体及其上的基因排列顺序以及基因的 DNA 分子所携带的遗传信息,它通过基因间的相互作用(位置效应等),通过基因控制蛋白质或酶的合成,通过不同蛋白质(或酶)所表现特性的差异显示出其具体的特征。这提示我们,从基因到性状不但有一个表达的过程,而且表达还需要有一定的条件,如缺氧等。因此,人们看到的虽然是一个个具体的疾病,一个个具体的临床特征,但脑子里必须时刻记住一条从基因、染色体到临床特征的逆向诊断思路;即基因(DNA)、染色体的改变——蛋白质或酶的改变——细胞、生化特征的改变——病理特征的改变——临床特征的改变。

二、特殊儿童与遗传病

随着科学的进步,对急性传染病、流行病的控制,遗传病对人类的危害已变得愈来愈明显。随着生殖医学的发展,使得婴儿出生的死亡率在不断的降低,但是又由于现阶段医学发展的局限性使得那些出生时有窒息、Apgar 评分 1 分钟为 0～4 分的高危新生儿,经抢救可以存活下来,但往往会给个体带来器官及功能的损伤,从而导致残疾发生率的增高。这类高危新生儿亦是残疾儿童筛查的重点。

(一) 我国特殊儿童遗传病筛查的概况

就我国的实际情况,可以从以下几方面的事实即可看出其概貌:

(1) 我国近年来提出"控制人口数量.提高人口素质"、"一对夫妻一个孩子"的政策,使我国人口数量的增长得到基本控制。但是,人口素质又如何呢? 我国人口基数大,出生缺陷儿总量多,每年出生时肉眼可见先天畸形和出生后逐渐显现的缺陷约占年出生人口总数的 4%～6%,而且近来,我国出生缺陷发生率不断上升,中国出生缺陷监测中心监测数据显示,从 1996 年到 2007 年,我国出生缺陷发生率从 8.77‰ 上升到 14.79‰。其中 25% 的出生缺陷由遗传因素所致,65% 是由遗传因素和环境因素共同作用引起,10% 由环境因素所致。

(2) 据统计,自然流产约占全部妊娠的 15%,其中约有 50% 是染色体畸变所造成。因此,以每年出生 1500 万新生儿计算,我国每年仅由于染色体畸变就造成约 112 万例的自然流产,从而使这些家庭未能得到应有的后代。

(3) 在活产的婴儿中,除一部分有出生缺陷外,在出生后,由于携带的致病基因的表达还可能出现各种遗传病。例如假肥大型肌营养不良症、甲型血友病等。因此,每个人一生中约有 3%～5% 的可能性患某种遗传病。

(4) 根据 1976 年的调查,我国城市中儿童死亡的原因中,遗传病、先天畸形和恶性肿瘤是第一位的死亡原因,约占全部死亡的 30%;农村中,这种死因占儿童死亡原因的第二位。

(5) 在存活的儿童中,患遗传病的儿童来医院就诊者为数不少。据统计,在儿童医院中,住院病儿约有 1/4～1/3 是患与遗传有关的疾病

(6) 如果从人群中的患病率来估计,约有 3%～5% 的人患某种单基因病,15%～20% 的人患某种多基因病,约 1% 的人患染色体病。总的估计,人群中约有 20%～25% 的人患某种遗传病。

(7) 体细胞遗传病中的恶性肿瘤构成了我国不同地区人群中死亡原因第一位或第二位。

(8) 智力障碍在我国人群中的发生率约为 2.2%,这是影响我国人口素质的重要因素。其中 1/3 以上有多基因、单基因或染色体改变的遗传基础。

(9) 即使未受遗传病所累的人,也并非与遗传病无关。据估计,人群中一般每个人都携带有 5～6 个隐性有害基因,他们虽未患遗传病,却可将这些有害基因向后代传递,所以称为致病基因的携带者。据估计,每个人都是 5～6 种有害基因的携带者,这就是人群的遗传负荷。人群的遗传负荷对人群的未来是不利的。而且由于工业化的进展,我国正面临环境污染的威胁,环境污染必将增高基因突变率,这又会增高我国人群的遗传负荷。因此,这也是一个严重的问题。

(二) 特殊儿童表现型提示的遗传病病因分析

一种疾病是否有遗传病因,有时不易确定。即使感染性疾病也还有一个遗传素质问题。下列事实提示存在某种遗传病因:

(1) 患者有特征性表现型(通常伴有智力障碍)和染色体异常,有或无同一疾病或有关

疾病的家族史。

（2）在排除环境因素的前提下，亲属中有一定比例的患病者。

（3）在非血缘成员中不出现患者。

（4）在未知有触发因素的情况下，患者有特征性的发病年龄和病程。

（5）同卵双生的同病患者高于异卵双生。

 知识小卡片

遗传病的筛查

遗传筛查是研究群体各成员某一位点基因类型的一项普查。通过筛查，可及早发现有致病基因的个体；同时获得数据有利于遗传病的发病规律和流行特点的研究。遗传筛查包括出生前筛查、新生儿筛查、携带者筛查三个方面。

1. 出生前筛查

出生前筛查是诊断胎儿有无遗传性疾病的过程。出生前筛查是生化遗传、细胞遗传、分子遗传和临床实践相结合的产物，具有很强的实际应用价值。近年来发展很快，国际上目前除染色体病外，还有约100多种遗传病可作出生前筛查。在遗传咨询的基础上，对有高风险的妊娠经产前诊断判断胎儿患病时，可终止妊娠，防止患儿的出生，这是预防严重遗传病患儿出生的有效手段。

可进行出生前筛查的遗传病包括以下几类：染色体病，特定酶缺陷所致的遗传性代谢性疾病，可进行DNA检测的遗传病，多基因遗传的神经管缺陷，有明显形态改变的先天畸形。

2. 新生儿筛查

目前，有一些遗传病已有有效疗法，若能在新生儿阶段明确该种疾病的诊断，在患儿出现不可逆的损伤前得到治疗则可能防止临床症状的出现。

新生儿筛查选择的病种应考虑下列条件：发病率较高；有致死、致残、致愚的严重后果；有较准确而实用的筛查方法；筛出的疾病有办法防治，符合经济效益。

有些国家已将新生儿筛查列入优生的常规检查，筛查的病种达12种。我国这项工作刚起步，列入筛查的疾病有苯丙酮尿症、先天性甲状腺功能低下、G6PD缺乏症。

苯丙酮尿症是由于苯丙氨酸羟化酶缺乏所致的一种代谢病，它是一种常染色体遗传病。此症临床表现严重，但如果能在新生儿期发现，就可以通过饮食控制等措施防止或减缓症状的出现和发展。格思里（Guthrie）细菌抑制法是国际上普遍采用的筛查方法。此方法是将干血片置于含有与苯丙氨酸结构相似的细菌抑制剂 β-2-噻嗯丙氨酸的培养板上，孵育过夜后，观察干血片周围的细菌生长环。在正常标本里，枯草杆菌因受培养板中抑制剂的作用而不能生长或出现较小的生长环。若血液中苯丙氨酸浓度增高时，则细菌生长就不受抑制，培养板上出现大菌环。筛查所得阳性个体均应采静脉血作苯丙氨酸及酪氨酸测定。一旦明确诊断，应立即进行饮食控制，减少苯丙氨酸的摄入。

在新生儿筛查工作中应强调的是：必须有完善的遗传病登记；有敏感、准确的筛查方法；筛查出的新生儿应送到遗传咨询中心，经有经验的临床生化遗传专家进一步确定诊断；对确诊的患儿提出治疗方案并定期随访。

3. 携带者筛查

遗传携带者指表型正常,但带有致病遗传物质(致病基因或染色体畸变),能传递给后代使之患病的个体。一般包括:带有隐性致病基因的个体(杂合子),带有平衡易位染色体的个体;带有显性致病基因而暂时表达正常的顿挫型或迟发外显者。

携带者筛查是指当某种遗传病在某一群体中有高发病率,为了预防该病在群体中的发生,采用经济实用、准确可靠的方法在群体中进行筛查,筛出携带者后则进行婚育指导,即可达到预期目标。携带者筛查对遗传病的预防具有积极意义,表现在:人群中许多隐性遗传病的发病率较低,但杂合子的比例却相当高,如遇到两个携带者婚配,及时检出这些隐性基因携带者,进行婚育指导,意义很大;染色体平衡易位者生出死胎或染色体异常患儿的比例较大,如母亲是染色体14/21的平衡易位携带者,其子女中,正常儿、携带者和患儿各占1/3,一部分缺少一条染色体的胎儿不能存活而中途流产,所以及时检出有助于对该病的确诊和发病风险的推算,也便于进行遗传咨询和指导;对显性遗传病的携带者,如能及时检出,更可以预先控制发病的诱因或中间环节,防止发病或阻止病情进展,意义更大。

本章小结

核酸是遗传信息的载体。核酸分 DNA 和 RNA 两种。基因是 DNA 或 RNA 分子中特定的核苷酸序列,是遗传信息的载体和遗传物质的最小功能单位。DNA 分子的复制中遵循碱基配对原则。DNA 分子或基因中所携带的遗传信息的流向遵循中心法则。基因在一定条件下可能发生突变和修复。有害的基因突变构成了群体的遗传负荷。在人类细胞的有丝分裂和形成生殖细胞的减数分裂的过程中,基因突变的发生是人类许多遗传病的发生的物质基础。染色体是组成细胞核的基本物质,是基因的载体。染色体的结构异常和数目异常是导致人类遗传病的重要原因之一。基因(DNA)、染色体的改变—蛋白质或酶的改变—细胞、生化特征的改变—病理特征的改变—临床特征的改变,是一种对临床特征的逆向诊断思路。随着科学的进步,急性传染病、流行病得到了很好的控制,但遗传病对人类的危害已变得愈来愈明显,即使是感染性疾病也还有一个遗传素质问题。因此对人类遗传学的研究是一个重要的课题。

思考与练习

1. 简述有丝分裂和减数分裂的特点。
2. 描述 DNA 的结构。
3. 试述"碱基配对原则"、"中心法则"。
4. 掌握基因突变与修复的概念。
5. 试述染色体畸变的遗传学意义。

第 3 章 视觉障碍的医学基础

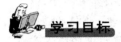 学习目标

1. 掌握视觉器官的解剖结构、生理功能。
2. 掌握视功能的检查方法。
3. 掌握引起视觉障碍常见疾病的诊断和治疗原则。
4. 了解视觉康复工作的内容和方法。

人脑从外界获得的全部信息中,大约 80%～90%[①]来自视觉器官。资料显示:全球约有1.6 亿个视力障碍者,其中 4000 万个盲人因此丧失劳动和工作能力,这对于社会、家庭以及个人均造成严重的损害。而视觉障碍给儿童一生的发展都会带来严重的影响,如果以"盲年"(将每位盲人生存一年称为一"盲年")来计算,其社会和家庭的负担都是很大的。因此,了解视觉障碍的医学基础,对视觉障碍儿童的早期发现、早期治疗、早期干预有积极的意义。本章将从视觉器官解剖及生理、视觉功能检查与常见的眼科疾病等方面来阐述视觉障碍的医学基础。

⑤ 第 1 节 视觉器官解剖及其生理

眼为视觉器官,包括眼球、视路和附属器三部分。外界光线入眼,经过眼的屈光系统曲折,在视网膜上成像,刺激视网膜上的感光细胞发放神经冲动,神经冲动沿视神经传递到大脑皮层的视觉中枢,产生视觉。眼球和视路完成视觉功能,眼附属器则起保护、运动等辅助作用。

一、眼球

眼球近似球形,其前后径约 24 mm,垂直径约 23 mm,水平径约 23.5 mm。眼球前面顶点称为前极,后面顶点称为后极,前、后两极的连线称眼轴。在前后极之间绕眼球一周称为赤道。眼球位于眼眶的前部,借筋膜与眶壁联系,周围有眶脂肪垫衬,以减少眼球的震动。眼球前部的角膜和部分巩膜暴露在眼眶之外,前面有上下眼睑保护。

眼球由眼球壁和眼内容物组成(如图 3-1 所示)。

---

① 葛坚.眼科学[M].北京:人民卫生出版社,2005:1.

30

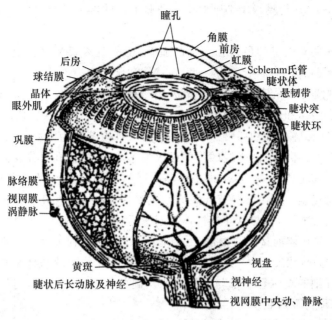

瞳孔
角膜
前房
虹膜
Scblemm氏管
睫状体
悬韧带
睫状突
睫状环

后房
球结膜
晶体
眼外肌

巩膜

脉络膜
视网膜
涡静脉

黄斑
睫状后长动脉及神经
视盘
视神经
视网膜中央动、静脉

图 3-1 眼球立体剖面

(一)眼球壁

眼球壁分为 3 层,外层为纤维膜,中层为葡萄膜,内层为视网膜。

1. 外层

纤维膜为眼球的最外层,由坚韧致密的纤维组织构成。前 1/6 为透明的角膜,后 5/6 为瓷白色不透明的巩膜。两者结合处称为角巩膜缘。眼球的外层具有保护眼球内部组织、维持眼球形状的作用,透明角膜还有屈光作用。

(1)角膜。位于眼球正前方,呈圆形,稍向前突出。横径为 11.5~12 mm,垂直径约为 10.5~11 mm,直径小于 10 mm,称为病理性小角膜,大于 13 mm,称为病理性大角膜。周边厚度约为 1 mm,中央稍薄约为 0.6 mm。其前表面的曲率半径为 7.8 mm,后表面为6.8 mm。角膜的生理特点是:无角化层,无血管,细胞无色素,其透明性保证外界光线的透入。角膜总屈光力为 43D,占眼全部屈光的 70%。角膜感觉神经丰富,对保护角膜、眼球具有重要的作用。

(2)巩膜。眼球后 5/6 外层为巩膜。质地坚韧、不透明呈瓷白色,厚度约为0.3~1 mm。其外面由眼球筋膜覆盖包裹,四周有眼外肌肌腱附着,前面被结膜覆盖。巩膜前部与角膜相连,二者移行处为角膜缘。巩膜的生理特点有:巩膜致密、坚韧、不透明,对维护眼球形状及遮光等具有重要作用。

(3)角膜缘和前房角。角膜缘是指从透明的角膜到不透明的巩膜之间灰白色的连接区,平均宽约 1 mm。前房角位于前房的边缘部内。由角膜缘、睫状体及虹膜根部围绕而成,其前壁为角膜缘,后壁为虹膜根部,两壁在睫状体前面相遇,构成前房角。

临床上角膜缘、前房角的重要性在于:① 巩膜静脉窦、小梁网等前房角结构,是眼内液循环房水排出的主要通道,因此与各种类型青光眼的发病和治疗有关。② 角膜缘是内眼手术切口的重要进路。③角膜缘干细胞对维持角膜上皮的再生具有十分重要的作用。

2. 中层

葡萄膜由于该层有大量的色素和丰富的血管,也称色素膜和血管膜,具有遮光、供给眼球营养的功能。葡萄膜自前向后分为虹膜、睫状体和脉络膜三部分。

(1) 虹膜。虹膜位于晶体前,形如圆盘状,中央有一直径为 2.5~4 mm 的圆孔,称瞳孔。虹膜表面有凹陷的隐窝和辐射状条纹皱褶称为虹膜纹理。虹膜组织内有两种肌肉:一种环绕瞳孔呈环形排列,称瞳孔括约肌,使瞳孔收缩;另一种以瞳孔为中心放射状排列,称瞳孔开大肌,能使瞳孔开大。瞳孔可随光线的强弱而改变其大小,称瞳孔对光反射。

虹膜的组织结构主要分为二层:即虹膜基质层和色素上皮层,两层之间有瞳孔开大肌。

虹膜的生理特点是:瞳孔可调节入眼光线的数量,又可以调节屈光间质的球面差和色差,使成像清晰;富含血管,参与营养与抗体扩散渗透、吸收机制。

(2) 睫状体。睫状体前接虹膜根部,后与脉络膜相连,是葡萄膜中间部分。睫状体分为两部分:前 1/3 称为睫状突,主要功能是产生房水;后 2/3 称为睫状体平坦部。从睫状体至晶状体赤道部有纤细的晶体悬韧带与晶体联系。睫状体内有睫状肌,与虹膜中的瞳孔括约肌、瞳孔开大肌统称为眼内肌。

睫状体的生理特点是:调整眼内压力、调节晶状体的屈光力、构成血-房水屏障、在炎症时,眼疼痛明显。

(3) 脉络膜。脉络膜包围整个眼球的后部,前起于锯齿缘,和睫状体扁平部相连,后止于视盘周围。脉络膜和巩膜联系疏松,二者之间存有潜在性间隙称为脉络膜上腔;但和视网膜色素上皮层则连接紧密。

脉络膜生理特点:富有血管,起着营养视网膜外层、晶状体和玻璃体等的作用;含有丰富的色素,有遮光作用。

3. 内层

视网膜是一层透明的薄膜,其中衬在虹膜及睫状体内面的部分,无感光作用,称为视网膜盲部;衬在脉络膜内面的部分,具有感光作用,称为视网膜视部。视部与盲部交界处成锯齿状,称为锯齿缘。视网膜是由色素上皮层和视网膜感觉层组成,两层之间有潜在性间隙,在病理情况下可分开,称为视网膜脱离。组织学上,视网膜由外向内可分 10 层。

(1) 视网膜色素上皮层。此层与脉络膜的玻璃膜紧密相连,是由排列整齐的单层六角形柱状色素上皮细胞组成,相邻的细胞间有连接小带,其紧密连接构成血-视网膜外屏障。

视网膜色素上皮层的主要作用为:支持光感受器细胞;吞噬、消化光感受器外节盘膜以及视网膜代谢产生的一些物质;构成血-视网膜外屏障。视网膜色素上皮细胞的异常总是引起光感受器细胞的病变及坏死。

(2) 感觉部视网膜。感觉部视网膜由三级神经元、神经胶质细胞和血管组成。最外层为第一神经元,称为光感受器细胞,它是接受、转变光刺激的神经上皮细胞。光感受器细胞有两种:一种是视锥细胞,主要集中在黄斑区,有辨色作用,能感受强光,司明视觉,有精细辨别力,形成中心视力。一种是视杆细胞,分布在黄斑区以外的视网膜,无辨色功能,感受弱光,司暗视觉,形成周边视力(视野)。居于内层的为第三级神经元,是传导神经冲动的神经节细胞,其轴突汇集在一起形成视神经。第二级神经元为双极细胞,位于第一、第三级神经元之间,起联络作用。

4. 视网膜上的特殊结构

(1) 视盘。也称视乳头,位于眼球后极稍偏鼻侧,直径约 1.5 mm,是视神经纤维汇集穿出眼球的部位。视盘呈淡红色,中央呈漏斗状,称为生理凹陷。视盘无感光细胞,无视觉,即正常视野中存在的盲点——生理盲点。

(2) 黄斑。视网膜内面正对视轴处,距视盘约 3~4 mm 的颞侧稍偏下方,有一椭圆形凹陷区称为黄斑。其直径约 1~3 mm,为锥细胞集中处。黄斑区没有视网膜血管,此区营养主要依靠脉络膜毛细血管层供应。该区中央有一凹称为中心凹,是中心视力最敏锐之处。黄斑区以外的视网膜司周边视力。

(3) 锯齿缘。它是视网膜感觉部前端终止的锯齿形边缘,距角巩膜缘约 6.6~7.9 mm。视网膜所有的重要组织均终止于锯齿缘,视觉功能消失。

(二) 眼球的内容物

眼内容物包括充满前房及后房内的房水、晶状体和玻璃体,三者均透明而又有一定屈光指数,通常与角膜一起统称为眼的屈光间质。

1. 房水

在角膜后面与虹膜和晶体前面之间的空隙叫前房,中央部深约 2.5~3 mm,其周围部称前房角。在虹膜后面,睫状体和晶状体赤道部之间的环形间隙称为后房。充满前、后房的透明液体叫房水。房水由睫状突上皮细胞产生,总量约为 0.15~0.3 mL。

房水的主要功能为维持眼内压、屈光、提供角膜、晶状体及玻璃体的营养和氧气,并排出其新陈代谢产物。

房水处于动态循环中,其产生和排出主要途径为:睫状突上皮产生房水→后房→瞳孔→前房→前房角→小梁网→巩膜静脉窦(Schlemm 管)→经集液管和房水静脉→最后进入巩膜表层的睫状前静脉而归入全身血循环。如果房水循环通道任何部位受阻,将导致眼压升高。

2. 晶状体

晶状体是一个双凸透镜状的富于弹性的透明体,位于虹膜、瞳孔之后,玻璃体之前,以晶体悬韧带与睫状体相连。晶体后表面的凸度大于前表面,是重要的屈光间质之一。

晶状体的生理特点是:晶体透明、无血管,屈光力约为 19D;晶体具有弹性,能改变其屈光力而具有调节作用;吸收紫外线,保护视网膜。

3. 玻璃体

玻璃体为无色透明具有一定弹性的胶质体,其主要成分是水,充满在眼球后 4/5 的空腔内,是眼屈光间质之一。玻璃体前面有一凹面正好能容纳晶状体,称为玻璃体凹,晶体后面位于这一凹面内,其他部分与视网膜和睫状体相贴,其间以视盘周围和锯齿缘前 2 mm 处结合最紧密。

玻璃体的生理特点是:玻璃体无血管、无神经、透明,具有屈光作用;玻璃体充满眼球后 4/5 的玻璃体腔内,起着支撑视网膜和维持眼内压的作用。

二、眼附属器

眼附属器包括眼睑、结膜、泪器、眼外肌和眼眶。

（一）眼睑

眼睑是覆盖在眼球前面能灵活运动的帘状组织,是眼球前面的屏障。眼睑分为上睑和下睑,上下眼睑之间的裂隙为睑裂。眼睑外端联合处称为外眦,呈锐角。内端联合处称为内眦,钝圆。游离边缘称为睑缘。在内眦角与眼球之间有一结膜形成的皱襞,呈半月状,称为半月皱襞,此皱襞与内眦皮肤之间被围成一个低陷区,此处称为泪湖。泪湖中近半月皱襞处有一肉状隆起称泪阜。上睑皮肤有一浅沟称为上睑沟,即重睑。

眼睑的主要生理功能是保护眼球免受外伤,帮助瞳孔调节入眼的强光免受其刺激。眼睑的不断启闭,可使泪液润湿眼球表面,让角膜保持润泽,并可清除结膜囊内的灰尘和细菌。

眼睑的血液供应丰富。动脉血供有两个来源。一是来自颈外动脉的面动脉、颞浅动脉和眶下动脉;二是来自颈内动脉的眼动脉分支的鼻背动脉、眶上动脉、泪腺动脉和额动脉。这些动脉分支相互吻合形成睑缘动脉弓及周围动脉弓。

眼睑的神经包括运动神经、感觉神经和交感神经。

（二）结膜

结膜为一层薄而透明的黏膜组织,覆盖在眼睑后面和眼球前面,分睑结膜、球结膜、穹窿部结膜。由结膜形成的囊状间隙称为结膜囊,睑裂相当于其开口处。

（1）睑结膜。覆贴于睑板之后。

（2）球结膜。覆盖于眼球前部的巩膜表面,与巩膜表面的球筋膜疏松相连,易推动。

（3）穹窿部结膜。为球结膜和睑结膜的移行部分,是结膜中最厚、最松弛的部分,多皱襞,便于眼球转动。

睑缘动脉弓分布于睑结膜、穹窿部结膜及距角膜缘 4 mm 以外的球结膜。此血管称为结膜后动脉,充血时称为结膜充血。睫状前动脉在角膜缘周围形成深层血管网,称为结膜前动脉,充血时称为睫状充血。结膜受三叉神经支配。

（三）泪器

泪器由分泌泪液的泪腺和排泄泪液的泪道两部分组成。

（1）泪腺。泪腺位于眼眶前部外上方的泪腺窝内,被提上睑肌肌腱分隔为较大的眶部和较小的睑部泪腺,有排泄导管约 10～20 根,开口于外上穹窿部结膜处。

血液供给来自眼动脉泪腺支。泪腺神经为混合性神经,包括来自三叉神经眼支的感觉纤维和起源于颅内动脉丛的交感纤维,司泪液的分泌。

（2）泪道。泪道包括泪点、泪小管、泪囊和鼻泪管。泪液自泪腺分泌经排泄管进入结膜囊,依靠瞬目运动和泪小管虹吸作用,向内眦汇集于泪湖,而后进入泪点,通过泪道排出鼻腔,一部分泪液则在暴露部分蒸发。

泪液有润滑眼球、清洁和灭菌作用。当有刺激时,大量泪液分泌可冲洗和排除微小异物。

（四）眼外肌

眼外肌是附着于眼球外部的肌肉,与眼内肌系相对的名称。眼外肌是司眼球运动的横纹肌,每眼各有 6 条,按其走行方向分直肌和斜肌,直肌 4 条即上、下、内、外直肌;斜肌两条:上斜肌和下斜肌。

6 条眼外肌的作用及神经支配如表 3-1 所示。

表 3-1 眼外肌的作用及神经支配

眼外肌	主要作用	次要作用	神经支配
外直肌	外转		
内直肌	内转		
上直肌	上转	内转同旋	动眼神经
下直肌	下转	内转外旋	动眼神经
下斜肌	上转	外转外旋	动眼神经
上斜肌	下转	外转内旋	滑车神经

以上各条眼外肌对眼球的作用,是指眼球向正前方时而言。眼球的每一运动,是各肌协作共同完成的,两眼的运动也必须协调一致。

(五)眼眶

眼眶是容纳眼球等组织的类似四边锥形的骨腔,左右各一,互相对称。成人眶深约 4~5 cm。眼眶除外侧壁比较坚固外,其他三壁骨质均菲薄。上壁与前颅凹,额窦;下壁与上颌窦;内侧壁与筛窦、鼻腔,后方与蝶窦相邻。临床上眼眶病变可能损害眼球和视神经,还可引起副鼻窦和颅内病变。同样,各鼻窦及颅内的病变时也可波及眶内组织。

眼眶内容物有眼球、视神经、眼外肌、泪腺、血管、神经、筋膜、脂肪组织等。

三、视路

视路是指从视网膜神经纤维层起到大脑枕叶皮质纹状区的视觉中枢为止的整个有关视觉的神经冲动传递的路径。它包括:视神经、视交叉、视束、外侧膝状体、视放射和视皮质。

(一)视神经

视神经是第Ⅱ对脑神经,由视网膜神经节细胞的轴突汇集而成,指从视盘开始后穿过脉络膜及巩膜筛板出眼球,经视神经管进入颅内至视交叉前角的一段。全长约 50 mm,可分为球内段、眶内段、管内段和颅内段四部分。视神经的外面有神经鞘膜包裹,是由三层脑膜(硬脑膜、蛛网膜、软脑膜)延续而来。临床上颅内压增高时常可引起视盘水肿,而眶深部感染也能累及视神经周围的间隙而扩散到颅内。

(二)视路各部分神经纤维的分布情况

视觉传入纤维在视路各部分的排列有一定规则性,了解其解剖上的排列特点,对临床定位诊断非常必要。视网膜神经节细胞发出的纤维(轴突)汇集成视神经,入颅后在蝶鞍处形成视交叉。来自双眼视网膜鼻侧半的纤维在此处互相交叉到对侧,与同侧未交叉的视网膜颞侧半的纤维合成视束。视束终止到外侧膝状体,换神经元后发出的纤维进入视放射,再经过内囊到大脑枕叶视中枢纹状区。

由于视网膜不同部位的纤维在视路不同段程中有精确的排列和投射部位,当视觉传导在不同部位受损,则出现不同的特定视野改变,临床上细致地检查视野,按其缺损变化可做出相关部位病变的定位诊断。

(三)瞳孔反射

1. **瞳孔对光反射**

瞳孔大小随光照强度而变化的反应是一种神经反射,称为瞳孔对光反射。光照一眼,引起被照眼瞳孔缩小称为直接光反射。光照一眼,引起另眼瞳孔同时缩小称为间接光反射。

2. 瞳孔近反射

当两眼同时注视一个近处目标时,两眼同时产生瞳孔缩小,晶体变凸(调节)及两眼向内侧集合运动(辐辏),这三种联合反射称为近反射。

四、视觉的形成与眼的调节

视觉是由眼和视路的共同活动完成的。眼是视觉的外周器官,其功能为屈光成像和感光换能,分别由屈光系统和感光系统完成。外界物体发出的或反射出的光线,通过眼的屈光系统的屈折,集成的焦点恰好准确地落在感光系统的视网膜上,形成一清晰的、小的、倒立的物像。视网膜上的像刺激了视网膜的视细胞,转变为视觉冲动的生物电,经视神经传导到大脑的神经中枢,产生视觉。

(一)眼的屈光系统

眼的屈光系统由角膜、房水、晶状体和玻璃体四种屈光介质与眼轴所组成。屈光系统中,外界光线主要通过角膜和晶状体发生屈折,角膜的屈光力大约为全眼球总屈光力的70%,而人眼要看清远近不同距离的事物时,则依赖于晶状体的调节能力。只有屈光系统保持透明并且屈光力正常时,才能使视网膜接收到外界形形色色的物像,使人正常接受各种视觉信息。

(二)视觉的形成

光线到达视网膜之后,视网膜上的感光细胞,将光转化为神经冲动,经视神经传导到大脑,才能产生视觉。视网膜有两种感光细胞,即视杆细胞及视锥细胞,都接受光刺激,产生视兴奋。两种感光细胞的异同如表3-2所示。

表3-2　两类感光细胞的异同

	视杆细胞	视锥细胞
分布	视网膜周边多,中央凹处无	视网膜中心部多
外段形状	杆状	锥状
视觉	晚光觉(对光敏感度高)	昼光觉
色觉	无	有
空间分辨能力	弱	强
视色素	视紫红质	视锥色素(3种)
会聚现象	多	少

光作用于视细胞引起视觉兴奋,首先在于视色素的化学组成和光照引起的一系列光化学反应,这种反应也表现为视色素的代谢循环,使视觉兴奋不断出现。

光感受器细胞的光化学反应过程,目前对杆细胞研究得比较清楚。杆细胞外节中含有视紫红质,在光的作用下,视紫红质褪色、分解为全反-视黄醛和视蛋白。在视黄醛还原酶和辅酶Ⅰ的作用下,全反-视黄醛还原为无活性的全反-维生素A,并经血流入肝脏,再转变为顺-维生素A。顺-维生素A再经血液入眼内,经视黄醛还原酶和辅酶Ⅰ的氧化作用,成为有活性的顺-视黄醛,在暗处再与视蛋白合成视紫红质。在上述光化学反应中,如果缺乏维生素A等,就会导致视紫红质再合成发生障碍,引起暗适应功能降低或消失,于是在弱光线下(晚上)看不见东西,临床上称为夜盲症。

由视杆和视锥细胞产生的电信号,在视网膜内经过复杂的细胞网络传递,最后由神经节细胞发出的神经纤维以动作电位的形式传向中枢。

（三）眼的调节与集合

在无任何屈光不正的情况下，平行光线通过眼的屈光介质后，聚集成一个焦点并准确落在视网膜黄斑中心凹。要把近距离的物像在视网膜上聚焦而看得清晰，必须改变晶体的形状以增加眼的屈光力，这种功能称为调节。同时，两眼向内转以保持双眼单视，称为集合，又称辐辏。调节与集合是协调一致的。调节时以晶体形态的变化为主。

通常认为调节产生的机制是：当看远处目标时，睫状肌处于松弛状态，睫状肌使晶状体悬韧带保持一定的张力，晶状体在悬韧带的牵引下，其形状相对扁平，屈光力降低；当看近处目标时，睫状体呈环形收缩，睫状突向晶体赤道部靠近，悬韧带松弛，对晶体的牵拉力减弱，晶状体因其本身的弹性而回缩，晶状体前后变凸，屈光力增加。

眼所能产生的最大调节力称为调节幅度，调节幅度与年龄密切相关，青少年调节幅度最大，随着年龄增加，调节力将逐渐减退出现老视。人眼在尽量调节时所能看清的最近物质的距离称为近点，在调节放松状态下所能看清的最远一点称为远点。远点与近点的间距为调节范围。

综上所述，正常视觉的形成可划分为的三个阶段：一是光线的接收。光线能到达眼底视网膜，这需要各屈光间质良好的透光性和正常的屈光力；二是光线的感受。眼球能够感知光线，需要视网膜能通过感光细胞的换能作用将光能转换成化学能，并以神经冲动的形式向后传递；三是视觉信号的传导。在大脑中形成视觉，还需要视神经通路的顺畅，以及视觉中枢的正常运转。因此，能够影响以上三个方面的因素都可能影响视力。

第2节　视觉功能检查

视觉障碍儿童视功能检查包括视觉心理物理学检查（包括视力、视野、色觉、暗适应、立体视觉、对比敏感度）及视觉电生理检查两大类方法。

一、视力检查

视力分为中心视力与周边视力，周边视力又称视野。中心视力分为远、近视力，是形觉的主要标志，代表黄斑中心凹分辨二维物体形状大小和位置的能力。5 m或5 m以外的视力称远视力，阅读（30 cm）时的视力称为近视力。

（一）基本原理

测定视力所根据的原理是视角，即外界物体两端在眼内结点处所形成的夹角，视角的大小，决定视网膜上成像的大小。要分清两个点的条件是视网膜上被两点刺激的锥体之间，至少要夹一个不受刺激的锥体。如果两个刺激的锥体是相连的，就不能将此两点分开，而被看成为一个点。故人们所辨认出两点最小距离的视角称为1′视角（如图3-2所示）。

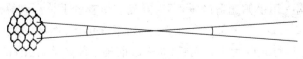

图3-2　1′视角

视力表就是根据这个原理设计的。国际标准视力表上 1.0 行的 E 字符号，在 5 m 处看，其整个字符在视网膜上形成 5' 角，因每一笔画的宽度和每笔画间隙的宽度均为 1' 角，故如能正确认识这一行的字符，就表示此眼的最小视角等于 1' 角，即此眼具有正常视力，记录为 1.0。视力表上 0.1 行的 E 字符号，其大小恰为 1.0 行字符的 10 倍，如将距离也加大 10 倍，在 50 m 处能正确认识，也是 1' 角，但如只能在 5 m 处才能看清，则其视锐度仅为正常眼的 1/10，视力记录为 0.1。以上可用 $V = d/D$ 表示，V 为视力，d 为实际能看见某字符的距离，D 为正常眼应能看清该字符的距离。将上例代入即得 $V = 5\,m/50\,m = 0.1$。近视力表的设计原理也是一样，只不过将检查距离改为 30 cm。

（二）远视力检查法

1. 视力表种类

（1）国际标准视力表。视力表共 12 行 E 形视标，从第 1～10 行视力为 0.1～1.0，每行增进视力 0.1，第 11 行为 1.2，第 12 行为 1.5。优点是小数整齐、简单、便于记录；缺点是每行视标增进率不匀，即视角相差不呈比例。如 0.1 行比 0.2 行大 1 倍，而 0.9 行比 1.0 行仅大 1/9，使用时感到上稀下密，给资料的统计分析带来困难。

（2）对数视力表。由我国缪天荣设计，视力表共 14 行 E 形或 C 形视标，从第 1～14 行视力为 4.0～5.3，每行增视力 0.1。第 1 行 4.0 的视力相当国际标准视力表 0.1，同样第 11 行 5.0 相当国际视力表 1.0 视力。这种视力表的优点是每行视角相差的倍数相等，故视标的增进率相等，设计合理，便于统计学分析。

2. 检查方法

（1）国际标准视力表检查法。

① 视力表检法：检查时从上至下，把能辨认的最小视标一行字号记录下来。当 1.0 这一行全能辨认时，则记录为 1.0，当这一行视标不能全部看对，则可用加减方法表示。如 1.0 这行只看对 2 个视标，可记作 0.9^{+2}；又如果 1.0 这行只有 1 个视标看错，则为 1.0^{-1}。正常视力为 1.0。对第一行视标（0.1）不能辨认者，可让其向前靠近视力表，直到刚能认出视标为止，记录距离，按下式计算视力：

$$视力 = \frac{被检查者与视力表间的距离（m）}{50}。$$

如在 3 m 处才能辨认，则视力为 3/50＝0.06。即每减少 1 m 则减少 0.02。

数指（CF）检查法：当视力低于 0.02（即在视力表前 1 m 处，仍不能辨认第 1 行者），应做眼前数指检查。被检查者背光而坐，检查者手指向光线，指间距离与指粗相同，由 1 m 远处移向被检眼，记录能辨认手指数的最远距离。如在 30 cm 能说出指数，则视力＝指数/30 cm。

手动（HM）检查法：眼前不能辨认指数者，应检查眼前手动。记录能辨认眼前手动的最远距离，如眼前 20 cm 处能辨认手动，记录为手动/20 cm。

光感（LP）与光定位检查法：数指或手动视力病人应检查光感及光定位。

② 光感检查：病人用手帕遮盖健眼，不得露光。检查者手持点燃蜡烛，在 5 m 处测试患者能否辨认灯光，如能辨认，则记录为 5 m 光感；如不能辨认，逐渐缩短距离，直至能辨认为止。如在 3 m 处能分辨灯光则为 3 m 光感；如在眼前仍不能辨认灯光，记录为无光感。

③ 光定位检查：嘱病人严格遮盖健眼，患眼向正前方注视，眼和头部保持不动。检查者

将烛光置于患眼前1m处,分别检查上、下、左、右、右上、右下、左上、左下及中央9个方向,在变换方向时,用手掌遮住烛光,让患眼辨认光源的方向,判断正确时记录为"＋";反之为"－",并标明鼻侧及颞侧。

④ 色觉及两点试验:凡视力显著减退仅有光功能患眼,为进一步了解视网膜的功能可做色觉及两点试验。

色觉试验:分别以红和绿色玻璃置于患者眼前,让其识别光源的颜色,能分别则为红、绿色觉正常。

两点试验:两个相同的光源(烛光或手电灯光)置于患眼前1m处,检查者将两个光源在10cm以内,有时合二为一,有时将其分开,令病人识别是一个灯光,还是两个灯光,如患眼能正确辨认,则记录为两点试验正常。

盲与低视力的流行病学调有统一的标准,1979年我国眼科学术大会决议采用1973年世界卫生组织(WHO)制定的标准,如表3-3所示。

表 3-3　低视力及盲目分级标准(WHO,1973)

级别	好眼最好矫正视力
低视力	1<0.3～≥0.1
	2<0.1～≥0.05
盲	3<0.05～≥0.02,或视野半径<10°
	4<0.02～≥光感,或视野半径<5°
	5 无光感

(2)对数视力表检查法。对数视力表的检查方法同国际标准视力表的检查法,正常视力为5.0(1′视角)。用5分制的记录法来表达患眼的视功能:无光感为0分,光感1分,手动为2分,数指为3分,4分以上是视力表测得的视力。

(3)检查时注意事项。视力表悬挂高度应使1.0行与被检查眼等高。视力表的照明,一股为300～500lx,我国多采用两支20W白色荧光灯。检查距离为5m,如果采用平面镜反射法,则检查距离可缩短一半。检查时要坐端正,不能眯眼,用消毒遮眼板遮挡一眼,通常先查右眼后查左眼。先查裸眼视力,后查矫正视力。指示棒的指示端漆成黑色,每个视标分辨时间不超过2～3s。

(三)近视力检查法

我国比较常用的近视力表有耶格(Jaeger)近视力表及标准近视力表(许广第)。前者表上有大小不同的8行字,每行字的侧面有号数,后者式样同远视力表(国际视力表)。检查时光源照在表上,但应避免反光,让被检者手持近视力表放在眼前,随便前后移动,直到找出自己能看到的最小号字,记录下近视力表上对应的视力。

远、近视力检查相配合,有助于了解眼的调节能力,屈光状态以及其他眼病。

(四)对比敏感度测定法

人眼对同一物质不同对比度具有不同的视觉敏感性,如电视图像的反差愈大,图像愈清楚;反差愈小,则图像效果愈差。现行的视力表是使用100%黑白反差的大小不等的视标来测定眼的形觉功能,只能反映黄斑对于高对比度的小目标的分辨能力,还不能全面地了解形觉的灵敏度,具有一定局限性。而对比敏感度测定法测定能更全面地反映人眼的形觉功能,有助于更早地发现眼病,例如对青光眼、黄斑病变、视神经疾病、弱视等能更全面、早期反映视功能损害的特点。目前临床应用主要有以下两种方法:

(1) 对比敏感度仪。本仪器由一台黑白监视器及微型计算机组成,仪器显示各种类型的调制光栅。双眼分别检查,光栅的对比度从 0 开始逐渐上升,当受检查者刚能辨认时记录光栅对比度,每个空间频率记录 4 次,取其平均值为阈值对比度。以空白频率的对数值为横坐标,比对比度阈值的对数为纵坐标,即能作出对比敏感度测定法曲线,与正常作对比,就能确定被检查对比敏感度是否正常。

(2) Arden 印刷图片。有 6 张正弦波光栅图片,每张图的频率分别为 0.2,0.4,0.8,1.6,3.2 和 6.4 周/度。

检查时室内照明 130 cd/m^2,受检者离图片 57 cm,测定时将一张与图片散射率大致相同的卡片遮住图片的大部分,仅露出光栅条纹阈值以下的对比,受检者看到的是一幅均匀灰色画,慢慢地将卡片往对比增大的方向移动,直到条纹变成刚可察觉处为止,记下图片边上水平位的标尺数,即可获得相应的对比阈值。

二、视野检查

视野是黄斑中心凹以外的视力,也称周边视力,即当眼球向正前方固视不动时所见的空间范围,距注视点 30° 以内的范围称为中心视野,30° 以外称为周边视野。

正常单眼视野的范围:颞侧约 90° 以上,下方约 70°,鼻侧约 65°,上方约 55°(后两者由于受鼻梁和上眼睑的影响)。各种颜色视野范围并不一致,白色最大,蓝色次之,红色又次之,绿色最小,两眼同时注视时,大部分视野是互相重叠的。

暗点:在视野范围内某一孤立的、不能看见的区域,称为暗点。暗点有两种:一种为生理性,称生理盲点,为视盘投射在视野上所表现的一个暗点,位于注视点颞侧 15° 处,呈竖椭圆形,垂直径 7.5°,横径 5.5°。另一种为病理性暗点,又可分为阳性和阴性两种。前者自己可以观察到;后者则不能,仅在检查时发现。根据暗点的程度,又可分相对性和绝对性两种,前者能辨别白色视标,但不能准确辨别各种颜色视标;后者根本看不见任何视标。这两种病理性暗点,均系相应部位的眼底或视路疾病所致。

视野检查有以下方法。

(一)动态视野检查方法

1. 对比视野检查法

被检者背光而坐,检查者坐在患者对面,相距 0.5~1 m,双眼分别检查,当检查患者右眼时,遮盖左眼,检者闭合右眼,并瞩患者右眼注视检者左眼不动。检查者用一视标或摆动的手指,在被检者与检者的中间同等距离处,分别在上、下、内、外、左上、左下、右上、右下等八个方向,由周边向中心缓慢移动,如果两人同时见到手指,说明被检者的视野是正常的;如果被检者比检者迟发现手指,则说明被检者视野小于正常。由此检者根据自己的视野(必须是正常的)对比出被检者视野的大概情况。此法简便易行、粗略估计周边视野情况。

2. 弧形视野计检查法

弧形视野计是比较简单的动态检查周边视野仪,目前常用投射型弧形视野计,弧的半径为 33 cm,内面有刻度记录角度。光视标备有 1 mm,3 mm,5 mm,10 mm 4 种不同直径和白、红、绿及蓝 4 种不同颜色。通过 4 个调节盘可任意选择不同大小、色泽、亮度的视标。

检查时一般先查右眼，然后查左眼，嘱被检查的眼固定注视零度处，遮盖另一眼。视标的大小、照明度的强弱与视野范围有密切关系，一般开始时用直径 3～5 mm 的白色视标，照明度适中。视标在弧的内面从周边向中央缓缓移动，当受检者说"看见"时，检查者当即在记录卡上作出记号，沿各子午线，每转动 15°～30°检查 1 次，最后将各个记录点连接起来，即为被检眼的周边视野范围。每次视野检查均应同时记录视标大小、颜色、视力、眼别及日期，以便查对。

3. 平面视野计检查法

平面视野屏检查的目的为加大检查距离，以取得较小的视标视角以及放大暗点的投射区域。这种检查不外乎两个目的，一是测定离注视点 30°范围以内的暗点。二是记录极小视标的周边视野，这可以较早期地发现视野陷落。

检查平面视野与视野计检查相似，一眼遮盖，受检眼正对屏幕中心注视点，高低要恰当，距离要正确量好 1 m 或 2 m。视标先沿水平子午线自中心向颞侧边缘平稳地移动，速度适中，在 15°附近找出生理盲点区域，检查时不断监视患者眼球是否很好地注视中心视标。

在视野范围内除生理盲点外出现任何暗点都是病理性暗点，发现暗点后，视标向四周移动，确定暗点的周界，用黑色大头针刺在屏幕上作记号（切忌用白亮的大头针），最后再转记于记录图上。

（二）静态视野检查法

这种视野检查方法是利用不移动光点作为视标。检查时，检查者将光点散在地、突然地出现在背景的不同部位，要求患者说"有"或"没有"，借以测定视野中的缺损。弧形视野计上光点可单点出现，或数点同时出现，其亮度可以增强或减弱。这种视野计使用简单、快速而较准确。目前常用的有 Goldmann 型静态定量视野计，以及各种自动定量视野计。

（三）Amsler 方格表检查法

Amsler 方格表为面积 10 cm^2 无反光黑底，用白线条分为 5 mm 宽的正方格 400 个，中央有一白色圆形注视点。检查距离约 30 cm，有屈光不正者戴矫正镜，双眼分别检查。检查时注意以下几点：（1）中央注视白色能否辨认，如不能辨认，则应指出是看不清（比较性暗点）或是看不见（绝对性暗点）区域的范围；（2）表中有无不能辨认的部分，如有，则应指出其范围；（3）方格和线条有无变形、扭曲。Amsler 方格作为中心视野检查，方法简单，结果迅速准确。

三、色觉检查

色觉是视网膜锥细胞对各种颜色的分辨能力。色觉检查有助于发现不同类型和程度的先天性色觉异常和分型，对于后天性色觉异常也具有一定意义。色觉障碍按其轻重可分为色盲及色弱，色盲有红色盲、绿色盲、全色盲等，最常见为红绿色盲。凡从事交通运输、美术、化学、医药专业的工作者必须具备正常色觉。色觉检查有如下几种方法。

（一）假同色图检查法

假同色图通常称为色盲检查本。设计是根据假同色原理，在同一幅色彩图中，既可用不同颜色而明暗度相同，也可以相同颜色而明暗度不同的斑点组成图形或数字。正常人以颜色不以亮度来辨认图形,故能作出正确判断;色觉异常者则以亮度而不以颜色进行辨认,从而不能作出正确判断。

检查在明亮的自然光线下进行,如受检者有屈光不正,应戴上眼镜,检查距离为 60~100 cm,必要时双眼分别检查。按每图的说明判断正常、色盲或色弱。

(二)色相排列法

1. FM-100 色彩试验

FM-100 色彩试验由 93 个不同波长的色相子,分装在 4 个木盒里,每个盒的两端各有一个固定色相子,其余 21~22 个可移动的色相子供受检者作匹配排列用。在固定照明下,嘱受检者按颜色变化的规律,顺序排列色相子,每盒限定 2 分钟。将排好色相子的背面编号记在记录单上,并记分作图。正常眼的图形接近最为内圈的圆环形团,不正常者,在辨色困难部分,图形向外移位呈齿轮状。本试验可作色觉异常分型和定量分析。

2. PanelD-15 色盘试验

PanelD-15 色盘试验由 16 个色相子组成,其中一个为参考色相子,另外 15 个代表自然色圈中相等色调阶差的色相子。检查方法基本与 FM-100 色彩试验相同,要求 2 分钟内将15 个色相子配列完毕。根据记录纸上色圆周图上的方向,判断色觉状态,若 1~15 号色相子全部排列正确或其中相邻两个色相子前后次序颠倒为通过;如排列次序混乱为失败。从色圆周围还可以判断色觉有无异常。本检查法较为简单、精度较高,可测定色觉异常的类型和程度。

四、光觉检查

人眼从明亮处进入暗处,开始什么都看不见,以后对暗光的敏感度增强,而逐渐看清,这一过程称为暗适应。暗处到明处,同样也需经过一段时间才能看清,这就是明适应。

明暗适应检查主要有如下 2 种方法:

(1) 对比法。被检者与暗适应正常的检查者同时进入暗室,分别记录在暗室内停留多长时间才能辨别周围的物体,如被检者的时间明显较长,则表示其暗适应能力差。方法简单,只能粗略地判断被检查者的暗适应是否正常。

(2) Goldmann-weeker 暗适应计检查法。这种半球形暗适应计调光准确。数据可靠,带有主观和客观检查装置,既可检测光觉的绝对阈值,又可检测辨别阈值和眩光的敏感度。

五、立体视觉检查

立体视觉又称深度觉,是视觉器官对各种物体在三维空间上下、左右和前后的感知能力。这是大脑高级中枢对双眼物像综合分析的结果,是一种高级心理、生理反射。立体视觉是在婴儿出生后成长过程中逐渐发育形成的,正常立体视锐度为≤60 弧秒。如果在婴幼儿发育过程中出现屈光参差、斜视、弱视、先天性白内障、先天性上睑下垂等眼病,就会影响立体视觉的发育,丧失立体视觉,成为立体盲。对立体盲患者必须严禁从事汽车、火车、飞机驾驶工作,也不宜做精细零件加工、绘画雕塑等工作。

(一)同视机检查法

(1) 同时知觉。为一级立体观,同时知觉图片是由两张完全不同的图像构成,如一张为狮子,另一张为笼子。正常者中枢能将两眼看到的两幅不同的图像融合成一幅完整的图像,狮子在笼子内。

(2) 融合。为二级立体观,融合图片是由两张大部分相同,小部分不同的图片构成,如一张为缺少尾巴的猫,猫头上还有蝴蝶;另一张是没有耳朵而有尾巴的猫,猫头上没有蝴蝶,正常者能将两幅大部分相同小部分不同的图像融合成一幅完整的图像,一只有耳朵有尾巴的猫,同时猫头上有一只蝴蝶,并有一定的融合范围。

(3) 立体视。为三级立体观,立体图片由两张完全相同,但有一定视差角的两个圆和一对把手图片组成,正常者能看到一幅完整的且有立体感的水桶图像,并有一定的立体范围。

(二)立体视觉检查图

颜氏立体视觉检查,是根据红绿互补的原理,让被检查者戴红绿眼镜,同时观看由红绿色混合在一起的随机点立体图,立体图是根据双眼视差原理将红绿互补色套印在一起。因此可检查立体视锐度(立体视阈值)、立体视范围(交叉视差和非交叉视差)。

(三)Titmus 立体视觉检查图

检查图的原理是受检者戴偏振光眼镜,观看偏振光立体图,根据不同的图形,测定不同的立体视锐度。检查距离是 40 cm,在室内自然光线下进行检查,要求视线与图形垂直。这种检查方法有三类图形供病人阅读。第一类图是一只苍蝇,让病人戴上偏振光眼镜,能够看到这只苍蝇陷于纸面之下或者突出于纸面之上,苍蝇的身体和翅膀突起纸面约 2~3 cm。询问儿童,"苍蝇站起来没有?""小动物突起来没有?"等问题。或让患儿用手指捏苍蝇的翅膀,观察他们的动作,如果用手指捏"空中的翅膀",则说明病人有立体视,若用手指纸上的翅膀,则说明病人没有立体感。检查一遍以后,把图案倒转方向,原来的交叉视差变为非交叉视差,突起的图案则变成凹陷的图案。若把图案旋转 90°,水平视差消失,则任何立体感皆消失。以此了解患者的答案是否随以上变化而变化,从而判断患者是否有立体感。

❄ 第 3 节 眼科常见疾病

1987 年全国视觉障碍调查结果显示,致残眼病依次为白内障、角膜病、沙眼、屈光不正/弱视、脉络膜视网膜疾病、青光眼、先天/遗传病、视神经病及眼外伤等。视障儿童的病因与成人不同,随着社会经济的发展,营养缺乏和感染性致盲原因已不常见,主要病因为先天遗传性眼病如先天性青光眼、先天性白内障及先天性眼球发育异常或组织缺损等,占全部致盲眼病的 46.07%,屈光不正/弱视占 17.95%,[①]此外,早产儿视网膜病变也是许多发达国家及地区儿童致盲的主要原因。下面将分别作详细的阐述。

一、先天性白内障

先天性白内障是儿童低视力和致盲的主要原因之一。出生即有的白内障称为先天性白内障,出生后数周或数月才发生的白内障称为婴儿性白内障。

---

① 李凤鸣.眼科全书[M].北京:人民卫生出版社,1996:974.

（一）病因

先天性白内障是一种较常见的儿童眼病,近年来通过致盲性眼病和遗传性眼病的普查,总结出我国先天性白内障的群体患病是 0.05%,低于国外 0.4% 的患病率。天津、上海和北京盲童致盲原因调查提示,约 22%～30% 的盲童是因先天性白内障而致盲,占失明原因的第二位。[1] 该病有许多不同的病因,可分为以下三大类:

（1）遗传因素。大约有 1/3 先天性白内障是遗传性的。遗传性白内障的遗传规律有 3 种:常染色体显性遗传（AD）、常染色体隐性遗传（AR）和伴性遗传（XR）。

（2）环境因素。环境因素的影响约占先天性白内障的 1/3。母亲在妊娠期前 2 月的感染病毒（风疹、水痘、单纯疱疹、麻疹、带状疱疹以及流感等）、梅毒等,可以造成胎儿晶体混浊。此外,新生儿从母亲的产道受病毒感染,也可导致先天性白内障。妊娠期营养不良,盆腔受放射线照射,服用某些药物（如大剂量四环素、激素、水杨酸制剂、抗凝剂等）、妊娠期患系统疾病（心脏病、肾炎、糖尿病、贫血、甲亢、手足抽搐症、钙代谢紊乱）以及维生素 D 缺乏,早产儿、宫内缺氧等,均可造成胎儿的晶体混浊。

（3）散发性。约有 1/3 先天性白内障原因不明,可能系多因素造成。

（二）临床表现

先天性白内障有许多种类型,由于混浊的部位、形态和程度不同,视力障碍的表现不同,可有完全性和不完全性白内障,又可分为核性、皮质性及膜性白内障。

许多先天性白内障患者常合并其他眼病或异常,如:斜视、眼球震颤、先天性小眼球、视网膜和脉络膜病变、晶体脱位、晶体缺损、先天性无虹膜、先天性虹膜和（或）脉络膜缺损、瞳孔残膜、大角膜、圆锥角膜、永存玻璃体动脉等。这些合并症的存在更加重了视力障碍。

（三）治疗和康复手段

先天性白内障由于患眼有混浊晶体的遮挡,干扰了视网膜接受视觉刺激,影响视觉系统的正常发育而产生剥夺性弱视。已有的资料表明,4 个月之内的剥夺性弱视是可逆的,6 个月后治疗效果很差,因此治疗先天性白内障,应强调早期手术,术后配合积极的光学矫正及弱视训练,促进其视功能发育。若术后视力不佳,还要借助助视器来提高视功能。

二、早产儿视网膜病变

随着我国围产医学和新生儿医学诊治水平的进步,低孕周、低出生体重早产儿的存活率逐步提高,早产儿视网膜病变已成为威胁早产儿视力,甚至导致失明的主要原因之一。

（一）病因

正常胎儿在 6～7 个月时视网膜血管增生显著,8 个月时达到鼻侧锯齿缘。早产儿视网膜尚未发育完整,以周边部最不成熟,出生后会继续发育。此时若吸入高浓度氧,视网膜毛细血管会收缩,甚至停止生长,一旦给氧停止后,无血管区纤维血管组织异常增生,形成新生血管,从而引起渗出、出血、机化等一系列改变,还可因牵引引起视网膜脱离。研究显示,出生体重越低、胎龄越小,且有氧疗史者,早产儿视网膜病变的发病率越高。此外,母体贫血及多胎儿等,亦为本病发病的原因之一。

---

① 李凤鸣.眼科全书[M].北京:人民卫生出版社,1996:1600.

（二）临床表现及诊断

ROP 按照病变的程度可分成 5 期,轻者表现为血管异常,可自然退化;重者出现视网膜脱离,严重影响视力。早产儿视网膜病变常见于出生后 3～6 周,临床上分成活动期及纤维膜形成期。

本病绝大多数发生于早产儿,有温箱内过度吸氧史。还须与先天性视网膜皱襞、Coats病、视网膜母细胞瘤、原始玻璃体增殖残存、纤维慢性假晶体、化脓性眼内炎及玻璃体内积血而形成的机化物等鉴别。

（三）治疗及预防

减少早产儿视网膜病变引起的致盲需要眼科医生与产科、新生儿科医生密切协作,定期随访,早期发现,早期治疗。早产儿视网膜病变早期可以进行视网膜激光或冷冻手术,许多病变可以消退。但是一旦错过了最佳的治疗时机,最终将丧失视力,甚至眼球萎缩。

眼底检查是早期发现早产儿视网膜病变的有效手段。我国卫生部于 2004 年 4 月颁布了《早产儿治疗用氧和视网膜病变防治指南》。该指南明确规定,出生体重小于 2 kg 的早产儿和低体重儿,在生后 4～6 周或矫正胎龄 32 周(医学上被称为窗口期),就应进行早产儿视网膜病变的检查,而对患有严重疾病的早产儿,筛查范围可适当扩大。

三、视神经萎缩

视神经萎缩乃外侧膝状体之前的视纤维、神经节细胞及其轴索因疾病或外伤所致的传导功能障碍。它不是一个疾病的名称,而是严重视网膜和视神经各种疾病的最终结局。

（一）病因病理

视神经萎缩的原因多种多样,可列举如下: ① 视神经炎和视神经病变,如缺血性视神经病变、脱髓鞘病、带状疱疹。② 视网膜病变,视网膜中央动脉或静脉阻塞,视神经本身的动脉硬化,正常营养血管紊乱、出血、炎症、视网膜色素变性、视网膜脉络膜炎症及退变等。③ 青光眼。④ 颅内疾病致继发性视神经萎缩,如脑膜炎、脑炎、脊髓炎、脑脓肿、颅内高压等。⑤ 中毒,如烟、酒、铅、砷、奎宁等,贫血或维生素缺乏。⑥ 遗传性疾病,如 Leber 氏病及其他一些遗传性眼病。⑦ 外伤。⑧ 压迫性所致,神经胶质瘤、骨骼疾病、眶部肿瘤。

视神经纤维变性、坏死、髓鞘脱失导致视神经传导功能丧失,视乳头苍白则由于视乳头部位胶质细胞增生、毛细血管减少或消失所致。

（二）临床表现

根据眼底表现及视神经损害的部位可分为原发性、继发性和上行性 3 种。临床表现主要为视力减退、视野缺损、中心暗点和视盘呈灰白色、苍白或蜡黄色。视盘周围神经纤维层病损时可出现裂隙状或楔形缺损,前者变成较黑色,为视网膜色素层暴露;后者呈较红色,为脉络膜暴露。视盘周围伴有局灶性萎缩常提示神经纤维层有病变,乃神经纤维层在该区变薄所致。视盘小血管通常为 9～10 根,如果视神经萎缩,可见小血管数目减少,视网膜动脉变细、狭窄和闭塞等。视野检查应选用小的红色视标,可见中心暗点,鼻侧缺损、颞侧岛状视野、向心性视野缩小至管状视野、双颞侧偏盲等。原因不明的视神经萎缩要考虑 Leber 病的可能,尤其是男性青少年。

（三）治疗措施

视神经萎缩以病因治疗为首要,其次可给予中西医综合治疗。视神经萎缩系视神经严重损害的最终结局,一般视力预后均很差,多以失明告终。一旦视神经萎缩,要使之痊愈几乎不可能,但是如何使其残余的神经纤维维持功能不进一步恶化是努力方向。

手术治疗主要针对病因。在药物方面,早期视神经尚有不同程度的炎症或水肿时,应及时给予适当的糖皮质激素;如病变进入中、晚期,则应给予神经营养类或活血化瘀扩张血管类药物。继发性及上行性视神经萎缩通常无特殊治疗。

四、原发性视网膜色素变性

原发性视网膜色素变性是一组以进行性感光细胞及色素上皮功能丧失为共同表现的遗传性视网膜变性疾病。典型症状为夜盲,伴有进行性视野缺损,眼底色素沉着和视网膜电流图(ERG)显著异常或无波形为其临床特征。原发性视网膜色素变性在世界上发病率为$1/3000 \sim 1/5000$,据估计目前全世界已有患者约150万人,是眼底病致盲重要的原因之一。

(一)病因病理

本病为遗传性疾病,以常染色体隐性遗传为最多,显性其次,性连锁隐性遗传最少,多累及双眼。各型视网膜色素变性的临床表现有一定的差异,如性连锁遗传型患者发病早,进展快,视野和视力受损严重,常伴有高度近视、白内障和黄斑病变。而常染色体显形遗传型相对发病迟,进展慢,视功能受损程度轻,白内障和黄斑病变发生少,伴发的近视多为低度近视。本病的确切病因和发病机理尚无定论,目前已分离出的致病基因达数十种,认识较完善的有三种:视紫红质基因、β-磷酸二酯酶亚基基因(β-PDE)、盘膜边缘蛋白基因。[①]

原发性视网膜色素变性晚期病例的主要病理改变在视网膜外层,特别是杆体细胞的进行性退行病变,还有视网膜由外向内各层组织不同程度的萎缩,伴有神经胶质增生和视网膜血管阻塞性硬化,色素上皮细胞色素脱失并移行至视网膜内。

(二)临床表现

原发性视网膜色素变性的典型表现为进行性夜盲和视野向心性缩窄。常开始于儿童或青少年时期,且多发生在眼底有可见改变之前。开始时症状较轻,随年龄增长逐渐加重。可伴发近视、后极白内障或青光眼。

(1)视野与中心视力。早期视野有环形暗点,其后环形暗点逐步向中心和周边慢慢扩大而成管状视野。中心视力早期正常或接近正常,随症状发展逐渐减退,甚至完全失明。

ERG能直接反映视网膜功能。ERG呈熄灭型反应,是原发性视网膜色素变性的典型电生理特征,其改变常远较自觉症状及眼底改变为早。

(2)色觉。多数患者童年时色觉正常,其后逐渐出现异常。典型改变为三色盲。

(3)眼底。视网膜色素变性早期眼底病变不明显,仅赤道部视网膜色素稍紊乱,以后逐渐发现赤道部出现骨细胞样色素沉着。视网膜色素上皮中的色素有不同程度的脱失,使眼底呈豹纹状,视乳头萎缩呈蜡黄色,边界清楚。视网膜血管呈一致性狭窄,以动脉尤为显著。视乳头颜色蜡黄,视网膜血管狭窄及骨细胞样色素散布,称为视网膜色素变性的三联征。荧光造影可见脉络膜毛细血管萎缩,有时可见黄斑部、后极部甚至周边部荧光渗漏。

---

① 葛坚.眼科学[M].北京:人民卫生出版社,2005:317.

（三）治疗及康复手段

原发性视网膜色素变性隐性遗传患者发病早、病情重、发展快，预后极为恶劣，常在30岁左右时视功能急剧下降，至50岁左右接近全盲。显性遗传患者则反之，偶尔亦有发展至一定程度后趋于静止者，故预后相对地优于隐性遗传型。对原发性视网膜色素变性目前尚无有效治疗，一般采用对症治疗，如扩张血管、组织疗法以及支持疗法等。

对于低视力者可试佩戴助视器，提高阅读能力。环境方面的改善措施有：减少暗区，楼梯间、走廊增加照明，增加标识物的对比度等。

五、眼球震颤

双眼能稳定地注视一物，主要靠知觉系统及运动系统来完成，任何一种病变影响了知觉系统或运动系统或联系二者之间的一些复杂的脑内神经束时，就会产生不自主的眼球运动，为我们肉眼所见，就成了眼球震颤，简称眼震。

眼球震颤是眼球的一种不自主的有节律性的往返运动。它是中枢神经系统、眼外肌、视觉系统和内耳迷路疾患的常见征象，因此涉及眼科、耳科和神经科的一些疾病。

（一）病因及分型

引起眼球震颤的原因有眼性、中枢神经性、迷路性以及一些少见的先天性或原因不明者四大类。我们重点讨论眼性眼球震颤。

（1）按眼震的形式可分为4种　① 水平眼震：指眼球左右来回运动；② 垂直眼震：指眼球上下、往返运动；③ 旋转眼震：眼球沿其前后轴作反复旋转运动；④ 混合性眼震。

（2）按眼震的节律可分为2种　① 钟摆型眼震：眼球往返摆动的速度、幅度相等，不分快、慢相；② 急动型眼震（跳动性）：指眼球来回动作在某一个方向上快，为快相；而在另一个方向上慢，为慢相。慢相是眼震的基本运动，一种不正常的运动，快相是眼震的代偿性运动，一种矫正性运动。

（3）按眼震发生的时期分为先天性和后天性两种

（4）根据病变发生的部位分为传入性（知觉性）眼震和传出性（运动性）眼震。

（5）显性和隐性眼震。双眼睁开时，直接能观察到的眼球震颤，称为显性眼震。双眼睁开时不出现眼震，遮盖一眼后，可诱发双眼眼震，称为隐性眼震。眼震呈冲动型，快相向非遮盖眼，即注视眼。显性眼震和隐性眼震可以合并存在。

（二）临床表现

（1）视力变化。多数眼震患者视力有不同程度的减退，冲动型眼震常常有一个静止眼位，在此眼位眼震大为减轻甚至消失，视力也最好。

（2）头位异常。先天性眼震的振幅和频率随不同注视眼位而不同，多数有一静止眼位。如静止眼位在侧方则有代偿头位。如静止眼位在右侧则面转向左侧，如静止眼位在左侧则面转向右侧。少数人采取下颌上抬，双眼向下方注视，或下颌内收，双眼向上方注视，或头向右肩或左肩倾斜，使眼位呈旋转状态。

（3）伴发斜视。无论是显性还是隐性眼震，常常伴发斜视。

（4）眼震变化。企图注视时，眼震强度增加，集合时眼震受到抑制，视力增加。

（5）头部运动。可伴有摇头，以增进视力。

（6）摆动幻视。自觉周围物体向某一方向转动的症状称为摆动幻视,与后天性眼震不同,先天性眼震患者无摆动幻视感。

（三）治疗

（1）病因治疗。眼球震颤不是一个独立的疾病,而是一种临床表现,因此首先要针对病因进行对症治疗。

（2）增进视力。眼源性眼球震颤,重点是提高视力,首先矫正任何屈光不正,可以配制适当三棱镜以消除异常头位,提高视力。

（3）生物反馈疗法。利用听觉反馈技术,使眼球震颤运动声音化,由患者自我训练来控制眼震。

（4）手术治疗。先天性冲动型者（即眼位性）可以进行手术,其目的为改善或消除代偿头位,减轻眼球震颤,使静止眼位从侧方移向中央,提高视力。由于病变在脑干、小脑等部位,因此仅做眼外肌手术,不可能根治此病。

六、白化病

白化病是一种由于先天性的色素缺乏而导致的疾病,属常染色体隐性遗传。白化病发病率为 1/10000～1/20000,分眼皮肤白化病Ⅰ、眼皮肤白化病Ⅱ和眼白化病三大类。

（一）病因及发病机理

不同类型的白化病,临床表现不同,也有人种的差异,但共同的特点是黑色素细胞的酪氨酸酶缺乏,或酪氨酸酶相关酶异常的共同作用,使黑素小体内酪氨酸不能转化为黑色素,造成毛发、皮肤、眼的颜色变浅。

（二）临床表现

黑色素缺乏可引起眼的一系列异常表现,如严重的视力低下、畏光、眼球震颤等;患者皮肤易被紫外线晒伤而患皮肤癌。白化病依据临床表型特征分为以下三大类别:

（1）泛发型白化病（又称眼皮肤白化病）。全身皮肤呈白色或粉红色,毛发为白色或淡黄色,瞳孔发红,虹膜淡红或浅灰,脉络膜也失去色素,多伴有眼球震颤、畏光、视力下降。皮肤对光高度敏感,晒后易发生皮炎,本病常属染色体隐性遗传。

（2）部分白化病。出生时额上方即有一撮白发,其下皮肤也呈白色,此外鼻、额、胸、腹部也有不规则排列的大小、多少不等的色素脱失斑,一般终身不消退。

（3）眼白化病。患者毛发和皮肤色素正常或略淡,眼色素缺乏,患者多为男性,瞳孔淡红,虹膜淡蓝或棕色,眼球震颤,畏光,视敏度下降,斜视。

（三）治疗和康复手段

白化病除对症治疗外,目前尚无根治办法,因此应以预防为主。通过遗传咨询禁止近亲结婚是重要的预防措施之一,同时产前基因诊断也是预防此病患儿出生的重要保障措施。

由于白化病常合并高度数的屈光不正及散光,因此,应尽早进行光学矫正,尽可能改善视力或减少弱视的发生。平时应尽量减少紫外线辐射对眼睛和皮肤的损害。可以戴遮阳帽、穿长袖衣裤,减少强光下的户外活动,由此降低发生日光性皮炎甚至皮肤癌的可能性。注意保护眼睛,可以佩戴太阳镜,避免长时间用眼并定期进行视力检查。

七、发育性青光眼

青光眼是最常见的致盲性疾病之一，以病理性眼压升高、视神经萎缩和视野缺损为特征。我国根据中华医学会第二届全国眼科学术会议通过的青光眼分类方法，将先天性青光眼分为原发性婴幼儿型青光眼、青少年型青光眼及合并其他先天异常的青光眼 3 个类型。[①] 一般将 3 岁作为婴幼儿型青光眼与青少年型青光眼的分界线。

(一) 病因及发病机理

正常情况下，房水生成率、房水排出率处于动态平衡状态。如果这种动态平衡失调，房水生成增加，或房水排出通道受阻时，房水就会在眼内逐渐积聚，眼压就会随之升高，当眼压超越了眼球内部组织尤其是视神经所能承受的限度时，就会引起视神经萎缩和视野缺损。发育性青光眼是由于胚胎发育期眼球房角组织发育异常，阻塞了房水排出所致的一类青光眼，又称先天性青光眼。多数患儿在出生时异常已存在，但可到少年儿童甚至青年期才表现出症状和体征。发育性青光眼的患儿遗传性不清楚，约有 10%～12% 的患者有家族史。

(二) 临床表现及诊断

青光眼的早期诊断十分重要，如眼压不能控制可致盲。早期诊断应根据病史，临床表现及必要的细致检查。

1. 婴幼儿型青光眼

原发性婴幼儿型青光眼初生时即可出现典型表现，如眼球扩大及角膜混浊等。

(1) 畏光、流泪及眼睑痉挛。由于高眼压引起角膜上皮水肿，患儿出现泪溢、畏光及眼睑痉挛三联症。患儿烦恼哭闹，喜欢将头埋在母亲怀里，以避免光线的刺激。

(2) 角膜混浊。角膜扩张造成角膜内皮和后弹力层破裂，房水渗入引起角膜局部水肿，与眼压升高所致的弥散性水肿混合，如眼压持续性升高将造成永久性混浊。

(3) 眼球扩大。新生儿眼球的角膜及巩膜的硬度不足以抵抗眼压的升高，包括角膜、巩膜、视神经，巩膜管及筛板等组织受压力作用而扩张，使整个眼球不断增大，呈水眼状。角膜直径可达 12 mm 左右，由于巩膜变薄，在新生儿可有"蓝巩膜"的外观。

(4) 屈光不正。由于眼球的轴性增长，可引起近视、散光和屈光参差。

(5) 视乳头凹陷扩大。由于新生儿早期筛板结缔组织尚未成熟，婴幼儿视乳头凹陷在早期可能随眼压的正常化而逆转，如眼压正常后视乳头凹陷仍不能逆转，则表明结缔组织的延伸已属永久性改变。

2. 青少年型青光眼

青少年型青光眼发病隐蔽，多数直到有明显视功能损害如视野缺损时才注意到。但往往病情比较严重，眼压多变，甚至迅速致盲。高眼压对年轻人可扩张角膜及巩膜，通常无眼球增大，可表现为进行性近视。病情进展后，可以出现进行性视神经萎缩、视乳头凹陷扩大及视野缺损。

3. 合并其他先天异常的青光眼

许多累及到眼部的先天异常疾患尤其是眼前节的发育异常可并发青光眼，合并的青光

① 李凤鸣.眼科全书[M].北京：人民卫生出版社,1996:1963.

眼可以发生在各年龄阶段。常见的有 Axenfeld 异常、Rieger 异常、Peters 异常和虹膜角膜内皮综合征等。

（三）治疗和康复手段

发育性青光眼一经确诊,原则上要及早施行减压手术,以挽救视觉功能。

药物治疗仅用于术前降低眼压、手术未能完全控制眼压者或有其他原因不适于手术的患儿。眼压的控制受确诊年龄及手术年龄的影响,发生于子宫内的青光眼在出生时体征已明显,虽及时手术,但常因眼球损害严重而预后较差。手术后眼压控制的患者视功能结果不一定理想,常因角膜瘢痕、屈光不正(包括近视、散光和屈光参差)、斜视、弱视及视神经损害等综合因素所致。另外,在生活中还要要避免外伤,视野狭窄者应适当学习定向行走技术。

八、沙眼

沙眼是由沙眼衣原体引起的一种慢性传染性结膜角膜炎,是致盲眼病之一。因其在睑结膜表面形成粗糙不平的外观,形似沙粒,故名沙眼。新中国成立前沙眼在我国是致盲的首要原因。随着人民生活水平的提高,医疗卫生条件的改善,现在沙眼的发病率已大为降低。但该病在亚非地区不少发展中国家仍是致盲的主要原因。

（一）病因

沙眼衣原体可感染人的结膜、角膜上皮细胞。沙眼原发感染,愈后可不留瘢痕。但在流行地区,卫生条件差,常有重复感染。原发感染已使结膜组织对沙眼衣原体致敏,再遇沙眼衣原体时,则引起迟发超敏反应。

（二）临床表现

潜伏期约为 5～12 日。通常侵犯双眼。多发生于儿童少年时期。

1. 症状

多为急性发病,病人有异物感、畏光、流泪,很多黏液或黏液性分泌物。数周后急性症状消退,进入慢性期,此时可无任何不适或仅觉眼易疲劳。如于此时治愈或自愈,可不留瘢痕。但在慢性病程中,常有重复感染。晚期常因后遗症,如睑内翻、倒睫、角膜溃疡及眼球干燥等,症状更为明显,并严重影响视力,甚至失明。

2. 体征

（1）急性沙眼。呈现急性滤泡性结膜炎症状,睑红肿,结膜高度充血,因乳头增生睑结膜粗糙不平,上下穹隆部结膜满布滤泡,合并有弥漫性角膜上皮炎及耳前淋巴结肿大。数周后急性炎症消退,转为慢性期。

（2）慢性沙眼。可因反复感染,病程迁延数年至十多年。结膜充血程度虽减轻,但上皮下组织有弥漫性细胞浸润,结膜污秽肥厚,同时有乳头增生及滤泡形成,滤泡大小不等。在慢性病程中,结膜的病变逐渐为结缔组织所取代,形成瘢痕。最早出现在上睑结膜的睑板下沟处,呈水平白色条纹,以后逐渐呈网状,待活动性病变完全消退,病变结膜全部成为白色平滑的瘢痕,不再具有传染性。

（三）预防

沙眼衣原体常附在病人眼的分泌物中,任何与此分泌物接触的情况,均可造成沙眼传播感染的机会。因此,应加强宣传教育,贯彻预防为主的方针。培养良好卫生习惯。不用手揉眼,毛巾、手帕要勤洗、晒干;托儿所、学校等集体单位应分盆、分巾或流水洗脸,对沙眼病人应积极治疗。

（四）治疗

自磺胺及抗生素应用后,沙眼在治疗上有了显著进展。实验研究证明,利福平、四环素、金霉素、土霉素、红霉素、磺胺及氯霉素等对沙眼衣原体有抑制作用。

乳头增生严重的,可行药物摩擦,以棉签或海螺蛸棒蘸磺胺或四环素,摩擦睑结膜及穹隆结膜。滤泡多者行压榨术,局麻下以轮状镊子挤破滤泡,排出其内容物,同时合并药物治疗,促进痊愈。对沙眼的后遗症如少数倒睫可行电解术,睑内翻倒睫者,需作手术矫正。

九、屈光不正、斜视及弱视

从理论上讲,当眼调节静止时,来自 5 m 以外的平行光线经眼的屈光系统折射后,应聚集在视网膜上形成清晰的物像,这种屈光状态称为正视。也就是说,眼的屈光系统,包括角膜、房水、晶状体和玻璃体为一同心共轴的一组屈光间质,其焦点应与视网膜的位置相适应,即眼的总屈光力与眼球轴长相适应,此为正视眼。相反,如果由于某种原因,眼屈光系统的屈光力与眼球轴长不相适,使得平行光线进入眼内后不能清晰地聚焦在视网膜上,而是聚焦在视网膜前、后,或不能聚焦,使得物像模糊不清,这种屈光状态为非正视,或称为屈光不正。屈光不正包括近视、远视、散光 3 种类型。屈光不正是儿童斜视和弱视的主要原因之一。

（一）近视

在无调节状态下,平行光线经眼屈光系统的屈折后,焦点在视网膜之前,这种屈光状态称为近视(如图 3-3 所示)。为使光线聚焦于视网膜上,可使用凹透镜矫正(如图 3-4 所示)。

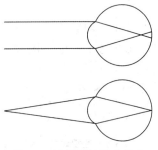

图 3-3　近视眼的屈光状态

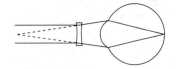

图 3-4　近视眼的矫正

1. 病因

近视的发病原因不十分清楚,可归结为:

(1) 内因。① 遗传素质:近视眼有一定遗传倾向,高度近视更是如此。② 发育因素:婴儿因眼球较小,系生理性远视,但随着年龄的增长,眼轴也逐渐加长,至青春期方发育正常。如发育过度,则形成近视,此种近视称为单纯性近视。

(2) 外因。环境因素:从事文字工作或其他近距离工作的人,近视眼比较多,青少年学生中近视眼也比较多,说明近视眼的发生和发展与近距离工作的关系非常密切。

2. 分类

(1) 轴性近视眼。眼轴较长而眼的屈光力正常,高度近视多为轴性近视。

（2）屈光性近视眼。眼球前后轴正常,眼球屈光力过强所致。

（3）调节性近视眼。又称假性近视眼或青少年近视。是指近距离用眼过度、调节痉挛引起的暂时性屈光状态改变,在看远时产生和近视眼同样的视物不清的症状,它随同看近的时间延长和调节度的增加而增加,可随着看远和调节放松的程度而减轻或消失。

3. 临床表现

（1）视力。近视眼最突出的症状是远视力降低,但近视力可正常。

（2）视力疲劳。由于调节与集合的不协调所致。高度近视由于注视目标距眼过近,集合作用不能与之配合,故多采用单眼注视,反而不会引起视力疲劳。

（3）眼位。由于近视眼视近时不需要调节,所以集合功能相对减弱,待到肌力平衡不能维持时,双眼视觉功能就被破坏,引起外斜视。

（4）眼球。高度近视常表现为眼球较突出,前房较深,瞳孔大而反射较迟钝。

（5）眼底。高度近视眼,因眼轴的过度伸长,可引起眼底的退行性改变。如豹纹状眼底、近视弧形斑、黄斑部可发生形成不规则的、单独或融合的白色萎缩斑,有时可见出血,巩膜后葡萄肿、锯齿缘部囊样变性等。

（6）玻璃体液化和混浊。高度近视眼常出现玻璃体液化、混浊和后脱离等并发症。

4. 矫正

（1）镜片矫正。在配镜之前,首先要检影验光,对于青少年验光配镜要在睫状肌麻痹下进行,以排除假性近视。配镜的原则应采取可同样矫正到最佳视力的最低度镜片。

（2）角膜接触镜。佩戴接触镜可以增加视野,有较佳的美容效果,又可使两眼屈光参差明显减少,使之维持双眼视觉功能。但一定要注意清洁卫生,按要求消毒保养和经常更换。

（二）远视

在无调节状态下,平行光线经眼屈光系统的屈折后,焦点在视网膜之后,这种屈光状态称为远视（如图3-5所示）。为使光线聚焦于视网膜上,可使用凸透镜矫正（如图3-6所示）。

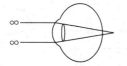

图3-5 远视眼的屈光状态

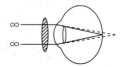

图3-6 远视眼的矫正

1. 病因

（1）轴性远视。远视眼中最常见的是轴性远视,即眼的前后轴较短而眼的屈光力正常。有些人在眼的发育过程中,由于内在（遗传）和外界环境的影响使眼球停止发育,眼轴不能达到正常眼的长度,成为轴性远视眼,如先天性小眼球。

（2）屈光性远视。是指眼轴正常而眼的屈光较弱所造成的远视。常见于扁平角膜或由外伤或由角膜疾病所致,晶体全脱位或无晶体眼。

2. 症状

（1）视力。轻度的远视,可以经调节代偿,远近视力均保持正常,重度远视或因年龄增加调节力减弱,远近视力有不同程度的减退,而且近视力比远视力更差。

（2）视疲劳。长时间近距离工作,调节过度可产生视疲劳,其症状是视蒙、眉弓胀痛、眼胀痛,甚至恶心呕吐,闭目休息后症状减轻或消失。

(3)内斜视。由于调节而致过多集合,诱发内斜视。

(4)眼底。中度以上远视,可见视盘比正常小,边界模糊,色泽红润。

3. 治疗

(1)学龄前儿童。小于+2.00D的轻度远视属于生理性,可不配镜,但对有内斜的应及早给予全部矫正,并每年验光一次,及时调整眼镜度数。

(2)青少年。在出现视力减退、视疲劳症状、隐斜或显斜视时,应及时配眼镜矫正,也应定期验光,调整眼镜度数。

(三)散光

由于眼球屈光系统各经线的屈光力不同,平行光线进入眼内不能形成焦点的一种屈光状态称为散光(如图3-7所示)。

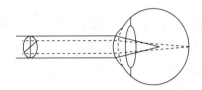

图3-7　散光眼的屈光状态

1. 病因

散光多数是由于角膜或晶状体上各经线的曲率半径不相同所致,通常以水平及垂直两个主经线的曲率半径差别最大。临床上可将散光分为规则散光和不规则散光两大类。

(1)规则散光。指角膜两个互相垂直的经线屈光度不同,可用圆柱镜矫正。

(2)不规则散光。主要由于角膜或晶体病变引起屈光面凹凸不平所致,如角膜溃疡、疤痕、圆锥角膜、翼状胬肉、早期老年性白内障等。不规则散光不能用圆柱镜矫正,有时接触镜可以部分矫正。

2. 表现

(1)视力减退。高度数散光,多由于合并经线性弱视或其他异常,视力减退明显,看远看近都不清楚并难以获得良好的矫正视力。

(2)视疲劳。较轻度散光眼患者为了提高视力,往往利用改变调节、眯眼、斜颈等方法进行自我矫正,持续的调节紧张易引起视疲劳,出现眼胀、头痛、流泪、恶心呕吐等症状。

(3)眼底。有时可见视盘呈垂直椭圆形,边缘模糊,用眼底镜不能很清晰地看清眼底。

3. 治疗

轻度散光如无症状可不必矫正。有症状应戴圆柱镜矫正。

(四)斜视

斜视是指两眼视轴不正,有偏内、偏外或上、下不正的情形。临床上斜视分类很多,因发病原因不同分麻痹性斜视和共同性斜视两大类。

1. 病因

(1)共同性斜视。共同性斜视病因复杂,主要有:

① 屈光不正或屈光参差所致的调节与集合不平衡。

② 遗传因素。如融合机能发育不全或未发育,导致双眼单视的条件反射无法建立。

③ 解剖因素。眼眶发育异常,眼外肌发育不平衡,肌腱附着点异常或节制韧带异常。

(2)麻痹性斜视。所有能影响到支配眼肌运动的神经核、神经以及眼外肌本身的炎症、肿瘤压迫、血管病变、外伤、中毒及营养不良等均可导致麻痹性斜视。

2．表现

(1)共同性斜视。共同性斜视系两眼均等地发生眼肌运动不平衡,斜视眼能随注视眼向各个方位转动,一眼注视目标时,另一眼斜视,两个眼球向各个方向转动不受限制,无复视,无代偿头位。

(2)麻痹性斜视。当某眼外肌麻痹时,其拮抗肌显得相对力量过强,眼向麻痹肌作用相反的方向偏斜,向麻痹肌作用的方向转动受限;出现复视,头晕,恶心,步态不稳,遮蔽一眼后症状明显减轻或消失;为了克服复视,减轻不适感,常常将头摆在麻痹肌作用的位置,称为代偿头位。

3．治疗

(1)共同性斜视。斜视除影响美观外,还可造成功能上的不良后果。因此,应先矫正屈光不正,治疗弱视,待双眼视力平衡再进行手术矫正。

(2)麻痹性斜视。

① 针对病因治疗。

② 药物治疗。口服或肌肉注射维生素 B 族或能量合剂。

③ 光学疗法。可用三棱镜中和来消除复视,或遮蔽一眼以消除复视,减轻痛苦。

④ 针灸或物理治疗。

⑤ 手术。以上治疗 6 个月以上无效者,可考虑手术治疗。手术原则以达到正常眼位、保持两眼眼外肌肌力平衡为目的。

(五)弱视

眼部无明显器质性病变,或者有器质性改变及屈光异常,但与其病变不相适应的视力下降,矫正视力低于 0.9 者均为弱视,可以发生于一眼或两眼。国外报告在普遍人群中,弱视的发生率 2％～2.5％。我国弱视发病率约占 2％～4％。弱视发生在视觉形成的早期,是由于先天性或在视觉发育的关键期,进入眼内的光刺激不够充分,剥夺了黄斑形成清晰物像的机会造成的视力减退。弱视发病愈早,其程度就越重。

1．病因

引起弱视的病因比较多,根据病因不同弱视可分为:斜视性弱视、屈光参差性弱视、屈光不正性弱视、废用性弱视(形觉剥夺性弱视)、先天性弱视或器质性弱视。

以上 5 种弱视在发病机理方面有本质区别。斜视和屈光参差性弱视,进入双眼的光刺激是等同的,双眼黄斑部都参与视功能的发生、发展过程,所以预后较好。但形觉剥夺性弱视是在婴幼儿期视功能尚未发育到完善或成熟阶段,视网膜未能得到足够的光刺激而未能充分参与视功能的发育过程,造成弱视,这种弱视不仅视力低下,且预后也差。单眼障碍造成后果较双眼者更为严重。

2．临床表现

(1)视力和屈光异常。弱视按程度分为轻度弱视(视力 0.8～0.6)、中度弱视(视力 0.5～0.2)、重度弱视(视力低于或等于 0.1)。

(2)分读困难。分读困难就是弱视眼识别单独视标比识别集合或密集视标的能力好,也称拥挤现象。分读困难是弱视的一个特征。

（3）眼位偏斜。弱视儿童常伴有眼位偏斜。

（4）光感正常。弱视眼的中心凹和周边部视阈正常,能察觉最暗淡的光亮。

（5）异常固视。弱视较深者由于黄斑固视能力差,而常以黄斑旁的网膜代替黄斑作固视。其表现有中心凹旁固视、周边固视、黄斑旁固视、游走性固视,眼球震颤。

3. 治疗

诊治弱视的重要原则是"早发现,早治疗"。弱视的治疗首先要去除病因,矫正屈光不正,早期治疗先天性白内障和先天性完全性上睑下垂,还应将斜视矫治。

⚙ 第4节　视觉障碍的现状及康复

视力损害已成为我国乃至全球的严重公共卫生问题,全世界每年在视力损害方面的花费高达 250 亿美元。由于全世界都面临着防盲治盲的严重局面,WHO 与全世界诸多防盲的非政府组织(NGO)于 1999 年 2 月 18 日在日内瓦联合发起的一项规模空前的全球防盲运动——"视觉 2020：享有看见的权利",目标是在全球范围内加强合作,到 2020 年前根治可避免盲,并确定了白内障、沙眼、河盲、儿童盲、屈光不正和低视力等五个方面作为工作重点。为了能够使患者回归社会,康复不只包括医学方面的康复,还包括心理、社会、经济、职业、教育等多方面的康复。视觉障碍的康复需要综合地、协调地应用医学的、教育的、职业的、社会的各种方法,使视障者重新走向生活,走向工作,走向社会,实现全面康复。

一、视觉障碍的现状

据 WHO 估计,全世界有盲人 4000 万～4500 万人,低视力是盲人数量的 3 倍,约 1.35 亿人。每年将有 700 万人成为盲人,有 2100 万人成为低视力,这就意味着全世界每 5 秒钟出现一个盲人。WHO 估计,如不采取积极措施,到 2020 年全世界盲及低视力将翻一番,而且上述视觉障碍患者中的 90％将生活在发展中国家。根据 2006 年全国残疾人抽样调查结果显示,我国目前有视觉障碍者 1691 万。

（一）视觉障碍的流行病学调查

根据 1987 年全国残疾人抽样调查结果显示,我国双眼盲患病率为 0.43％,低视力患病率为 0.58％。我国觉障碍患病率从地域分布上看,以西南高原地区最高,长江中下游地区亦高于其他地区;在性别上,女性患病率明显高于男性;在年龄上,50 岁以下患病率低,随年龄增长如 60 岁以上而明显升高;此外,我国城市与乡村由于经济状况、卫生条件及文化水平有相当差异,调查结果显示视觉障碍患病率也有非常显著的差别,城市视觉障碍患病率为 0.57％,为乡村为 0.70％。[①]

1987 年全国视觉障碍调查结果表明,致残眼病依次为：白内障 46.07％、角膜病 11.44％、沙眼 10.12％、屈光不正/弱视 9.73％、脉络膜视网膜疾病 5.89％、青光眼 5.11％、先天/遗传性眼病 4.28％、视神经病变 2.41％、眼外伤 1.73％等。[②]

---

① 李凤鸣.眼科全书[M].北京：人民卫生出版社,1996：973.

② 同上书：974.

就致障原因来讲,可以将盲分为可避免盲和不可避免盲两大类。根据世界卫生组织估计,通过眼保健教育和加强眼保健工作,全球80％的盲人是可以避免的。

(二)儿童视觉障碍

儿童视觉障碍与一般视觉障碍患者不同,儿童身体各部分(包括眼部)机能均处于生长发育阶段,任何生理方面的缺陷,尤其是视觉方面早期损害,对儿童身心的健康成长将会产生深刻的影响,给家庭及社会带来沉重负担。[1] 从数字上说,视觉障碍儿童在整个视觉障碍人群中只占很小的一部分,但如果以视觉障碍儿童人数乘以他们存活的平均年龄所得的"盲年"或"视残年数"来看,视觉障碍儿童就不是一小部分,而是一个至关重要的群体。因此,全社会都应该关心视觉障碍儿童的健康成长,制订切实可行的治疗及康复计划,要做到早期干预、早期治疗、早期康复。[2]

儿童正处于生长发育阶段,导致视觉障碍的病因也与成人不同。在发达国家儿童盲的主要原因是遗传性疾病,而在发展中国家最常见的原因是营养缺乏和感染性疾病。我国1987年全国视觉障碍调查结果显示,14岁以下儿童致残病因以先天性遗传性眼病如先天性青光眼、先天性白内障及先天性眼球发育异常或组织缺损等为第一位,占48.46％,之后依次为屈光不正/弱视17.95％、角膜病10.26％、脉络膜视网膜病变10.26％、视神经病变6.29％、白内障3.08％、病因不详3.7％。[3]

大部分儿童盲是可以预防的。儿童盲的防治,需针对其发生的病因。先天性遗传性眼病为儿童视觉障碍的主要原因,这提示我们除了应加强遗传病的研究外,还应特别强调优生优育和遗传咨询等国策教育,不断完善各种机构和制度,以避免视残儿童的出生。此外,要做好出生后的眼部检查,预防新生儿眼炎,早期处理先天性白内障、青光眼等眼病,接种麻疹和风疹疫苗,积极防治沙眼,早期诊断和治疗细菌性角膜溃疡,提高饮食质量,预防维生素A的缺乏,做好安全教育,防止眼外伤,实施学龄儿童视觉筛查计划,为屈光不正和视力障碍的学生提供视觉帮助等。

二、视觉康复的现状

从19世纪60年代开始,许多发达国家已经开始了由保存现有视力到如何科学地使用视力的转变,"功能视力"的理念逐渐被更多的人所接受。如果按"80％以上的视觉障碍患者有一定程度的有用视力"的说法,在我国,大约有1000多万的视力障碍者有视觉康复的需求。我国的视觉康复工作从80年代中期开始,北京、天津等地先后成立低视力门诊及低视力康复中心。各地盲童学校也先后成立低视力班和低视力学校,实施分类教学,积极开展视障教育的探索。"十一五"期间,中残联在"八五"、"九五"、"十五"的基础上制订了《视觉障碍康复"十一五"实施方案》明确职责,各地残联宏观管理,负责协调卫生部门、教育部门及有关产业部门,加强助视器研发、验配、销售及售后服务,形成一整套的康复工作网络,提供全方位的康复服务。

(一)低视力门诊

低视力门诊是开展低视力康复的主要机构,可以进行的工作包括详细的眼部检查、视功

---

[1] 孙葆忱.临床低视力学[M].北京:华夏出版社,1999:138.
[2] 孙葆忱.低视力学[M].北京:人民卫生出版社,2004:55.
[3] 李凤鸣.眼科全书[M].北京:人民卫生出版社,1996:975.

能评估,验配多种类型的助视器,并进行适当的视功能训练,提供某些生活或工作环境的建议和指导,以保证患者在生活工作上最大限度的活动性及参与能力。

(二)特殊教育机构

特殊教育机构在视障儿童的康复工作中起到重要的作用。随着我国特殊教育事业的发展,视觉康复理念不断深入,特殊教育部门逐步承担起为视障儿童的康复打好基础的责任。

2002—2005年由北京师范大学、华东师范大学和德国汉堡大学合作开展了"低视力"教育项目,以6所盲校作试点,调整和设置课程、改变教学方法、改善校园环境和教学设施,向学生提供合适的助视眼镜、放大镜和其他的个人助视器具。各盲校还建立了视功能训练室为有剩余视力的学生进行功能视力的测评和训练。

目前,青岛、南京、武汉、浙江等地相继以盲校为依托建立了盲人教育资源中心,为视力障碍学生提供视障教育所需的专用资源。2005—2008年,国际视障教育学会中国分会、德国汉堡大学合作开展中德视觉康复教育项目第二期,在16所盲校中建立"家长咨询指导中心",向视障儿童父母提供咨询帮助,同时不断加强和拓宽与视障者有关的各机构之间的联网协作。

2005年初,中国爱德基金会与南京、南通、连云港地区的盲校合作,开展0～6岁视觉障碍儿童早期关怀与教育项目,对视觉障碍儿童的早期教育进行了探索与实践,根据视觉障碍儿童的实际情况选择家庭教育、特殊学校(盲校学前班)或随园就读(普通幼儿园)的教育安置方式,为视觉障碍儿童更好地康复、成长寻求最合适的外部环境和条件。

三、视觉康复工作展望

随着科技的进步,对助视器的研究也步入了新的阶段。新型的助视器在取得了良好的康复作用的同时,向美观、舒适、方便、小型化发展,包括光导纤维阅读器、自动调节生物望远镜、多重视觉系统、植入型微型助视器等。国内外对低视力康复的研究进展很快,普遍成立低视力诊所,组织由眼科医师、视光师、助视器辅导员、职业治疗员、活动指导员、社会工作者等组成的治疗康复群体,旨在提高康复质量,保持长期康复的效果。我国内地近10年来也有较快发展,但国内发展尚不平衡,一些农村或边远地区尚未展开,致使很多盲与视力患者得不到康复。即使得到康复及训练的患者,随着时间推移,2年以后,助视器使用例数有逐渐下降的趋势。这就提示,视力障碍的康复是一项长期、艰巨、细致、全社会参与的工程。

随着时代的发展,盲校的职能在进一步拓展,逐步建立起由早期干预、学前教育、义务教育、职业教育、职后教育组成的终身教育体系,同时进一步深化课程改革,并向普通教育辐射,提供随班就读的巡回辅导教师,开展面向视障儿童家长的咨询指导,组织面向社会的各种培训工作,如盲人定向行走、盲用信息技术、低视力康复训练等。但在实际工作中,盲校教师常常在寻找、查访、筛查视障儿童上需要花费过多的精力,此外,在筹集资金、寻找助视器来源等方面也存在一定的困难。这也提示,视障者的康复是一个需要多方面合作的系统工程。

有关政府部门应进一步重视,建立查访、登记、统计、转介的一系列制度和标准,建立完善的保障体系,使每一位视力障碍患者都得到应有的、适当的服务。无论是治疗、矫正、教育、就业方面,提供服务者与视力障碍患者能有恰当的渠道及时、有效地沟通。医疗卫生机构进一步减少可治疗盲;发挥低视力门诊视力检测、助视器验配的优势作用,定期检查随访,帮助摆脱心理负担,鼓励督促及指导助视器的使用,巩固康复效果;教育部门提供教育、培训的资源和服务;社区康复工作者有效利用全社区的资源,普及视觉障碍防治与康复的知识,做好宣传、调查统计以及协调工作,为视觉障碍人真正地回归社会、平等地进入社会、参与社会生活提供条件。同时应进一步重视助视器的开发,生产出更美观适用的产品,以满足需要。总之,视觉康复工作需要各部门的互相支持与协作,逐步形成一个医学康复、教育康复、职业康复和社会康复协同作用的工作网络。

 本章小结

　　视觉是人类最重要的感觉信息的渠道之一,在人类生活中拥有不可替代的重要性。眼作为视觉器官,由两个眼球及其周围协助眼球运动和保护它的附属器、视路和视觉中枢组成。眼球主要有两部分:屈光传导系统和感光成像系统。屈光系统包括角膜、晶体和玻璃体。感光系统是视网膜。外界物体发出的或反射出的光线,通过眼的屈光系统的屈折,集成的焦点恰好准确地落在感光系统的视网膜上,形成一清晰的、小的、倒立的物像。视神经、视路将视网膜感光后产生的神经冲动传导到视中枢,经大脑皮层整合完成视觉行为,其间任何一个环节的结构或功能的异常都可能导致视觉障碍。导致儿童视觉障碍最常见的眼病有先天性白内障、早产儿视网膜病变、视神经萎缩、原发性视网膜色素变性、眼球震颤、白化病、先天性青光眼等。视功能检查包括视觉心理物理学检查(如视力、视野、色觉、暗适应、立体视觉、对比敏感度等)和视觉电生理检查两大类方法。由于致盲原因、致盲时间、视力损伤程度及家庭环境的各不相同,视觉障碍患者之间存在差异,其康复需求也各不相同。近年来,包括政府部门、医学界、教育界、社区工作者在内的相关行业正致力于这方面的探索,以期最大限度地降低视觉障碍给视障者带来的不利影响,恢复其独立生活、学习和工作的能力,使他们能在家庭和社会中过上有意义的生活,从而达到生理上、心理上、社会上及经济上的全面康复。

 思考与练习

1. 简述眼球的构成及其生理功能。
2. 简述视路的构成及生理功能。
3. 视功能的检查包括哪些内容?
4. 视神经萎缩可以开展哪些治疗研究?
5. 原发性视网膜色素变性患者有哪些康复需求?
6. 简述青光眼的临床表现及其处理原则。
7. 何谓屈光不正?简述近视和远视的屈光状态和矫治方法。

第4章 听觉障碍的医学基础

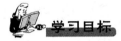学习目标

1. 掌握听觉系统的解剖结构和生理机制。
2. 掌握听觉功能的评估方法。
3. 掌握引起听觉障碍常见疾病的诊断方法和治疗原则。
4. 了解听觉障碍研究新进展。

听觉器官是人类重要的感觉器官。从婴幼儿开始,我们都是通过听觉器官来认识外界事物,了解世界的。当听觉丧失后,个体就失去了通过听觉管道接受信息的机会,进而会造成言语功能的缺陷以及信息获取受限,还会造成语言学习和交流的困难、认知能力、学习能力、心理和行为能力的障碍。因此,早期进行听力筛查及听功能评估,利用残余听力,及早采取补救措施,同时开展语言康复训练,能促进儿童认知和语言的发展,从而使障碍降低到最低程度。本章将从听觉器官解剖及其生理、听觉功能检查与常见的耳科疾病等方面来阐述听觉障碍的医学基础。

第1节 听觉系统解剖及其生理

人类听觉系统是接受、传输、分析、处理声音信息的特殊感觉系统。声波由外耳、中耳传递至内耳,经听神经传输至听觉中枢进行处理,最终经大脑皮层分析、整合,成为我们能够理解的信息,其过程非常复杂,需要整个听觉系统的正常工作,如果听觉系统的任何部分出现病变使其功能改变,均可导致听力障碍。

听觉系统分为外周部分和中枢部分。外周部分(如图4-1所示)包括耳和听神经。中枢部分是指脑干及大脑与听觉相关的部分。

一、外周部分

听觉系统外周部分包括外耳、中耳、内耳和听神经,各部分在声音传导过程中都起着非常重要的作用。

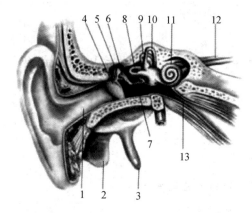

1. 外耳道　2. 乳突　3. 茎突　4. 鼓膜　5. 锤骨　6. 砧骨　7. 镫骨　8. 外半规管　9. 后半规管

10. 前半规管　11. 耳蜗　12. 蜗神经和前庭神经　13. 咽鼓管

图 4-1　外周听觉系统冠状剖面示意图

(一)外耳

外耳由耳郭和外耳道组成。耳郭的形状有利于声波能量的聚集、收集声音,还可以判断声源的位置。

1. 外耳的结构

(1)耳郭。人类耳郭与头颅的夹角约为 30°。以软骨为支架,被覆皮肤,借韧带和肌肉附着于头颅两侧。分前面和后面。耳郭前面的主要表面标志有：耳轮、耳轮脚、耳舟、对耳轮、三角窝、耳甲艇、耳甲腔、耳屏、对耳屏、耳屏间切迹和耳垂等(如图 4-2 所示)。耳郭后面较平整而稍隆起,其附着处称为耳郭后沟,为耳科手术的重要标志。

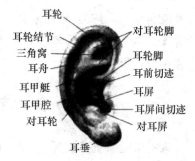

图 4-2　耳郭表面标志(右)

(2)外耳道。起自耳甲腔底,向内止于鼓膜,由外侧软骨部(占 1/3)和内侧骨部(占 2/3)组成,略呈"S"形弯曲,管道长 2.5～3.5 cm,宽 0.8 cm。新生儿外耳道软骨部与骨部尚未完全发育,由纤维组织所组成,故耳道较狭窄而塌陷。1 岁以下的婴儿外耳道几乎为软骨所组成。外耳道有两处较狭窄,一为骨部与软骨部交界处,另一为骨部距鼓膜约 0.5 cm 处,后者称外耳道峡。外耳道软骨在前下方常有 2～3 个垂直的、由结缔组织充填的裂隙,称外耳道软骨切迹,切迹内有纤维组织,并有血管和神经通过。此裂隙可增加耳郭的可动性,同时也是外耳道与腮腺之间感染互为传染的途径。外耳道骨部的后上方由颞骨鳞部组成,其深部与颅中窝仅隔一层骨板,故外耳道骨折时可累及颅中窝。

外耳道皮下组织甚少,皮肤与软骨膜和骨膜相贴紧密,故当感染肿胀时易致神经末梢受压而引起剧痛。软骨部皮肤较厚,含有耵聍腺,能分泌耵聍,并富有毛囊和皮脂腺。骨性外耳道皮肤很薄,毛囊和耵聍腺较少,顶部有少量皮脂腺。

外耳的神经来源主要有：耳颞神经,分布于外耳道前壁,故牙痛可引起反射性耳痛；迷走神经的耳支,分布于外耳道后壁,故刺激外耳道后壁皮肤,可引起反射性咳嗽。

外耳的血液由颈外动脉的颞浅动脉、耳后动脉和上颌动脉供给。

2. 外耳的生理功能

(1)收集并放大声音。人耳郭具有集声作用。通常情况下声源在头颅前方与头颅正中矢状面成45°角时耳郭的集声作用最大,而在成135°角时,集声的作用最小。人耳郭对声音放大的主要结构是耳甲腔,该处对5300 Hz声音的放大作用最强,可达到9 dB,[①]声源经耳郭初步滤波和放大后进入外耳道。

外耳道是一端由鼓膜封闭的盲性管道,是声波通过气导途径传入内耳的主要通道,外耳道不仅传递声音而且对特定的频率起到共振作用,即声压放大效能。由于每个人外耳道的长度和直径有差异,因此外耳道共振也有差异,但对进入的声音均有放大作用。据测算,频率为3000 Hz的声音在鼓膜附近的声压可提高15 dB,频率为2000 Hz或5000 Hz的声音则可提高10 dB左右。外耳对声音的放大增益为耳郭和外耳道的增益之和,可达15 dB左右。

(2)声源定位。声源的位置通常可以通过水平方位、垂直方位以及与听者的距离等参数来描述。外耳具有对这些参数进行判断的能力,经过中枢神经系统的分析处理,而获得声源定位的功能。一般认为,在水平面内的声源定位主要依赖于双耳间的信息差别,而在垂直面内的定位则主要依赖于外耳道及耳郭随声源位置变化而变化的滤波作用所提供的声谱信息。当声源偏离头部正中垂直面时,声音到达远侧耳比到达近侧耳需要的时间要长,强度也弱,因此到达双耳的声学信息存在时间和强度的差别,分别称为双耳时间差和双耳强度差。强度差有利于高频声源的辨向,而声波抵达双耳的时间差有利于中枢对低频声源的辨向,而且还能对语言中的重要频率成分进行放大,助听器和耳模会影响外耳的这些功能。

(二)中耳

中耳为一含气的不规则小腔隙,主要位于颞骨岩部内,介于外耳道和内耳之间,外侧借鼓膜与外耳道相隔,内侧与内耳相邻,由鼓室、咽鼓管、鼓窦及乳突4部分组成,各部均内衬黏膜并相互延续,故病变可相互蔓延。

1. 中耳的结构

(1)鼓室。为颞骨内不规则的含气腔,形似六面体小盒,位于鼓膜与内耳外侧壁之间。容积1~2 mL,内有听小骨、肌肉及韧带等。分外、内、前、后、上、下6壁(如图4-3所示)。向后经鼓窦入口与鼓窦及乳突气房相通,向前经咽鼓管与鼻咽腔相通。以鼓膜紧张部的上、下边缘为界,将鼓室分为3部分:鼓膜紧张部上缘平面以上的鼓室腔为上鼓室(或称鼓室上隐窝);鼓膜紧张部上、下缘平面之间,即鼓膜紧张部与鼓室内壁之间的鼓室腔为中鼓室,鼓膜紧张部下缘平面以下,下达鼓室底的鼓室腔为下鼓室。

---

① 　郑杰夫.听觉诱发反应及应用[M].北京:人民军医出版社.2007:36-37.

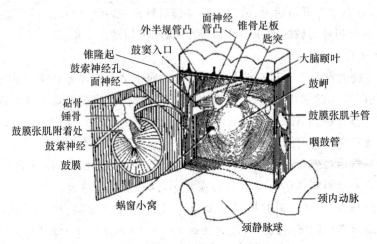

图 4-3 鼓室六壁模式图(右侧耳)

① 鼓室六壁。

a. 外壁。主要为鼓膜,将外耳与中耳分开。

鼓膜为一向内凹陷的半透明薄膜,成人为椭圆形、小儿为圆形,介于鼓室与外耳道之间,高约 9 mm、宽约 8 mm、厚约 0.1 mm。成人鼓膜前下方向内倾斜,与外耳道底约成 45°~50° 角。鼓膜分紧张部、松弛部。紧张部占鼓膜的大部分,借纤维软骨环嵌附于鼓沟内,中央向内凹陷,形似喇叭状,分为 3 层:由外向内依次为上皮层、纤维组织层(含有浅层放射形纤维和深层环形纤维)和黏膜层。松弛部位于紧张部的上方,薄而松弛。鼓膜中心部最凹点相当于锤骨柄的尖端,称为脐。自脐向上稍向前达紧张部上缘处,有一灰白色小突起称为锤凸,即锤骨短突顶起鼓膜的部位。在脐与锤凸之间,有一白色条纹,称为锤纹,为锤骨柄透过鼓膜表面的映影。自锤凸之向前至鼓切迹前端有锤骨前襞,向后至鼓切迹后端有锤骨后襞,二者均系锤骨短突挺起鼓膜所致,为紧张部与松弛部的分界线。用耳镜检查鼓膜时,自脐向前下达鼓膜边缘有一个三角形反光区,称光锥,系外来光线被鼓膜的凹面集中反射而成(如图4-4所示)。当鼓膜内陷时光锥可以变形或消失。婴儿期由于鼓膜倾斜明显,无光锥可见。

鼓膜的神经分布如下:外层的前半部为三叉神经下颌支的耳颞神经分布;后半部为迷走神经耳支分布;内层为舌咽神经的鼓室支分布,故咽喉痛时可放射至耳部。

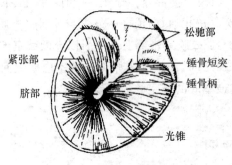

图 4-4 右耳正常鼓膜像

b. 内壁。即内耳的外壁,也称迷路壁。

有多个凸起和小凹。中央较大的膨凸为鼓岬,系耳蜗底周所在处;其表面有鼓室神经丛。鼓岬后方有上下两个小凹,后上方的小凹底部有前庭窗又称卵圆窗,面积约 $3.2\,mm^2$,为镫骨底板及其周围的环韧带所封闭,通向内耳的前庭阶,后下方的小凹,其底部偏上方有蜗窗又名圆窗,为圆窗膜所封闭。此膜又称为第二鼓膜,面积约 $2\,mm^2$,它的位置与镫骨底板平面成直角,内通耳蜗的鼓阶。面神经管凸之上的后方,为迷路瘘管好发部位。

c. 前壁。即颈动脉壁。

下部以极薄的骨板与颈内动脉相隔,上部有上下两个开口:上为鼓膜张肌半管的开口,下为咽鼓管的鼓室口。

d. 后壁。又名乳突壁。

面神经垂直段通过此壁的内侧。后壁上部有鼓窦入口,上鼓室借此与鼓窦相通。鼓窦入口之底部是砧骨窝,为中耳手术的重要标志。

e. 上壁。即鼓室盖或天盖。

鼓室借此壁与颅中窝分开。位于鼓室盖的岩鳞裂,在婴幼儿时常未闭合,硬脑膜的细小血管经此裂与鼓室相通,可成为中耳感染向颅内扩散的途径之一。

f. 下壁。也称颈静脉壁。

为一较上壁狭小的薄骨板将鼓室与颈静脉球分隔,前内方为颈动脉管后壁。此壁如有先天性缺损时,颈静脉球可突入下鼓室,透过鼓膜下部隐约可见颈静脉球的蓝色,俗称"蓝鼓膜"。在此情况下施行鼓膜切开术,容易伤及颈静脉球而发生严重出血。下壁内侧有一小孔,为舌咽神经鼓室支所通过。

② 鼓室的内容物。

a. 听骨。为人体中最小、最轻的一组骨,其总重量不到 60 mg,包括锤骨、砧骨和镫骨。如图 4-5 所示,三者相互衔接而成听骨链,介于鼓膜和前庭窗之间,将鼓膜感受到的声波传入内耳。

锤骨形如锤,长约 8~9 mm,重约 25 mg,是听小骨中最大的一块骨头,可从上到下分别将其结构命名为锤骨头、锤骨颈、锤骨短突(外侧突)、锤骨长突(前突)和锤骨柄。锤骨柄包裹于鼓膜粘膜层与纤维层之间,锤骨头位于鼓室上隐窝,其头的后内方有凹面,与砧骨体形成锤砧关节。

砧骨形如双尖牙,长约 6~7 mm,重约 30 mg,是听小骨中最重的骨头,分为体、长脚和短脚,长脚长约 7 mm,短脚长约 5 mm。砧骨体位于上鼓室后方,其前部与锤骨头相接形成锤砧关节。该关节是锤骨和砧骨在运动中形成一个功能的整体。砧骨短脚位于鼓窦入口底部,其尖端借韧带附着于砧骨窝内。砧骨长脚位于锤骨柄之后、与锤骨柄相平行,末端内侧有一膨大向内的突起名豆状突,豆状突与镫骨头形成砧镫关节。

镫骨是听小骨中最小、最轻的一块骨头,高约为 3~4 mm,重为 3~4 mg。镫骨形如马镫,分为镫骨头、镫骨颈、镫骨前脚、镫骨后脚和镫骨底板。镫骨底板呈椭圆形,长为 3 mm,宽为 1.4 mm,借环韧带连接于前庭窗。

b. 听骨韧带。有锤上韧带、锤前韧带、锤外侧韧带、砧骨上韧带、砧骨后韧带和镫骨环韧带等,将听骨固定于鼓室内。

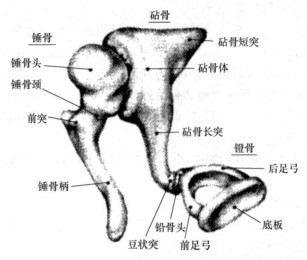

砧骨

锤骨

锤骨头

锤骨颈

前突

锤骨柄

豆状突

砧骨短突

砧骨体

砧骨长突

镫骨

后足弓

底板

铅骨头

前足弓

图 4-5　听骨链的结构和名称

c. 鼓室肌肉。中耳有两块小肌肉,分别为鼓膜张肌和镫骨肌,为体内最小的横纹肌。其中,鼓膜张肌由三叉神经(第 V 对脑神经)运动支支配其运动;此肌收缩时牵拉锤骨柄向内,使鼓膜向内拉紧,鼓膜紧张,振幅减小,避免鼓膜被震破或伤及内耳;而镫骨肌由面神经(第Ⅶ对脑神经)镫骨肌支支配其运动;此肌收缩时可牵拉镫骨头向后,使镫骨底板以后缘为支点,前缘向外跷起,离开前庭窗,以减少内耳的压力。

③ 鼓室血管与神经。

a. 血管。动脉血液主要来自于颈外动脉。其分支上颌动脉的鼓室前动脉供应鼓室前部,耳后动脉的茎乳动脉供应鼓室后部及乳突,脑膜中动脉的鼓室上动脉及岩浅动脉供应鼓室盖及内侧壁,咽升动脉的鼓室下动脉供应鼓室下部及鼓室肌肉。颈内动脉的鼓室之供应鼓室前壁。鼓室外层由上颌动脉耳深支供给,鼓膜内层由上颌动脉鼓前支和颈乳动脉分支供给。

b. 神经。主要为鼓室丛与鼓索神经。鼓室丛有舌咽神经的鼓室支及颈内动脉交感神经丛的上下颈鼓支组成。

(2) 鼓窦。又名乳突窦,为鼓室后上方的含气腔,内覆有纤毛黏膜上皮,前与上鼓室、后与乳突气房相连,出生时即存在。鼓窦上方以鼓室盖与颅中窝相隔,内壁前部有外半规管凸及面神经凸,后壁借乳突气房及乙状窦骨板与颅后窝相隔,外壁为乳突皮层。

(3) 乳突。为鼓室和鼓窦的外扩部分,其内的许多气房虽大小形状各异,但均相互交通。根据气房发育程度,乳突可分为 4 种类型:气化型、板障型、硬化型、混合型。

(4) 咽鼓管。咽鼓管是连接鼓室腔与鼻咽腔之间的管道,由软组织与软骨、骨构成,是维持中耳功能正常的重要结构。其一端开口于鼓室前壁,称为咽鼓管鼓室口;另一端开口于鼻咽部侧壁,形成咽鼓管咽口。成人全长约 35 mm,外 1/3 为骨部,内 2/3 为软骨部。自鼓室口向内、向前、向下达咽口,故咽鼓管与水平面约成 40°角,与矢状面约成 45°角。成人咽鼓管鼓室口约高于咽口 2～2.5 cm,儿童咽鼓管接近水平,其角度仅为 10°,管腔较短,近成人的一半,内径较宽,加之免疫保护机制不完善,故儿童的咽部感染较易经此管入鼓室,易患中耳炎(如图 4-6 所示)。

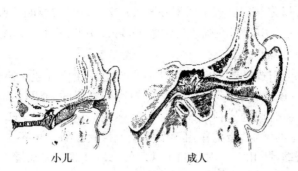

小儿　　　　　　　　　成人

图 4-6　小儿与成人的咽鼓管比较

咽鼓管骨部与软骨部交界处最窄,称为峡。通常情况下,咽鼓管可随吞咽、打哈欠等动作,通过腭帆张肌、腭帆提肌及咽鼓管咽肌的协调作用而开放,使鼓室腔与鼻咽腔相交通,维持中耳内气压与外界大气压的平衡,从而保持中耳腔的充气状态,并使鼓膜与听骨链可以正常活动。当咽鼓管阻塞时,鼓室气体将被吸收,使鼓室内压力下降,引起鼓膜内陷;暂时的鼓膜内外压力差,如飞机的突然升降、潜水等,此时如果不能通过咽鼓管使鼓室内压力与外耳道压力(或大气压)取得平衡,就会在鼓膜两侧出现巨大的压力差。据观察,这个压力差如达到 9.33～10.76 kPa,将会引起鼓膜剧烈疼痛;压力差超过24 kPa时,可能造成鼓膜破裂。

咽鼓管黏膜为假复层纤毛柱状上皮,纤毛运动方向朝向鼻咽部,起着排液清除功能,而软骨部黏膜呈皱襞样,具有活瓣作用,故能防止咽部液体进入鼓室。如咽鼓管发生病变,则可使中耳腔成为负压,甚至液体渗出,引起渗出性中耳炎,表现为传导性听力减退。利用声导抗仪可以检查咽鼓管的功能。

2. 中耳的生理功能

(1)声阻抗匹配作用。声音在外耳道传播时引起鼓膜振动,通过锤骨传到砧骨、镫骨,然后经前庭窗传至内耳。因此,中耳承担将外耳道空气中声波能量传递至耳蜗淋巴液激动内耳结构而产生听觉的任务,在这个过程中,中耳必须克服含气的外耳道和充满液体的内耳之间的阻抗差异。因此,中耳的主要功能就是声阻抗匹配作用,它匹配两种传导介质的阻抗差异,避免声音在传入过程中引起的声能损失,从而保证声信号高效率地传入内耳。中耳阻抗匹配作用是通过鼓膜与听骨链组成的传音装置来完成的,基本机制有以下 3 种:① 鼓膜与镫骨底板的面积比机制:鼓膜的有效振动面积仅约为解剖面积的 2/3,约 55 mm²,比镫骨底板面积的 3.2 mm² 大 17 倍,亦即声音从面积较大的鼓膜传递到面积较小的镫骨底板时,由于面积效应,在力相等的情况下,压力与作用之面积成反比,压力便增加至两者面积之比的倍数,即压强增加 17 倍,约相当于 25 dB 的增益。② 听骨链的杠杆机制:3 块听小骨以其特殊的连接方式形成的听骨链作为一个杠杆装置,将声波振动由鼓膜传至内耳,实现有效的阻抗匹配。由于锤骨柄与砧骨长脚的长度比为 1.3∶1,因此,通过听骨链的杠杆作用使声压自锤骨柄传至前庭窗时增加 1.3 倍,相当于 2.3 dB 的增益。③ 鼓膜圆锥形杠杆机制:鼓膜的形状呈锥形,中央凹陷,运动时呈内外弯曲运动,据统计,鼓膜凹面的振幅对锤骨柄的比例为 2∶1,可使声压增大 2 倍,相当于 6 dB 的增益。通过以上 3 种机制,从而使中耳总的增压效应达到约 33 dB,可以弥补因阻抗不匹配导致的约为 30 dB 的声能传递损失。

（2）保护内耳功能。中耳肌在强声的刺激下,可以引起反射性的收缩,防止或减轻耳蜗受损,从而起到保护耳蜗的作用。

中耳肌对强声刺激引起的收缩称为中耳肌声反射。在中耳肌声反射中,镫骨肌的收缩起主要作用,大于 80 dB SPL 的声音,无论是同侧还是对侧的刺激,均能诱发镫骨肌的双侧协同的反射性收缩。镫骨肌的这种收缩功能对高强度的低频（＜2 kHz）声具有明显的衰减作用,随着刺激声频率的增加,衰减作用逐渐降低。鼓膜张肌一般不参与声反射,而在咀嚼或惊跳反应时才会收缩。[①] 由于声音引起中耳肌的反射性收缩需经过十几毫秒的潜伏期,因此它们对突然发生的短暂爆炸声不能起到保护作用。

（三）内耳

内耳是产生听觉和位觉的感觉器官。内耳由负责听觉的耳蜗和负责位置觉的前庭器官（包括前庭和半规管）两部分组成,结构复杂而精细,故又称迷路。按解剖和功能分为前庭、半规管和耳蜗 3 个部分。从组织学上分为骨迷路（起源于内胚层）与膜迷路（起源于外胚层）,二者形状相似,骨迷路包绕在膜迷路之外,两者之间充满外淋巴,膜迷路容纳内淋巴和听觉与位觉感受器,内、外淋巴互不相通。

1. 内耳的结构

（1）骨迷路（如图 4-7 所示）。分前庭、骨半规管和耳蜗。

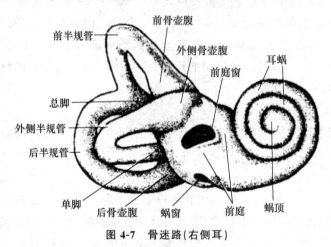

图 4-7　骨迷路（右侧耳）

① 前庭。位于耳蜗和半规管之间,略呈椭圆形,约 5 mm×5 mm×3 mm 大小,容纳椭圆囊及球囊。前下部较窄,借一椭圆孔与耳蜗的前庭阶相通;后上部稍宽,有 3 个骨半规管的 5 个开口。前庭的外壁即鼓室内壁的一部分,有前庭窗和蜗窗。内壁正对内耳道构成内耳道底。前庭腔内面有自前上向后下的斜形骨嵴,名前庭嵴。嵴的前方为球囊隐窝,内含球囊,嵴的后方有椭圆囊隐窝,容纳椭圆囊。椭圆囊隐窝下方有前庭导水管内口,其外口（颅内开口）位于岩部后面的内淋巴囊裂底部,即内耳门的外下方,口径小于 2 mm。前庭导水管内有内淋巴管与内淋巴囊相通。

---

① 徐立.内耳病［M］.北京：人民卫生出版社,2006：45.

② 骨半规管。位于前庭的后上方,每侧有3个半规管,各弯曲约成2/3环形的骨管,依其在空间位置分别称外(水平)、上(垂直)、后(垂直)半规管。各半规管的管径相等,相互垂直。每个半规管的两端均开口于前庭;其一端膨大称壶腹,内径均为管腔的2倍。3个半规管有3个壶腹、1个总脚和1个单脚,上、后半规管单脚连合成总脚,长约4 mm,外半规管的另一端称单脚,3个半规管由5孔与前庭相通。

③ 耳蜗。位于前庭的前部,形似蜗牛壳,由螺旋形管道围绕蜗轴盘旋数圈(转)而成。人类耳蜗有2.75转,全长约35 mm。分为底周、中周和顶周,底周相当于鼓岬,蜗底向后内方,构成内耳道底,蜗顶向前外方,靠近咽鼓管鼓室口,指向颈内动脉,蜗底至蜗顶高约5 mm,蜗底最宽直径约9 mm,蜗轴呈圆锥形,从蜗轴伸出的骨螺旋板在骨蜗管中同样旋绕,其宽度约占管径的2/3,骨螺旋板的游离缘向外分出两个膜,前庭膜和基底膜,将蜗管分为三个管腔,前庭阶、中阶和鼓阶(如图4-8所示)。上方为前庭阶,与前庭窗相接;中间为膜蜗管,又名中阶,系膜迷路;下方为鼓阶,起自蜗窗,为蜗窗膜(第二鼓膜)所封闭。

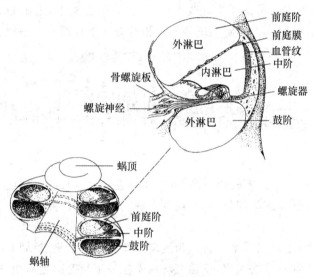

图4-8 耳蜗横断面

前庭阶和鼓阶充满外淋巴(高钠液体),其成分与细胞外液相似,中介充满内淋巴(高钾液体),其成分与细胞内液相似。中阶的横断面近似三角形,上边为前庭膜,下边为基膜,外侧为血管纹,从整体看中阶为一模性管状结构,称为蜗管。骨螺旋板顶端形成螺旋板钩,蜗轴顶端形成蜗轴板;螺旋板钩、蜗轴板和膜蜗管顶盲端共围成蜗孔。前庭阶和鼓阶的外淋巴经蜗孔相通。蜗神经纤维通过蜗轴和骨螺旋板相接处的许多小孔到达螺旋神经节。耳蜗底周之最下部、蜗窗附近有蜗水管内口,其外口在岩部下面颈静脉窝和颈内动脉管之间的三角凹内,鼓阶的外淋巴经蜗水管与蛛网膜下腔相通。

(2)膜迷路。膜迷路为一封闭的盲管系统,借细小网状纤维束悬浮固定于骨迷路中,由椭圆囊、球囊、膜半规管及膜蜗管组成,各部相互连通。其内充满内淋巴,内淋巴的离子成分与细胞内液相似,含有高浓度的钾离子和低浓度的钠离子,与周围组织相比内淋巴有约＋80 mV的正电位,这一正电位的产生、维持以及它的功能是耳蜗电生理的基础。膜迷路内包含司平衡和听觉的结构。

① 椭圆囊。位于前庭后上部,借结缔组织、微血管和前庭神经椭圆囊支附着于椭圆囊隐窝中。向后与 3 个膜半规管的 5 个开口相接,向前有椭圆囊管与球囊管、前庭水管相接。囊底与前壁有贝壳形较厚的感觉上皮区即椭圆囊斑,分布有前庭神经椭圆囊支的纤维,感受位觉。正常体位时与颅底几乎平行。故当头竖立时受刺激最小,而头部向前位和向后位的位置,此斑受到的刺激最大。

② 球囊。略成球形,位于前庭前下方的球囊隐窝中,较椭圆囊小。球囊外壁距镫骨底板 1.5 mm。内前壁有球囊斑,有前庭神经球囊支的纤维分布。后下部接内淋巴管及椭圆球囊管。球囊下端经连合管与蜗管相通。球囊斑近矢状平面,故当头倒向一侧时,此斑感受刺激。

椭圆囊斑和球囊斑互相垂直,构造相同,统称位觉斑,为人体的静平衡感受器。囊斑由支柱细胞和毛细胞组成(如图 4-9 所示)。毛细胞的纤毛较壶腹嵴的短,上方覆有一层胶质膜即耳石膜,毛细胞的纤毛伸入其内,此膜由多层以碳酸钙结晶为主的颗粒即耳石(也称位觉砂)和蛋白质凝合而成。当头部位置改变时,在重力的影响下,毛细胞的纤毛受到耳石的牵拉,毛细胞受到刺激,引起毛细胞周围神经末梢纤维的兴奋而传入中枢。

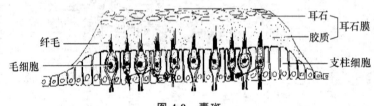

图 4-9 囊斑

③ 膜半规管。形状与骨半规管一致,位于骨半规管内,约占骨半规管腔隙的 1/4。借 5 孔与椭圆囊相通。在骨壶腹的部位,膜半规管也膨大为膜壶腹,其内有一横位的镰状隆起名壶腹嵴。

壶腹嵴共有三个(上、外、后半规管),为运动平衡感受器。组成结构与位觉斑相似,上有高度分化的感觉上皮和胶状物组成,感觉上皮由支柱细胞与毛细胞所组成,但胶状物中无耳石。如图 4-10 所示为壶腹嵴。

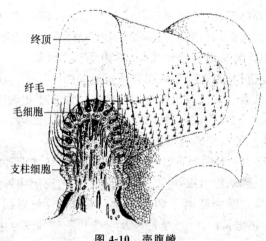

图 4-10 壶腹嵴

④ 膜蜗管。即中阶,内含内淋巴,位于骨螺旋板与骨蜗管外壁之间,为耳蜗内螺旋形的膜性盲管,两端均为盲端,一端位于蜗隐窝内,称为前庭盲端;另一端为顶盲端,参与蜗孔形成。膜蜗管经连合管与球囊相通。膜蜗管的横切面呈三角形,有上壁、下壁、外壁。

a. 上壁。为前庭膜,起自骨螺旋板,向外上止于骨蜗管的外侧壁。

b. 外壁。为螺旋韧带,上覆假复层上皮,内含丰富的血管,名血管纹,与内淋巴的分泌有关。血管纹由边缘细胞、中间细胞、基底细胞组成,其中边缘细胞为构成血管纹的主要细胞。细胞膜有丰富的钠、钾-ATP酶,具有活跃的离子转运功能,维持内淋巴的高钾环境。

c. 下壁。由骨螺旋板上面的骨膜增厚形成的螺旋缘和基底膜组成。基底膜起自于骨螺旋板的游离缘,向外止于骨蜗管外壁的基底膜嵴。主要由横行纤维和上皮细胞构成,基底膜纤维的排列好像钢琴中的钢弦,称为听弦。据统计,人耳的基底膜约有24000条听弦(纤维)。从蜗底到蜗顶听弦长度逐渐增加,亦即基底膜的宽度由蜗底向蜗顶逐渐增宽,而骨螺旋板及其相对的基底膜嵴则由蜗底到蜗顶逐渐变窄(如图4-11所示)。

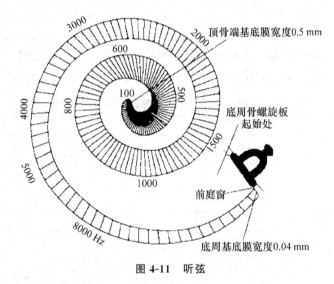

图 4-11 听弦

螺旋器。又称Corti器(如图4-12所示),为听觉感受器。坐落在基底膜上,自蜗底至蜗顶全长约32mm,由感觉细胞、支持细胞和盖膜等组成。

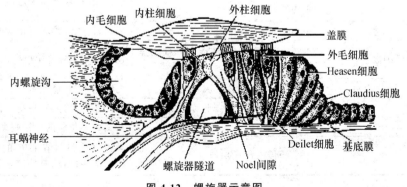

图 4-12 螺旋器示意图

感觉细胞(即毛细胞)为感受听觉的细胞,分为内毛细胞和外毛细胞,内毛细胞和外毛细胞的形态及功能差异如表 4-1 所示。支持细胞主要有柱细胞(分外柱细胞和内柱细胞)、指细胞(分外指细胞和内指细胞)和边缘细胞(分外缘细胞和内缘细胞)。支持细胞中的内柱细胞和外柱细胞在基底膜上形成螺旋器的机械支架,内柱细胞和外柱细胞的顶端紧密连接,体部斜行分开坐落于基底膜上,与基底膜一起形成切面呈三角形的管道,称为螺旋隧道,内、外毛细胞和其他支持细胞附于螺旋隧道的两侧。内毛细胞位于螺旋隧道的内侧,其底部被内指细胞所包绕和支托,外毛细胞位于螺旋隧道的外侧,每一个外毛细胞底部有相应的外指细胞支托。螺旋神经节的周围突,穿过细胞间隙到毛细胞基底部,接受听觉的刺激。毛细胞顶面有一层厚的表皮板,静纤毛的根部藏于其中,位于蜗底部的静纤毛排列较有规律,愈近蜗顶排列愈紊乱。内、外毛细胞无动纤毛。在螺旋器上面,有一胶质和纤维混合而成的结构,称为盖膜。盖膜为一舌状弹性膜,悬浮覆盖在内螺旋沟和螺旋器表面。外毛细胞静纤毛最外的一列为最长,其末端与盖膜接触;内毛细胞的静纤毛一般不直接与盖膜接触。一个毛细胞的静纤毛之间相互结合形成静纤毛束。因此,盖膜的机械性偏移会影响整个静纤毛束。基底膜不同部位毛细胞的高度不一,从蜗底至蜗顶其毛细胞逐渐变高。在蜗底(高频端)毛细胞的静纤毛短,靠近蜗顶静纤毛逐渐变长。这些耳蜗毛细胞的高度以及静纤毛长度的梯度变化,很可能是产生耳蜗音频排列和调谐功能的形态学基础。

表 4-1　内毛细胞(IHC)与外毛细胞(OHC)的形态功能差异

	IHC	OHC
顶部头板形状	椭圆形	圆形
纤毛排列	弓形	W 形,开口向蜗轴
纤毛与盖膜的关系	每个细胞有纤毛 50～70 根,不直接与盖膜相连接	每个细胞有 50～150 根纤毛,与盖膜紧密连接,长纤毛的顶部镶嵌盖膜中
胞体形态	烧瓶状	圆柱状
细胞行数	单行	三行
细胞个数	3500 个	12000 个
与支持细胞的关系	胞体各部分均被支持细胞包围	仅在顶部与底部与支持细胞接触
接受的神经支配	接受传入神经支配,95% 的传入神经纤维与之形成突触连接,与传出神经不直接连接,神经递质为谷氨酸	接受传出神经支配,只与 5% 传入神经纤维相连,与传出神经纤维形成突触连接,神经递质为乙酰胆碱
纤维退化	损伤,传入纤维退化	损伤,传入纤维不退化
连接的神经纤维数	每个 IHC 与 20 根传入纤维相连(20 个 I 型细胞)	10 个 OHC 接受 1 根传出纤维支配
神经髓鞘	有髓鞘,传导速度快	无髓鞘,传导速度慢
损伤	不易受药物中毒,不易受损伤	易受药物中毒,容易受损伤
刺激方式	接受内淋巴流动速度的刺激	接受盖膜位移的机械刺激
功能	承担传入信息功能	承担驱动和调节 IHC 的功能,增加 IHC 的灵敏度,辨别声音频率和强度

2．内耳的血管

内耳动脉只要来自于颈内动脉的迷路动脉,后者又称内听动脉。该动脉随第Ⅶ、Ⅷ对脑神经进入内耳道后分为三支,即前庭动脉、前庭耳蜗动脉及耳蜗动脉。前庭动脉供应椭圆囊、球囊、上半规管及外半规管的一部分;前庭耳蜗动脉供应后半规管、上半规管及外半规管的一部分、椭圆囊及球囊的大部分和耳蜗底周;耳蜗动脉分成若干小支,穿过蜗轴形成小动脉网,供应骨螺旋板基底膜及血管纹各处。由于内耳动脉支皆为终末支,无侧支循环,因此某一支动脉发生阻塞时,不能由其他动脉的血液给予补偿,可影响内耳的血循环。内耳静脉与动脉的分布不同。静脉血液分别汇成迷路静脉、前庭导水管静脉及蜗水管静脉,然后流入侧窦或岩上窦及颈内静脉。

3．内耳的神经

内耳的神经即第Ⅷ对脑神经,名前庭耳蜗神经,为感觉性神经,包括耳蜗神经及前庭神经两部分,在内耳道内两者为一束经内耳门入颅后窝,达延髓和脑桥下缘处时,耳蜗神经与前庭神经又分开进入脑干,并与各自的神经核及其中枢联系。

（1）耳蜗神经。见第76页"（四）听神经"。

（2）前庭神经。前庭神经的第1级神经元位于内耳道底的前庭神经节。神经节内双极神经细胞上部细胞的周围突分布于上、外半规管壶腹嵴及椭圆囊斑,下部细胞的周围突分布于后半规管壶腹嵴及球囊斑。双极细胞的中枢突构成前庭神经。

4．内耳的生理功能

内耳是个能量转换器,它将声波、位置、运动变化等机械信号转换成能被中枢神经系统所接受和处理的生物电脉冲序列;并且还具有很强的信号处理能力,能将声信号的频率、强度、瞬时特征等重要信息编码到听神经生物电序列的时间-空间分布之中。

（1）耳蜗听觉生理。耳蜗的听觉功能可概括为两个方面,一是感音功能,即对传入的声能转换成对耳蜗神经末梢的适当刺激,二是对声音信息的初步分析处理,包括频率和强度编码等。耳蜗的听觉生理过程可归纳为以下几个方面:声音刺激引起耳蜗机械运动、毛细胞兴奋、耳蜗的机械-电传导过程、内耳生物电现象、耳蜗对声音信息的编码。

① 传播声波。声波撞击鼓膜引起的振动经中耳听骨链传至前庭窗,引起内耳前庭窗膜的回复式振动。由于骨性耳蜗管道的四壁都是骨质,只有蜗窗是膜性组织,并与中耳腔临界。根据液体的不可压缩性,当声波通过镫骨底板向内运动,作用于前庭窗膜时,耳蜗内的液体压力波只有向蜗窗方向传导,使蜗窗膜凸向中耳腔;当镫骨底板带动前庭窗膜回复至原位时,负向压力使蜗窗膜回缩。液体压力波从前庭窗膜向蜗窗膜传导过程中,使位于中间的基底膜产生相应的振动。该振动呈波动性的运动始于耳蜗基底部然后传向耳蜗顶部,形成行波（如图4-13所示）。因此,声波在基底膜上的传播方式是按物理学中的行波原理进行的,亦即行波学说。

声波振动通过镫骨底板经前庭窗传到外淋巴后,一部分能量通过外淋巴从前庭阶经过蜗孔及鼓阶再到蜗窗,另一部分振动能量通过外淋巴作用于前庭膜,再经内淋巴传到基底膜。由于基底膜的劲度由蜗底到蜗顶递减,而其质量却由蜗底到蜗顶递增,使得基底膜的位移跟不上频率的变化。这样,基底膜因其各部分的劲度和位移相位的差异,便形成了一个行

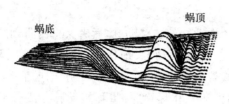

图 4-13 基底膜行波的立体模式

波式的位移。振动于基底膜上从蜗底向蜗顶传播时,振幅逐渐增加,当到达其共振频率与声波频率一致的部位,振幅最大,离开该部位后,振幅很快减小,再稍远处位移完全停止。因此不同频率的声音便在基底膜不同的部位产生行波的峰值,高频声在近蜗底处的基底膜产生波峰,而低频声在近蜗顶处的基底膜产生波峰。也即蜗底区感受高频声,蜗顶部感受低频声;800 Hz 以上的频率位于顶周,2000 Hz 位于蜗孔到镫骨底板的中点。可见基底膜是初级的频率分析器。

② 毛细胞对声音的感受和处理。基底膜 Corti 器的毛细胞是声音的感受上皮。毛细胞的顶面及其上的纤毛浸浴在高钾、低钠的内淋巴中,而毛细胞的体部则浸浴在低钾、高钠的与外淋巴液相似的 Corti 器细胞外液中。[1] 中阶内淋巴有一个由血管纹产生的高达$+80\,mV$的直流正电位,毛细胞内的静息电位值约为$-60\,mV$,因此在耳蜗毛细胞表皮板的两侧存在大约 140 mV 的电位差。这个电位差是耳蜗生物电反应产生的基础,也是耳蜗完成声-电转换功能的基础。

当声波传入耳蜗外淋巴后,中阶包括上方的前庭膜、下方的基底膜以及包含的各结构作为一体运动。基底膜的内缘附着于骨螺旋板下缘的鼓唇上,而盖膜的内缘则与螺旋板的上缘螺旋缘联结。因二膜的附着点不在同一轴上,故当行波引起基底膜向上或向下位移时,盖膜与基底膜各沿不同的轴上下移动,因而盖膜与网状板之间便发生交错的移行运动,即剪切运动,两膜之间产生了一种剪切力。[2] 在剪切力的作用下,使与盖膜接触的外毛细胞的长纤毛发生弯曲或偏转,通过侧连带动全体纤毛弯曲或偏转(如图 4-14 所示)。内毛细胞的听毛较短,不和盖膜直接接触而呈游离状态,浸浴在内淋巴中。剪切运动使两膜之间的液体做往返式运动,由于内淋巴具有一定的黏性,牵动纤毛使其弯曲或偏转,因此外毛细胞的兴奋主要与盖膜和网状板之间相对位置变化形成的剪切力有关(取决于基底膜位移的振幅),而内毛细胞的兴奋主要与内淋巴液体的往返运动和冲击有关(取决于基底膜位移的速度)。

毛细胞顶部纤毛的弯曲或偏转是对声波振动刺激的一种特殊反应形式,也是将机械能转变为生物电,引起毛细胞兴奋的开始。纤毛的弯曲使毛细胞顶部机械门控离子通道开放,内淋巴中的K^+和Ca^{2+}迅速进入纤毛的胞浆内,再通过胞浆进入毛细胞内迅速产生去极化。细胞膜的去极化和细胞内的Ca^{2+}升高,激活细胞膜上电压门控钾离子通道和Ca^{2+}激活 K^+ 通道,K^+通过这两种通道外流,K^+外流使毛细胞电位达到钾平衡电位并超极化,进入细

---

① 郑杰夫.临床听力学[M].北京:中国协和医科大学出版社,2008:82.
② 宋为明.耳鼻咽喉——头颈外科学[M].北京:人民卫生出版社,2005:303.

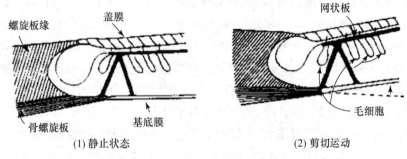

图 4-14 网状板与盖膜之间的剪切运动引起毛细胞纤毛弯曲

内 Ca^{2+} 及静纤毛内 Ca^{2+} 通过浆膜上两种钙泵 Ca^{2+}-ATP 酶迅速主动排出胞外,使细胞进一步超极化。因此,纤毛摆动时流经机械门控通道进入毛细胞的钾离子数量的变化调制了毛细胞的膜电位,使之发生去极化、超极化、复极化的交替变化,毛细胞底侧壁上主要的电依赖性离子通道为 K^+ 通道,随膜电位的变化而启闭。

毛细胞通过机械—电转换形成感受器电位,感受器电位通过毛细胞与传入神经末梢(听神经元的树突)构成突触(毛细胞与传入神经突触)的传递,激发形成听神经的动作电位,再传递到中枢神经系统,引起听觉。在机械-电换能过程中,外毛细胞主要是利用其电动性而实现其主动机械机制,而内毛细胞是真正声-电换能的主角,支配内毛细胞的听神经纤维,将声-电换能的产物传入听觉中枢。

③ 外毛细胞的电致运动和耳蜗放大器。[1] 人耳听觉有着极其精细的分辨力和动态范围。可分辨在 $20\sim20000$ Hz 范围内不同频率声音的音调,甚至灵敏到能够辨别频率相差不到 1 Hz 的两个音调;可感受强度相差 120 dB 的声音。经过近 30 年来的研究证实,这些都源于耳蜗内存在着一个被称为"耳蜗放大器"的对声音进行分析处理的主动机制,使耳蜗能达到与听神经反应相似的听敏度。而从耳蜗分离出来的外毛细胞在电信号的刺激下具有伸长和收缩的能力,即电致性,进一步证实了耳蜗主动机制的存在。

外毛细胞的电致运动(或称快运动)有别于毛细胞的慢运动,其细胞伸缩不是由于化学因素诱发的,不依赖于钙离子和 ATP,也不需肌动蛋白和肌球蛋白。电致运动由电压驱动,而不是跨膜电流驱动。毛细胞的换能电流引起的感受器电位是驱动毛细胞运动的电压来源。电致运动的频率可高达数万赫兹,可以基本跟随声刺激的频率;胞体伸缩运动的幅度可达细胞长度的 5%,这种长度变化所产生的力量可推动数倍于外毛细胞自身的质量。外毛细胞胞体的长短变化与肌细胞最主要的不同之处在于它是双向运动。当基膜的机械运动使外毛细胞顶部的纤毛向长纤毛一侧摆动时,细胞膜去极化,胞体缩短;而纤毛向相反方向摆动时,外毛细胞膜电位出现超极化,胞体伸长。外毛细胞胞体的这种伸缩运动产生的机械力可通过支持细胞传递到基膜,使基膜的机械振动得到额外的能量。随着对外毛细胞电致运动特性的详细研究,耳蜗放大器的概念得到不断的补充和完善。现一般认为,耳蜗放大器和耳蜗主动过程是相同的概念。它们都是指内耳将低强度的声音信号进行机械放大的一系列过

---

① 郑杰夫.听力诱发反应及应用[M].北京:人民军医出版社,2007:49.

程,具体指毛细胞通过某种形式的运动(外毛细胞的电致运动或纤毛运动)以反馈机制影响听觉感受器局部的机械振动,从而使微弱的声音刺激信号得以放大。[1] 这个过程涉及外毛细胞产生的机械动力,是与外毛细胞膜电位的超极化或去极化相伴随的胞体快速伸长或缩短的运动。耳蜗放大器的工作有明显的频率和强度特性,即仅放大与刺激声频率相应的最佳反应部位附近的基膜振动,而且主要对低强度声有放大作用(可放大 40 dB 以上),随刺激声强度增高,放大作用逐渐减弱。这样,耳蜗放大器不仅大大提高了耳蜗对阈值附近声音的感受能力,提高了耳蜗的频率分辨能力,也扩大了耳蜗对声音强度的感受范围。[2]

④ 耳蜗电位。从耳蜗可记录到四种细胞外电位。这四种电位分别为内淋巴电位(EP)、耳蜗微音器电位(CM)、总和电位(SP)及复合动作电位(CAP)。EP 是在任何正常生理状态下从耳蜗中阶记录到的一直流电位,幅度为 $+80\,mV$。EP 只有在动物实验中将电极插入耳蜗中阶才能记录到。EP 在声-电换能过程中起着重要的作用。血管纹的边缘细胞含有丰富的钠-钾 ATP 酶,其作用是将钾离子不断的泵入中阶,以维持 $+80\,mV$ 的内淋巴电位。CM 是毛细胞感受器电位交流成分在生物电场中的综合反映,健康耳蜗的 CM 主要来源于外毛细胞,临床上是从病人的鼓岬或外耳道电极来记录。CM 能反应基底膜的运动状态,其幅度跟随着声刺激周期性的变化而变化。由于 CM 反映外毛细胞的功能状态,在临床听力测试中具有重要的地位。SP 反映耳蜗在声刺激下产生的支流电压的变化,发声源主要为外毛细胞,内毛细胞胞体内电压的变化也在一定程度上体现于 SP。CAP 是听神经在声刺激下同步发放动作电位时复合而成的电位,在电极置放入耳蜗内或离耳蜗较近的部位时可记录到。主要由 N_1 和 N_2 两个负波组成。N_1 相当于脑干电位的 I 波,详细的资料表明 N_1 来自听神经的远中段,即从内毛细胞到神经节细胞胞体这一段。N_2 相当于脑干电位的 II 波,可能部分起源于听神经的近中段,即神经节细胞胞体到耳蜗核这一段,也可能部分来源于耳蜗核的某些结构。因此,临床上多用的短声诱发的 CAP 主要是体现高频听神经的功能,这一点在解释临床耳蜗电图结果时有一定的意义。[3]

(2)前庭生理。人在日常生活中靠前庭系、视觉和本体感觉系三个系统的协调作用来维持身体的平衡。有人将这三个系统成为平衡三联。这些系统的外周感受器受外界刺激后向中枢发出神经冲动,经中枢处理后,通过各种反射性运动来保持身体平衡。在维持平衡方面,三个系统中,前庭系统最为重要,本体感觉和视觉与前庭感受器相辅相成,但有各自的主要功能。视觉的平衡作用主要帮助定向,即在前庭感觉的基础上识别上下、左右、前后的标志。[4] 前庭感受器感受头部的运动及头位相对于重力方向的信号。前庭感受器包括 3 个膜半规管、椭圆囊和球囊。其中球囊主要感受头部在额状面上的静平衡和直线加速度,影响四肢内收和外展肌的张力;椭圆囊主要是感受头在矢状面上的静平衡和直线加速度。膜半规管主要感受正负角加速度的刺激。

---

① 郑杰夫.临床听力学[M].北京:中国协和医科大学出版社,2008:84.
② 陈林,等.听觉科学概论[M].北京:中国科学技术出版社,2005:158.
③ 徐立.内耳病[M].北京:人民卫生出版社,2006:49-50.
④ 刘博,等.听力学基础与临床[M].北京:科学技术文献出版社,2004:50.

椭圆囊、球囊及膜半规管三个平衡器官之间是有互相调节和协同作用的。它们均与前庭神经相连接,将刺激信号传至前庭中枢-脑干附近的前庭核群处。

前庭系统与全身的其他系统均有较广泛的联系。人体的平衡功能是一种综合性的神经反射运动,是非常复杂的。如果某人的前庭系统对加速度的变化很敏感,则在乘车、乘船或乘飞机时会对由此而产生的颠簸、摇晃、升起、降落或突然的加速感到头晕,下车后仍会感到身体动荡不适,严重的导致自主神经紊乱,发生头痛、呕吐、心慌、四肢冰凉,以致脱水、酸中毒。我们称之"晕动病"。

5. 声音传入内耳的途径

声音可通过两种途径传入内耳,一种是通过鼓膜和听骨链传导,另一种是通过颅骨传导,生理状态下,以空气传导为主,但当中耳增压效应破坏时,骨导途径将发挥重要作用。

声音传导过程简示如图 4-15 所示。

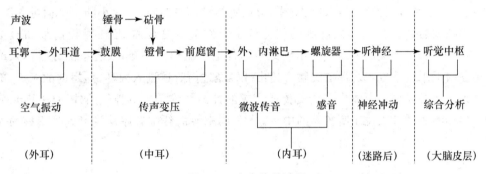

图 4-15　声音传导过程

(1) 空气传导。声波的振动被耳郭收集,通过外耳道达鼓膜,引起鼓膜-听骨链机械振动,后者经镫骨底板的振动通过前庭窗而传入内耳外淋巴。此途径称为空气传导,简称气导。

声波传入内耳外淋巴后转变成液波振动,后者引起基底膜振动,位于基底膜上的螺旋器毛细胞静纤毛弯曲,引起毛细胞电活动,毛细胞释放神经递质激动螺旋神经节细胞轴突末梢,产生轴突动作电位。神经冲动沿脑干听觉传导径路达大脑颞叶听觉皮质中枢后产生听觉。此外,鼓室内的空气也可先经蜗窗膜振动而产生内耳淋巴压力变化,引起基底膜发生振动。这条径路在正常人是次要的,仅在正常气导的经前庭窗径路发生障碍或中断,如鼓膜大穿孔、听骨链中断或固定时才发生作用。

(2) 骨传导。声波通过颅骨传导到内耳使内耳淋巴液发生相应的振动而引起基底膜振动产生听觉,称为骨导。耳蜗毛细胞之后听觉传导过程与上述气导传导过程相同。骨导的方式有 3 种,包括移动式骨导、压缩性骨导和骨鼓径路骨导。前 2 种骨导的声波是经颅骨直接传导到内耳的,为骨导的主要途径;后一种骨导的声波先经颅骨、再经鼓室才进入内耳,乃骨导的次要途径。[①]

---

① 伍伟景,等.基础与应用听力学[M].长沙:湖南科学技术出版社,2003:77.

（四）听神经

第Ⅷ对脑神经，又称"前庭耳蜗神经"，神经干分为耳蜗神经与前庭神经两部分。耳蜗神经起自内耳螺旋神经节的双极细胞，周围突终止于内耳螺旋器。前庭神经起源于内耳前庭神经节的双极细胞，周围突终止于囊斑及壶腹嵴。可用检查听力、观察眼球震颤和共济失调等来了解听神经的功能。

1. 解剖特点

听（蜗）神经共有两套神经分布，即耳蜗至中枢方向的传入神经和从中枢至耳蜗的传出神经。但是无论从数量还是从功能上看，听觉传入神经都占主要，因此一般情况下提到的听神经都是指的听觉传入神经。

听觉传入神经的胞体位于螺旋神经节。大多数传入纤维（人类为88％）只与内毛细胞形成突触。只有小部分（人类为12％）与内、外毛细胞都形成突触。传入神经纤维离开内毛细胞后，进入位于颞骨岩部后表面的内听道，形成听神经，并在脑桥——小脑角平面进入脑干，终于耳蜗核复合体。传出神经纤维的胞体位于上橄榄核复合体（位于橄榄前核和橄榄周核）。与动物相同，人类的大多数传出纤维只与外毛细胞形成突触，只有小部分与传入纤维的树突在内毛细胞下方与之形成突触。传出纤维经过内听道进入内耳，耳蜗内的频率-部位对应关系在听神经也有所体现。负责传递高频的神经纤维位于听神经的外周（表面），而与低频声传递有关的纤维位于听神经的中央。[①] 不同来源的纤维有序地投射到耳蜗核的相应部位。

2. 电生理活动

听神经具有自发电活动，安静情况下记录到听神经元的放电现象，称为自发性放电，这种自发电活动是内毛细胞随机释放神经递质的结果。这种自发电活动并不产生听觉，其生理意义可能在于维持神经一定的兴奋性。听神经对声音的反应是以神经冲动的形式，对声音信息的传递是以单个纤维的放电率随时间的变化，以及一群神经纤维放电的空间分布的形式来实现的。对单个纤维来说，可观察到频率编码的锁相现象和频率调谐，以及强度编码的放电率增高及饱和。所有听神经纤维的上述频率编码及强度编码特性的有序组合与神经纤维放电的时间空间分布相结合，才能完成将声音的频率、强度、时程、相位等信息如实地向听觉中枢的传递。

二、中枢部分

听觉中枢是指位于听神经以上的脑干和大脑半球中的听觉结构，纵跨脑干、中脑、丘脑的大脑皮层，是感觉系统中最长的中枢通路之一。自下向上，主要环节包括：耳蜗核，斜方体，橄榄旁核，上橄榄核，外侧丘系，下丘和上丘，丘脑的内侧膝状体，大脑皮层颞叶的听觉皮层。

听觉中枢系统（如图 4-16 所示）包括上行系统和下行系统。

---

① Jamie M.，等.临床听力学［M］（第 5 版）.北京：人民卫生出版社,2006：11.

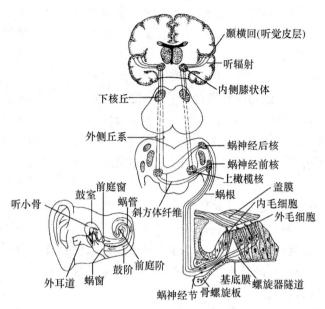

图 4-16　听觉系统中枢传导通路

（一）听觉中枢的上行通路及核团

听觉中枢的传导路径比较复杂，至少包括四级神经元：一级神经元为螺旋神经节中的双极细胞，由其发出的传入神经纤维构成耳蜗神经，入延髓，止于耳蜗背核与耳蜗腹核，这是第二级神经元。由耳蜗核发出的神经纤维大部分交叉到对侧，直接或经上橄榄核第三级神经元上升，构成外侧丘系。外侧丘系上行止于中脑四叠体的下丘（第三级神经元）及丘脑后部的内侧膝状体。从内侧膝状体（第四级神经元）发出的神经纤维经听放射到达大脑皮层颞叶听区，这是最高级的听觉中枢。从耳蜗核发出的小部分不交叉的神经纤维到同侧上橄榄核，随同侧外侧丘系上行。故听觉到皮层的投射为双侧性的，一侧皮层的代表区与双侧耳蜗感觉器功能有关。所以当一侧大脑皮层损坏时，还能保持一定的听觉能力。在人类，听觉皮层代表区位于颞横回和颞上回（41、42 区）。在上述特异性听觉通路之外，还存在弥散的非特异性通路，经网状结构上升到丘脑，再投射至皮层各区。

1. 耳蜗核

耳蜗核位于脑干的延髓，为哺乳类动物的第一级听觉中枢，是所有的听神经纤维都终止的部位。它由 3 个核团组成：耳蜗腹前核、耳蜗腹后核和耳蜗背核。耳蜗神经纤维进入脑干后分为前后两支，较短的前支终止于耳蜗前腹核，较长的后支又分为两支，一支终止于耳蜗后腹核，另一支终止于耳蜗背核。听神经对耳蜗核的投射决定了耳蜗核的音频分布特征。从蜗神经核发出纤维大部分交叉到对侧，多数止于上橄榄复合体，换神经元后上行，形成外侧丘系；有些不换神经元的纤维直接沿外侧丘系上行，止于外侧丘系核或下丘。小部分不交叉的纤维在同侧或止于上橄榄复合体，或上行经外侧丘系止于外侧丘系核、或直接止于下丘。

耳蜗核对声信号的处理主要有 3 种形式：频率编码、时间编码和强度编码。频率编码主要通过耳蜗核的音频分布特征及各神经元之间兴奋和抑制的协调活动得以实现；时间编码为对声信号瞬时变化特征的提取和处理，主要通过调频和调幅机制实现；强度编码则通过广泛和不同程度的神经元抑制性支配实现。

2. 上橄榄核复合体

位于脑干的延髓，是一组结构和功能密切相关的核团，与蜗神经核基本在同一平面，是听觉神经系统上行通路的第一级接受双耳信息汇聚投射的中枢。其核团有上橄榄内侧核、上橄榄外侧核、斜方核以及周围分散的神经元。它们接受同侧和对侧蜗神经核的大部分传入纤维，发出上行传出纤维经外侧丘系上行至外侧丘系核或下丘，另有下行传出纤维支配蜗神经核及耳蜗。

上橄榄复合体的主要功能是对双耳声学信息进行整合、对声源进行空间定位。上橄榄内侧核主要利用声场中的低频信号在两耳间的时间差和相位差对声源的空间位置进行编码；上橄榄外侧核主要处理高频信号，对双耳间声信号的强度差进行编码；斜方体内侧核协助上橄榄外侧核对高频信号的处理。上橄榄复合体周围分散的神经元发出耳蜗传出神经，对耳蜗的生理活动进行调控。

3. 外侧丘系

位于脑干的外侧，为神经纤维组成的上行通路，起自蜗神经核及上橄榄核，止于下丘。在神经纤维间有一些分散的神经元，统称外侧丘系核，接受从蜗神经核及上橄榄复合体来的神经纤维，同时也发出少量纤维交叉到对侧，上行止于下丘。对复合声的处理可能始于外侧丘系核，该神经核也参与听觉惊吓反射。

4. 下丘

从脑干上行的纤维基本都会在中脑的下丘平面交换神经元，故下丘是上行听觉通路的必经之路，它是中脑四叠体的一部分，其神经元明显地按音频排列，包括中央核、中央旁核群及外侧核，接受来自前面三级低位中枢神经元的传入纤维，发出的上行纤维大部分止于同侧的内侧膝状体，小部分止于丘脑的后核，另有一些纤维交叉到对侧的下丘。

下丘是双耳听觉信息整合的重要部位，将双耳时间差、双耳强度差、声音频率等信息进行整合，在处理听觉空间信息中起着至关重要的作用。下丘与一些体感中枢有纤维联系，是听觉系统与体感系统相互作用的重要中枢。

5. 内侧膝状体

内侧膝状体于丘脑，是皮层下最高级的听觉中枢，可以分为3个核团：腹核、背核、内侧核。腹核有明显的音频排列，接受从下丘来的纤维，并发出上行纤维组成听放射，经内囊终止于原发听皮层。背核主要接受低位中枢的弥散投射，它发出的上行纤维止于其他皮层区域，可能参与对听觉注意力的调节。内侧核接受许多非听觉核团的投射纤维，其上行纤维投射更为弥散，包括所有听皮层、非听觉皮层等。内侧膝状体与振动、前庭等感觉系统也有联系。

6. 听皮层

原发听皮层位于颞叶，是听觉信息到达大脑皮层的第一站，接受从内侧膝状体来的听放射纤维，并与皮层的高级整合中枢联系。皮层的听觉高级整合中枢位于颞叶，是听觉信息最高级的整合中枢。

近年发现，听皮层的神经系统的功能构筑具有很大的可塑性。可塑性能够保证成年动物的神经系统在内外环境发生变化时作出适应性改变，通常表现为神经系统功能的重新组合或调整。在听觉系统，听皮层的功能重组表现为耳蜗局部受损后的短时间内，负责该区域听觉的听皮层的神经元重新获得对声刺激的反应，但特征频率变为损伤区边缘神经元的特征频率，即皮层的频率关系发生重组。功能重组并不仅表现为音调构筑的变化，还可以表现在信号处理功能多方面的深层次的改变，如投射神经元对频率、强度等声音信息的处理都相应受到影响。听皮层功能重组的过度表达可能是耳鸣产生的中枢机制。[①]

（二）听觉中枢的下行通路

中枢听觉系统的下行传导通路如图 4-17 所示。

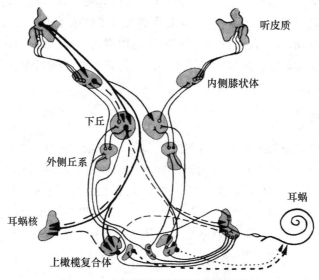

听皮质

内侧膝状体

下丘

外侧丘系

耳蜗

耳蜗核

上橄榄复合体

图 4-17 中枢听觉系统的下行传导通路

一般将听觉下行传导通路分为 3 部分：① 听觉皮层下行传导通路，如皮层丘脑束和皮层中脑束等。② 皮层下中枢的下行传导通路，如中脑橄榄束等。③ 听觉低位（脑干）中枢至耳蜗的下行传导通路，即橄榄耳蜗系统。

一般认为听觉下行传导系统对声音的感受和声信的整合处理具有重要意义，起到一种调制和调节的作用。

🕸 第 2 节 听觉功能检查

听力检查的目的是测定听力是否正常，如有听力损失，应确定听力损失的部位、程度及性质。临床听力检查可分为主观检查法和客观检查法两大类。主观检查法是需要被检查者配合的检查法，其测听的结果依据受试着对刺激声信号作出的主观判断所记录，又称行为测

---

① 　郑杰夫.临床听力学［M］.北京：中国协和医科大学出版社,2008：88.

听,经常受到受试者主观意识、情绪、年龄、反应能力及行为配合等因素的影响。儿童常用的主观测试方法有：纯音听阈测试、婴幼儿行为测听及言语测听等。客观听力检查法是不需要被检查者配合的检查法,不受被检查者主观影响,结果相对可观、可靠。但结论判断的正确性与操作者的经验、水平有关。儿童常用的客观检测方法有：声导抗测试、耳声发射、听觉诱发脑干反应及多频稳态诱发电位检查等。

一、纯音听阈测试

纯音听阈测听是用以测试听敏度、标准化的主观行为反应测听,反映受试者在安静环境下所能听到的各个频率的最小声音的听力级。能够反应从外耳到听觉中枢整个听觉传导通路的功能状况,具有良好的频率特异性,是目前听力定量诊断的"金标准"。[1] 此项测试适用于 5 岁以上儿童及成人。通过气、骨导的测试比较可以对听力损失进行定性、定量及粗略的定位诊断。但由于是主观行为反应测试,需要受试者对测试过程进行配合,故其结果的准确性会受到受试者测试动机和行为反应能力等非听性因素的影响,且不能评估言语的能力,不能对蜗后病变进行定位诊断。故检查的结果不能作为客观的法律依据。纯音听阈测试的结果用听力图表示。

二、婴幼儿行为测试

婴幼儿行为测听是重要的主观听力测试技术之一,是根据其年龄特点进行的听力测试。这种测试需要孩子对声音产生反应并通过某种行为表现出来,如将头转向声源或做出某种动作,检查者通过这些反应来判断其听阈。主要包括行为观察测听(BOA)、视觉强化测试(VRA)、游戏测听(PA)。BOA 测试一般适用 6 个月以内的婴幼儿,属于非条件反射测试。VRA 适用于 7 个月至 2.5 岁的婴幼儿,属于条件反射测试。PA 适用于 2.5 岁以上的婴幼儿,测试前,要建立条件反射。

三、言语测听

言语是判断听功能的重要的指标,听觉通路任何一个部位的病变都会影响对言语的理解。因此,用言语信号作为声信号来检查被检查者对言语的听阈和识别言语的能力是听力学检查中的最基本、最重要的方法之一,这种检查方法被称为言语测听法。

儿童言语测听包括 4 个重要功能：一是作为一种阈值测试,二是言语识别和理解能力的测试,三是用于蜗后听力鉴别测试,四是助听测试。儿童言语测试的项目包括：言语察觉阈、言语接受阈、词识别、强度函数、看图识词。

言语觉察阈(SDT)和言语接受阈(SRT)主要用于测试小儿对说话声音的可听能力,又叫可听度。词识别(WR)用来测试小儿对不同单字词的分辨和识别能力,属于对小儿的说话可懂度测试；平衡音位的强度函数测试(PIPB)主要用于蜗后听力鉴别,在儿童言语测试中较少使用。看图识词(WIPI)也属于可懂度测试。

---

① 莫玲燕.内耳病[M].北京：人民卫生出版社,2006：88.

四、声导抗测听

声导抗测试是听力学评估的重要组成部分,其测试项目包括鼓室声导抗、外耳道容积和声反射等,能提供听觉系统不同方面的特征性信息,结合纯音听阈测试可以对听力损失进行定性、定量和定位诊断。

鼓室导抗图用于检测外耳道气压改变时中耳顺应性的变化,根据鼓室导抗图可以初步区分听力损失的性质,是婴幼儿听力学评估不可缺少的工具。传统的鼓室导抗图采用低频探测音(226 Hz)进行检测,常见的有 A、B、C 三种类型,其中 A 型又分成 As、Ad 两个亚型。但低频的鼓室导抗图对听骨链的病变如听骨链固定、中断和先天性畸形等,以及对新生儿中耳功能正常和积液的鉴别作用不太确切。黄丽辉、李兴启经研究分析后认为,1000 Hz 探测音鼓室导抗图测试可以更好地评估 6 月龄以下婴幼儿的中耳功能。

外耳道等效容积用于评估探头前方的空间容积,探头和外耳道堵塞时,外耳道等效容积相当小,而鼓膜穿孔和压力管异常时外耳道等效容积异常大。在 4 个月龄的婴儿,外耳道平均等效容积为 0.3 mL 左右,3～5 岁为 0.7 mL 左右,成人为 1.1 mL 左右。

声反射阈值是引起镫骨肌收缩的最小声音强度,以 dBHL 表示。正常耳的声反射阈为 70～95 dBHL,同侧声发射阈比对侧低 2～16 dB。轻度的听力损失,声反射阈大致正常;中度的听力损失,多数患者能够引出声反射,但是阈值升高。如果听力损失超过 60～70 dBHL,声反射就难于引出。另外,耳蜗损伤伴有响度重振现象的患者,其声反射阈与纯音听阈之差小于 60 dB,临床上通常以声反射阈与纯音听阈之差小于 40 dB 作为阳性指标,这样可以降低假阳性率。

五、耳声发射

耳声发射(OAE)是一种产生于耳蜗,经听骨链及鼓膜传导,释放入外耳道的音频能量。其能量的产生来自于耳蜗的外毛细胞的主动活动。OAE 仅在外耳和中耳功能正常的情况下才能检出,OAE 不能反映听力损失的程度,而只是提示耳蜗的外毛细胞功能是否完好。OAE 能够检出,则能够证实外周听觉系统功能正常,相反,如果耳声发射幅度降低或未引出则表明需要进一步进行听力学评估。OAE 按其机理不同,可分为:自发性耳声发射(SOAE)和诱发性耳声发射(EOAE)。后者又分为瞬态声诱发耳声发射(TEOAE)和畸变产物耳声发射(DPOAE)。临床上 OAE 用于新生儿听力筛查。近年来,随着听神经病基础与临床研究的不断深入,耳声发射在蜗后病变的鉴别诊断价值越来越突出。

六、听性脑干反应测听

听性脑干反应(ABR),是给予一个瞬态特性较好的短声刺激后,在 10～20 ms 观察窗内观察到从头皮记录到的诱发电位。ABR 由波 I ～ Ⅶ 组成,其中最突出、最稳定的是 V 波。给予的刺激声为短声、短纯音。临床常用于听功能异常的定位诊断以及用来作为评估那些传统的行为测试手段所难于评估出的婴幼儿的听敏度的一种手段。此外,作为外伤性听力障碍或心因性听力障碍的鉴定诊断,ABR 也是必不可少的。

用短声诱发的 ABR,是用于评估婴幼儿听敏度、应用最广泛的一种电生理检测手段。

正常儿童和成人,在 2000~4000 Hz 范围内,刺激声强度用不超过 30 dBSPL 的短声即可引出 ABR,因此,采用潜伏期、振幅、波形等指标,可以了解听神经和低位脑干通路的成熟性和完整性。而用短纯音诱发的 ABR,其反应阈与同频率纯音听阈相差 10dB 以内。当评估斜坡型或不规则形状听力图的时候,用短纯音诱发的 ABR,比短声诱发的 ABR,能够更好地反映外周听敏度的情况。

ABR 不足之处和局限性:短声刺激所诱发的 ABR 电位只能反映高频 2000~4000 Hz 听力的情况,缺乏频率特异性,对于听力图呈低频上升型、高频陡降型或不规则型时,ABR 可能在多个频率上高估或低估听力损失的程度。因此,ABR 不能全面反映耳蜗功能。短纯音诱发的 ABR 虽然具有较好的频率特异性,但进行多个频率测试时需要耗费较长的时间,有的婴幼儿因镇静睡眠不够而无法完成测试,且低频短纯音诱发的 ABR 波形分化不好,判断其阈值会有一定困难,且波形不如短声诱发的 ABR 好辨认。

七、40 Hz 听觉相关电位

40 Hz 听觉相关电位(40 Hz AERP)是一种稳态听觉诱发电位,描述的是使用 500 Hz 的短纯音作为刺激声源,刺激声源重复率为 40 次/秒,采样时间为 100 ms 内记录到的一组反应波形,反应稳定可靠,波形易辨认;除了可用高频短音(或过滤短声)外,也可用低、中频的短音诱发出 40 Hz AERP,故可以较好地补充 ABR 对低、中频段听力反映不足的短处。由于反应阈值接近纯音听阈,因此对低中频的行为听阈有较好的复核作用。也可用于了解听力损失儿童的残余听力,有助于助听器的验配。不足之处:在睡眠和应用镇静药物的情况下,40 Hz AERP 的幅度降低,反应阈提高。

八、多频稳态听觉诱发电位

多频稳态听觉诱发电位(MASSEP)是由调制声信号引起的反应相位与刺激信号的相位具有稳定关系的听觉诱发电位,也称调幅调制跟随反应(AMFR)、听觉稳态诱发反应(ASSR)等。结果判定以极坐标图的形式或频谱图表示。临床用于:① 听阈的客观评估。MASSEP 具有频率特异性,刺激强度可达 120 dB,可绘制出反应阈图,并可以推导出纯音听力图。有研究表明:MASSEP 反应阈与纯音听阈图两者的相关性较好,个体差异性小,但是两者之间的差值随着听阈的提高而变化的。听力损失越重,与纯音听阈的差值越小。中度听力损失者,二者的差值在 10 dB 以内,而对于重度听力损失者,二者的差值小于 5 dB。在婴幼儿 MASSEP 的反应波形幅度小,故得出的听阈较成人为高。② 听力损失儿童听阈的评估及助听器的验配。MASSEP 具有客观、快速、有频率特性、声能量输出高等特点,可较好地评估婴幼儿的行为听阈,对听力损失儿童及早准确验配助听器提供了可靠依据。

📖 第 3 节　听力损失分类

听力损失是指听觉能力减退。听力损失的分类方法很多,本节主要介绍按解剖学分类及按听力损失出现时间分类的方法。

一、解剖学分类

根据病变部位不同，一般临床上把听力损失分为传导性听力损失、感音神经性听力损失和混合性听力损失三类。由外耳、中耳等机械性阻断声音的传导所致的听力损失称为传导性听力损失，因内耳、听神经、听觉中枢损伤所致的听力损失称为感音神经性听力损失。

（一）传导性听力损失

引起传导性听力损失的病变发生在外耳和中耳，主要由于外耳或中耳阻塞性病变或结构破坏所致。临床常见病因有：① 耳道堵塞性病变：常见于外耳道耵聍栓塞、异物、肿瘤或闭锁等。② 中耳发育不良：多见于中耳畸形、听骨链缺失。③ 中耳炎症：见于咽鼓管阻塞、鼓膜炎、中耳炎、中耳结核及肿瘤等。④ 耳硬化症：为镫骨与骨迷路的原发病变，女性较多。多为双侧渐进性的传导性听力损失或混合性听力损失，少数病人伴有眩晕症状。⑤ 耳外伤：多见于鼓膜外伤性穿孔、听骨链损伤等。

（二）感音神经性听力损失

发生于内耳或蜗后神经病变的听力损失称为感音神经性听力损失。感音神经性听力损失的原因很多，其中常见病因为：先天性因素、感染性因素、药物中毒性因素、职业性因素、外伤性因素、肿瘤、梅尼埃病、突发性聋、听觉中枢病变以及贫血、变态免疫性反应等全身性疾病。感音神经性听力损失按病变部位不同又分为：① 感音性听力损失（耳蜗损伤），常见于噪声性听力损失和药物性听力损失。② 神经性听力损失（蜗神经损伤），例如听神经病、听神经瘤等。③ 中枢性听力损失（脑干和皮层病变），多见于脑肿瘤、小脑桥脑角肿瘤等蜗后病变。

（三）混合性听力损失

任何导致传导性听力损失和感音神经性听力损失的病因同时存在，均可引起混合性听力损失发生。常见原因多为慢性化脓性中耳炎、耳硬化症等。

二、听力损失出现时间分类

听力损失按病变的时间分为先天性听力损失和后天性听力损失两类，母亲怀孕至分娩时由各种因素导致的胎儿听力损失是先天性的，胎儿出生后发生的听力损失是后天性的。

（一）先天性听力损失

指在出生时就获得的听力损失疾病，可发生在产前期、产期以及围产期。可以因为遗传性因素引起，也可以因为其他原因导致。

1. 解剖学因素

根据出现先天性听觉损伤时内耳迷路改变的解剖学特征，通常将出生前已存在的内耳畸形分成以下 4 个基本类型，包括遗传性听力损失和非遗传性听力损失：① Michel 型：又称为发育不全型。② Mondini 型：也称为骨及膜迷路畸形型。③ Scheibe 型：表现为膜迷路畸形型。④ Alexander 型：中度膜迷路畸形型。

Michel 型畸形是最严重的内耳畸形，可累及蜗神经和前庭神经，听力损失程度很重。Scheibe 型是临床最常见的遗传性先天性听力损失。通常情况下，Mondini 型、Scheibe 型和 Alexander 型可存在不同程度的残余听力。尤其后两种畸形，由于存在一定的低频听力，对于选配助听装置提高听觉能力是有一定效果的。

2. 遗传性因素

(1) 遗传类型。按遗传的类型可分为：显性遗传、隐性遗传、性连锁遗传。国内外的研究均说明：大部分遗传性听力损失属于隐性遗传；近亲结婚的亲代，其子代获得遗传性听力损失的发病率较高。

(2) 伴随其他疾病的常见听力损失综合征。由于在胚胎发育过程中，皮肤、毛发、指(趾)甲、部分色素、内耳及中枢神经系统均发源于外胚层。因此，耳聋可伴随以上器官的异常。

常见的听力损失综合征有：① Wardenburg 综合征(白额发综合征)：是听力损失中比较常见而典型的一种，约占先天性听力损失的 2%～3%，属于显性遗传。为先天性、非进行性感音神经听力损失，基本特点是：患者在前额中部有一缕白色额发、内眦间隔较宽，鼻根部扁平、虹膜异色和局限性白化病。② Usher 综合征(乌斯赫尔综合征)：此综合征约占遗传性听力损失的 10%。其最主要的特点为先天性、进行性感音神经性听力损失伴视网膜色素变性，属常染色体隐性遗传性疾病。③ Pcndred 综合征(先天性听力损失甲状腺肿综合征)：为比较常见的隐性遗传病，常表现为先天性散发性甲状腺肿大和感音神经性听力损失。④ Alport's 综合征(家族遗传性出血性肾炎、耳聋综合征)：约占遗传性听力损失的 1%。本病最早期和最常见的症状常是以儿童期出现的无痛性血尿和蛋白尿，双侧对称性感音性听力损失为主要特征。⑤ Marfan's 综合征(马凡综合征)：听力损失可以是感音性，也可是传导性或混合性。其他表现有：身材瘦高、骨骼和视觉异常，进一步的严重表现可以出现心血管系统异常，严重者发生死亡。⑥ Klippel-Feil 综合征(短颈畸形或先天性骨性斜颈或先天性颈椎融合畸形)：属常染色体隐性遗传，但女性多见。可以是感音性听力损失，也可是传导性听力损失或混合性听力损失，听力损失程度较重。可伴有前庭功能障碍和骨骼发育异常，如先天性短颈、脊柱侧突和脊柱裂等。⑦ Hallgren's 综合征(视网膜色素变性耳聋共济失调综合征)：多为感音神经性听力损失。可出现精神发育迟滞、视网膜炎和运动失调等其他症状。

(3) 三体综合征。由于额外的染色体加入到常染色体中，形成三体组合，导致听力损失发生。常见的三体综合征有：13-三体综合征、18-三体综合征和 21-三体综合征。这些患者通常具有低位耳、耳廓畸形、中耳或内耳畸形、头面部畸形以及先天性心脏病等，多在出生后不久死亡。

3. 孕期常见因素

(1) 感染性因素：① 风疹病毒感染：最常见的孕期感染性致听力损失因素之一。在孕期前 3 个月内母体感染风疹后，可引起胎儿发生先天性耳畸形，导致听力损失，发生率在 50%左右。风疹感染时母亲多无典型症状，但新生儿可出现风疹综合征，包括心脏病、白内障和智力缺陷等。② 弓形虫感染：这是一种弓形虫引起的先天性、全身性感染。常伴有严重的神经系统症状。如果孕期胎儿出现感染，可致早产、死胎等，存活者也会出现严重的先天畸形，如脑积水、脑内钙化灶以及智力低下等。③ 梅毒螺旋体感染：Hutchinson 综合征(先天性梅毒角膜炎综合征，又名先天性梅毒三联征)。Hutchinson 牙齿，恒牙呈污灰色，牙间距增宽。上门牙狭小,边缘弓状,切缘中央凹入,下门牙呈楔形,中央凹切。第一磨牙发育不良。所有牙齿缺乏牙釉质,无光泽。双侧听力损失,听神经受损害。间质性角膜炎。④ 单纯疱疹病毒性感染:单纯疱疹病毒性感染可引起感音神经性听力损失。婴幼儿可表现为中枢神经系统的损害,如小头畸形、脑内钙化灶以及视网膜发育不全、小眼球等。⑤ 巨细胞病毒感染:巨细胞病毒感染可引起感音神经性听力损失,出现听力损失患者约占感染病毒患者的 $20\%\sim65\%$。另外,感染者还可伴有小头畸形、肝脾肿大、黄疸、间质性肺炎等。

（2）孕期用药。孕期服用一些药物,如治疗糖尿病的降糖灵药物,使用抗感染的氨基糖甙类药物、抗疟药等。

（3）孕妇疾病。当孕妇罹患某些疾病时可导致新生儿出现听力损失,如母亲患有甲状腺功能减退时,胎儿可能出现先天性非遗传性听力损失。早产、先兆流产也可造成胎儿出现先天性听力损失。

（4）环境影响。环境因素的影响也可导致胎儿在孕期出现畸形,发生听力损失。如接触放射性物质或接触放射线。

4. 临产期与产后因素

（1）新生儿窒息。产时或产后引起的重度窒息或缺氧时间过长,均可导致婴儿出现神经运动发育迟缓,并导致双侧感音神经性听力损失。

（2）产时外伤。产程持续时间较长的难产、不当的助产可导致新生儿头颅损伤而导致听觉损伤。

（3）新生儿溶血。多由于母子血型不合引起同族免疫性溶血。常表现为水肿、黄疸、贫血、肝脾肿大;严重者可出现核黄疸,进一步导致智力发育障碍和感音神经性听力损失。

（二）后天性听力损失

后天性听力损失是由于出生以后获得的导致听力损失的疾病所引起,常见的因素包括传染性疾病、中毒性疾病和外伤性疾病。

1. 遗传性听力损失

出生后出现的遗传性听力损失多有进行性发展的特点,听力损失为双侧性,青少年时期发病,听力损失表现为高频损失或呈平坦形或盆形听力减退的曲线。还有一些遗传性听力损失,如前面提到的 Klippel-Feil 综合征、Alport 综合征等的听力损失症状也可在出生以后出现。

2. 药物中毒性听力损失

常见引起中毒性听力损失的耳毒性药物种类有:① 抗生素类:耳毒性药物以氨基甙类抗生素为代表,包括链霉素、庆大霉素、卡那霉素、洁霉素、新霉素、万古霉素、妥布霉素等 40余种。② 水杨酸类药物:阿司匹林。③ 利尿剂:利尿酸、速尿、丁尿氨、苯比磺苯酸。④ 抗疟药:奎宁、氯奎。⑤ 抗癌药:顺铂、卡铂等氮芥、长春新碱。⑥ 重金属:汞、铅。⑦ 其他:乙醇、一氧化碳、抗惊厥药等。

3. 感染性疾病

如细菌或病毒感染引起的急、慢性传染病而导致的听力下降。如乙脑、麻疹、猩红热、伤寒、结核性脑膜炎、流感、腮腺炎、风疹、水痘、带状疱疹等均可能使内耳及听神经受损而致听觉损伤。部分病例可同时伴发感染中毒性迷路炎,致使前庭功能和听功能均受损害。通常腮腺炎和带状疱疹感染导致的感音神经性听力损失多为单侧。脑膜炎及麻疹引起的耳听力损失多为双侧。在各种脑膜炎感染病例中,以流行性脑脊髓膜炎最为多见,其中约40%流脑患儿出现感音神经性听力损失。一部分听力损失可以在6个月内得到恢复,而另一部分则成为永久性的听力损失患者。

4. 其他

(1)儿童多动症。常表现为肢体多动、学习困难以及智力发育迟缓,听觉能力减退。

(2)突发性听力损伤。瞬间或数小时之内突发的感音性听力损失,常由血管痉挛、病毒感染等原因引发。少数患者可伴眩晕,该类型预后多不良。

(3)精神性听力损失。属非器质性听力损失,起病突然,听力测试结果变异大,主客观检测结果不相符。可与焦虑、惊吓、失意等精神刺激有关。

(4)听觉神经病。常在青少年时期发病,尤以青春期发病多见。

(5)孤独症患儿。常有自闭倾向,表现为对声音反应迟缓,但一般没有外周听觉系统的直接损伤,有报道认为可能与听觉中枢功能障碍有关。

🔘 第4节　耳科常见疾病

听觉是通过大脑皮层分析后获得的声音感受,由传音器官和感音器官协同完成。这个系统中的任何部位发生结构或功能障碍时均可导致不同程度的听力损失,因此采用的治疗和康复措施也不同。导致听力损失的疾病很多,本节只重点介绍引起婴幼儿听力损失的常见疾病以及相关疾病的临床表现、治疗和康复原则。

一、中耳炎

中耳炎是一种临床上常见的耳科疾病,主要发生于鼓室、乳突或中耳其他部位,是导致传导性听力损失最常见的原因。包括化脓性和非化脓性中耳炎两大类。随着抗生素的广泛使用,化脓性中耳炎的发生率有所下降,非化脓性中耳炎的发生比率上升,分泌性中耳炎已成为导致儿童听力障碍的主要原因之一。[1]

(一)症状和体征

1. 急性化脓性中耳炎

急性化脓性中耳炎是细菌感染引起的中耳黏膜的化脓性炎症,病变主要位于鼓室,中耳的其他各部的黏膜仅有轻微的炎症反应。常由于急性上呼吸道感染、急性传染病以及不适当的擤鼻动作等引起。婴幼儿由于机体抵抗力差以及解剖生理特点的影响,细菌容易通过宽大平直的咽鼓管进入中耳,易引起中耳感染。表现为耳深部逐渐加重的疼痛感,并可向头侧部或咽部放射,一旦形成脓液并穿破鼓膜后则疼痛可立刻改善;早期仅表现为耳鸣、耳闷,渐出现听力下降;可伴有全身症状。耳部检查:早期见鼓膜充血、肿胀或小穿孔、闪烁状排

① 孔维佳,等. 耳聋的基础与临床[M]. 长沙:湖南科技出版社,2003:171.

脓,最终可发展为鼓膜大穿孔或见脓液流出等。纯音听力检查呈传导性听力下降曲线。

2. 慢性化脓性中耳炎

本病很常见,系急性中耳炎治疗不及时或治疗不当引起,鼻咽部的慢性病灶可能是促使疾病发展的诱因,病变不仅位于鼓室,还经常侵犯鼓窦、乳突和咽鼓管,可引起严重的颅内外并发症甚至危及生命。按照病理转归和临床表现可分为以下 3 种类型:

(1) 单纯型。此种类型最常见。为间断性发作,炎症多位于鼓室黏膜,脓液黏稠。听力损失程度较轻,为传导性听力损失。

(2) 骨疡型。组织破坏范围广,鼓膜穿孔面积较大,有肉芽组织增生和程度不等的骨质破坏,存有较重的传导性听力损失。

(3) 胆脂瘤型。骨质破坏,脓液具有特殊的臭味,听力下降较重,早期呈传导性听力损失,晚期可引起混合性听力损失。

3. 分泌性中耳炎

分泌性中耳炎是以传导性听力损失及鼓室积液为主要特征的中耳黏膜非化脓性炎性疾病。冬春季多发,是导致婴幼儿或成人听力损失的常见原因之一。病因可能与咽鼓管功能障碍、感染和免疫反应有关。急性者多有近期感冒或上呼吸道感染史;慢性者多因治疗不当或不及时而迁延,也可因鼻部疾病所致。主要症状为耳鸣、耳痛、听力减退和周围皮肤发"木"感。耳镜检查鼓膜内陷或出现积液征。纯音测听检查呈传导性听力损失的表现,但听力损失程度表现不一。声导抗测试的鼓室导抗图呈现平坦型(B 型)或高负压型(C 型),有助于诊断。

(二) 治疗原则

1. 急性化脓性中耳炎

一般在积极控制感染的情况下可彻底治愈急性化脓性中耳炎。鼓膜可自行愈合而不遗留听力障碍问题。主要原则有:① 对症治疗:包括全身和局部应用适当的抗生素控制,同时采取对症治疗措施。② 原发病灶的治疗:积极治疗鼻部、咽部等慢性疾病。③ 手术治疗:对于脓液已停止而鼓膜穿孔长期不愈合者,可行鼓膜修补术。

2. 慢性化脓性中耳炎

慢性化脓性中耳炎治疗方法因类型不同而异,主要治疗原则有:① 病因治疗:祛除病因、有效控制感染。② 手术治疗:利用手术的方式,保证引流通畅和提高听力,避免并发症出现。③ 听力补偿:如果合并内耳损伤,则应选配合适的助听器,提高"听"的能力。

3. 分泌性中耳炎

治疗原则为:清除中耳积液、改善中耳通气、引流和病因治疗。

二、耳畸形

各种外耳、中耳和内耳的畸形均可导致听力障碍,其中外耳、中耳的畸形导致传导性听力损失,内耳的畸形多引起感应神经性听力损失。

(一) 症状和体征

1. 外耳、中耳畸形

外耳起源于头颈部外胚层,由第一鳃沟及其周围发生的 6 个耳结节融合而成,中耳主要由内胚层来源的第一咽囊发育形成。在胚胎 3～8 周时,由于遗传或其他有害因素的影响而使其发育障碍或不全,可导致畸形,外耳及中耳畸形常同时发生。一般按畸形发生的部位和程度分为 3 级。第 1 级:耳郭小而畸形,各部尚可分辨;外耳道狭窄或部分闭锁,鼓膜存在,听力基本正常。第 2 级:耳郭呈条索状突起,相当于耳轮或仅有耳垂,外耳道闭锁,鼓膜和锤骨柄未发育,锤骨、砧骨融合者占半数,镫骨存在或未发育,呈传导性听觉损伤,此型为临床常见类型,约为第 1 级的 2 倍。第 3 级:耳廓残缺;外耳道闭锁,听骨链畸形,伴有内耳功能障碍,表现为混合性或感音神经性听力损失。发病率最低,约占 2%。第 2、3 级畸形伴有颌面发育不全,表现为眼、颧、上颌、下颌、口、鼻等畸形,伴小耳、外耳道闭锁及听骨畸形,称下颌面骨发育不全。

2. 内耳畸形

内耳主要由头部外胚层形成的听泡演变而来。先天性内耳畸形的疾病种类繁多,诊断比较困难。随着高分辨 CT 和核磁共振(MRI)的应用,目前诊断率不断提高。常见的内耳畸形有:

(1) 前庭导水管扩大征候群(LVAS)。

(2) 先天性耳蜗畸形,又称 Mondini 内耳发育不全,是最常见的一种内耳畸形。此病可为常染色体显性或隐性遗传疾病,也可为非遗传性因素,如风疹病毒感染、过多的放射线暴露以及反应停类药物等因素引起本病。临床表现为出生即无听力或 1～2 岁时才出现听力减退,部分病人可长期保留部分残余听力。听力损失性质主要为感音神经性听力损失,部分病人可表现混合性听力损失,个别病人可有眩晕发作。

(二)治疗原则

1. 外耳、中耳畸形

根据出生后即有的耳畸形可作出初步诊断。如要确定畸形程度应进行听力检查,了解听力损失的性质,如为传导性的听力损失,属手术适应证。

2. 内耳畸形

目前尚无有效的治疗方法。如果有残余听力,可佩戴助听器后进行语言康复。如无残余听力或极重度听力损失的部分人可经详细评估后进行人工耳蜗植入。

三、耳外伤

耳外伤可发生在听觉通路的任何部位。外耳、中耳等处外伤可引起传导性听觉损伤;内耳震荡以及颞骨的横行骨折由于直接损伤内耳,可引起重度感音神经性听觉损伤。

(一)症状与体征

发生在耳郭的耳外伤,如系挫伤,则表现为皮下淤血、血肿,如系撕裂伤则表现为皮肤撕裂,软骨破碎,部分或完全切断。早期伤口可出血,局部疼痛,合并感染后出现急性化脓性软骨膜表现。外耳道外伤,如合并皮肤肿胀、撕裂、出血,软骨或骨部骨折可致外耳道狭窄。中耳外伤表现为流血、耳鸣、耳痛,听力下降,偶有眩晕。鼓膜穿孔多为裂隙状或不规则形,穿孔边缘有血迹,有时可见听小骨损伤脱位。如外伤发生在内耳,轻者迷路震荡及爆震听力损伤,主要表现为感音性听力损失、耳鸣、眩晕、恶心、呕吐、眼震及平衡障碍。严重者合并岩骨骨折,表现为耳内出血,如鼓膜未穿破,则鼓室内积血使鼓膜呈蓝色,鼓膜破裂有脑脊液耳漏,流出淡红色血液,或清亮液体。有时合并面瘫。合并颅脑外伤、颌面外伤时,应注意神志、呼吸、心跳、脉搏、血压、瞳孔,其他神经系统及颅颌面伤情、全身情况等。

(二)治疗原则

单纯鼓膜外伤性穿孔时应用抗炎和促使鼓膜愈合的药物,避免出现中耳感染,多可自行愈合,听力随之改善恢复。穿孔较大不能自行愈合或伴随有中耳损伤者采取手术治疗,恢复听力。如果同时损伤了内耳,则听力损失难于恢复,须在后期采取听力康复措施。此外进行合并症的治疗。

四、前庭导水管扩大症候群

前庭导水管扩大症候群又称大前庭导水管综合征或先天性前庭水管扩大。它是 20 世纪 70 年代末随着 CT 问世而发现的一种听觉损伤的疾病。近年来由于高分辨 CT 的应用,使本病的诊断率不断提高。双侧多于单侧;病因为常染色体隐性遗传,家庭中多为单个病例发病。由于先天发育异常导致前庭导水管扩大的疾病,单纯的前庭导水管扩大畸形比较多见,但也可同时合并耳蜗或前庭畸形。内淋巴液经扩大的前庭导水管从内淋巴囊倒流于耳蜗或前庭,损伤毛细胞,出现感音神经性听力损失或眩晕症状。

在胚胎第 4 周中,淋巴管系统开始作为始基的耳囊的膨囊部分,胚胎期前庭导水管(VA)较短直,较成熟期宽大,以后逐变窄长呈 J 型,若在早期发生影响内耳的胚胎发育的因素,则可使 VA 停留在胚胎期的宽大状态。因此,凡能造成胎儿发育障碍的孕期危险因素均可阻碍 VA 的发育。

(一)症状与体征

患儿出生时听力一般接近正常,多数在 3~4 岁发病;感冒和外伤常是发病的诱因,即使是轻微的外伤也可引起重度感音神经性听力损失和眩晕,有的患者有头部外伤后诱发听力损失加重的病史。听力下降常呈渐进性、波动性、多为双侧性,听力变化范同从正常到极重度听力损失,严重者伴有语言障碍。约有 1/3 患者出现前庭症状,儿童多有平衡障碍和共济失调。听力学检查:纯音测听呈波动性感音神经性听力损失,听力曲线早由低频至高频阶梯状下降图形。声阻抗检查有助于判断中耳有无异常。对主观听力测试不合作的婴幼儿可进行听觉脑干诱发反应检查,检查结果显示听觉外通路受阻。前庭功能检查:眼震电图显示对冷热实验反应低下或无反应。影像学检查:颞骨高分辨 CT 矢状面观察前庭导水管径≥1.5 mm 即为前庭导水管扩张。

(二)治疗原则

LVAS 目前尚无确切有效的治疗方法,但是早期确诊并积极防治,避免头部创伤和大气压的变化,对防止听力进一步下降有一定的意义。主要治疗原则为:

(1)一般治疗。主要以改善内耳微循环代谢和膜通透性为主,尽可能的恢复听力,但很难恢复到原听力水平。

(2)听力补偿与听力重建。在语言形成关键期,尽量保护残余听力,可佩戴助听器,早期进行语言训练。对 LVAS 导致的重度听力损失患者可行人工耳蜗植入术,术后积极进行语言训练,可获得较佳的字词听辨效果。

五、突发性听力损失

突发性听力损失简称突聋，是指突然发生的、原因不明的一种感音神经性听力损失。一般认为系病毒感染、内耳血循环障碍、疲劳和精神紧张等原因所致。此外也认为突发性听力损失与蜗窗膜破裂有关。

（一）症状与体征

起病突然，常先出现耳鸣，继之听力减退，听力损失多为一侧，7％以下双侧发病者；多数患者伴有不同程度耳鸣，多与听力损失同时发生；部分患者伴有耳闷胀、阻塞感及耳周麻木感；约半数患者在发病时伴有轻重不等的眩晕。听力学检查：纯音测听表现为不同类型的感音神经性听力损失。声阻抗测听示鼓室压力图为 A 形，镫骨肌反射阈与听力损伤有关，可有重振表现。脑干电反应测听与主观阈值基本符合。诱发性耳声发射反应与听力损失程度相关。前庭功能检查：患侧的前庭功能可正常或减退，其功能损失程度与耳听力损失及眩晕严重程度有关；影像学检查：颞骨 CT 或 MRI 扫描有助于除外听神经瘤及其他颅内占位性病变所致的突发性听力损失。

（二）治疗原则

（1）一般治疗。改善内耳微循环、增强神经营养、促进能量代谢，配合使用维生素和激素治疗。治疗效果与发病年龄、病程、听力损失情况以及是否伴发眩晕或是否合并慢性病有关。

（2）听力补偿。如果双耳听力损失均较重，以上治疗无效时，可考虑选配助听器。

六、梅尼埃病

梅尼埃病是一种原因不明、以膜迷路积水为主要病理特征的内耳病，占耳源性眩晕的61％～64％。多见于 50 岁以下的中青年人，儿童亦可发病。多数一侧先发病，10％～20％两耳相继发病。梅尼埃病的发作次数与间歇期因人而异，间歇期可长达数月至数年或一周内可发作数次。

（一）症状与体征

眩晕、耳鸣、听力下降为梅尼埃病的三大主症。眩晕为无任何先兆、突然发作的旋转性眩晕，持续时间不定，常伴有面色苍白、出冷汗等自主神经症状。耳鸣可能是本病的最早症状，常于眩晕发作前先有耳鸣出现，随眩晕发作缓解耳鸣逐渐减轻或消失，反复发作后耳鸣可持续存在。发作期听力可下降，表现为波动性的听为改变，随着发作次数增多，听力下降加重，一般病程越长听力损失越重。多数患者伴有患耳的闷胀感或堵塞压迫感及患侧头部沉重感。听力学检查：纯音测听显示早期为低频下降型感音神经性听力损失，多次发作后，曲线呈马鞍形或平坦形。声阻抗和阈上功能检查、耳蜗电图测试均提示为耳蜗病变。前庭功能试验：早期患侧前庭功能正常或轻度减退。多次发作后，可出现半规管轻瘫或功能丧失。

（二）治疗原则

（1）一般疗法。向病人耐心解释病情并介绍预后情况，解除病人恐惧心理。发作期静卧于半暗室内；间歇期则鼓励病人加强平衡功能锻炼。

（2）药物疗法。酌情配伍用药,包括镇静药、抗眩晕药、血管扩张剂、脱水剂、止吐剂、糖皮质激素、维生素类药物。

（3）听力补偿。晚期重度听力损失患者可选配助听器改善听觉能力。

（4）手术治疗。药物治疗无效者,可进行手术治疗。

七、药物中毒性听力损失

药物性听力损失是指使用某些药物治病或人体接触某些化学制剂所引起的位听神经系统中毒性损害,导致听力暂时性或永久性损伤。多为双侧对称性感音神经性听力损失,听力损失首先表现的是高频听力损失,逐渐向中、低频发展。前庭受累的程度与听力损失的程度不平行。听力损失可出现于用药的任何阶段或停药以后,前庭症状可逐渐代偿消失,而听力损失则难于恢复。

（一）症状与体征

一般在用药1~2周后出现双耳对称性听力损失,由高频开始,逐渐加重,个别敏感者可呈听力急剧下降,发展为重度听力损失以至全聋。耳中毒的程度与药量及时间不成正比。耳鸣常为最早出现的症状,令患者烦躁不安,可影响日常生活。可出现眩晕、平衡失调、恶心呕吐等前庭系统中毒症状现象。一般用药后2~4周症状达到高潮,以后逐渐缓解。少数人伴有头疼、头昏、头胀、烦躁、易激动、记忆力下降、噩梦等有中枢中毒症状。听力学检查:纯音测听多数为双耳对称性感音神经性听力损失,早期由高频听力损失开始,逐渐向中、低频扩展。阈上功能检查可有重振和听觉疲劳现象。言语测听显示言语接受阈与识别率较差。畸变产物耳声发射检查(DPOAE)可早期发现内耳损伤。

（二）治疗原则

（1）对症治疗。早发现、早治疗,病情允许尽早停用耳毒性药物;辅用神经营养药;前庭功能障碍可通过前庭训练矫正。

（2）听力补偿。由于目前尚无有效的治疗方法,一旦出现中度以上的听力损失均可选配助听器。

八、噪声性听力损失

噪声性听力损失是一种感音神经性听力损失,是指由于在长期接受噪声刺激条件下,产生的一种缓慢的、进行性的听觉损伤,损伤部位主要是内耳,损伤程度与噪声的强度和接触噪声的时间有关。短时间暴露于强噪声环境所引起的听力下降,一般不超过25 dB时,离开噪声环境数小时至数十小时,听力能完全恢复或得到部分恢复的,称为暂时性阈移,虽经休息仍不能恢复或遗留下听力损失的听阈改变称为永久性阈移。

（一）症状与体征

噪声性听力损失的早期症状之一是耳鸣。耳鸣多为双侧性、高音调、间歇性。其发生率与听力损伤的程度有明显关系,同时,耳鸣的频率与听力损伤最严重的频率相符合。听力减退呈渐进性,最先受损的是高频部分,而低频段不受影响。此时,主观感觉无听力障碍,也不影响正常语言交流和社交活动。听力损失进一步发展,由高频段向低频段延伸、扩展,损失程度加重。当损伤到语言频率段时,就会出现听力障碍,使语言交流和社交活动受到影响。

听力学检查：听力曲线呈感音神经性听力损失，主要显示在 3000 Hz 或 4000 Hz 或 6000 Hz 处呈 V 型凹降。国外多数文献报告高频 V 型凹降以 4000 Hz 为主，同时，这三个频率也是最早受影响的频率。我国工人噪声性听力下降在 6000 Hz 比 4000 Hz 更为显著。

（二）治疗原则

（1）减少噪声刺激。对噪声性听力损伤目前仍无有效的治疗方法。当出现症状后应及时脱离噪声环境，停止噪声刺激，促使自然恢复。

（2）药物治疗。以改善血液循环和促进神经营养代谢为主的药物，如维生素类，调节神经营养的药物、血管扩张剂、促进代谢的生物制品等。

（3）听力补偿。对听力损失达重度以上者可佩戴助听器，效果较好；对于极严重的听力损失，助听无效的人员也可在排除禁忌证的前提下考虑人工耳蜗植入。

九、听神经病

听神经病是近年被逐渐认识，并受到越来越多关注的具有特殊临床表现的听力损失。是由于第Ⅷ脑神经的听神经受损引起的一种临床表现特殊的感音神经性听力损失。由于听神经病的病因不同，临床表现除听力学检查表现外，在发病年龄、外周神经病的并存、病变部位等方面有许多不同，对不同病因、不同病变（除耳蜗至脑干之间的第Ⅷ颅神经的耳蜗神经外）所致的 ABR 异常、OAE 正常的听力损失，应是一组症状群（综合征），而不是一个病名。

（一）临床表现与诊断

相对于其他感音神经性听力损失而言，本病具有一些特殊性：多见于婴幼儿和青少年期发病，尤以青春期发病多见；女性略多于男性；极少数有噪声接触史和外伤史；多无家族史。多数患者主诉双耳听不清说话声，少数伴有耳鸣，有程度不同的言语交流困难，打电话时尤为明显。听力下降多为双侧对称性，可同时发生，也可先后出现，有逐渐加重倾向。发病初期多表现为以低频损失为主的感音神经性听力下降，严重的语言听力障碍，表现为言语接受阈升高、言语辨别率下降，纯音听阈表现为轻、中度感音神经性聋。听觉脑干诱发电位（ABR）不能引出或异常，与纯音听阈不符，耳声发射（OAE）可为正常或轻度异常。

本病诊断主要依靠具有特征性的听力学表现。ABR 缺失或异常，DPOAE、TEOAE 及耳蜗微音电位（CM）正常，为听神经病听力学最重要的特征之一。纯音听阈为以低频听力损失为主呈上升型的轻、中度感音神经性听力损失，言语识别率差，与纯音听阈不成比例，均为其听力学表现特征，但可具有个体差异性。感音神经性听力损失也可是重度或极重度，听力图也可伴高频听力损失的覆盆型、下降型或平坦型。

由于表现存在个体差异，应根据听力检测结果综合分析作出判断。故对高危新生儿、婴幼儿和青少年听力减退和一些听力检查主、客观结果相矛盾的感音神经性听力损失患者，应行 ABR、OAE、声导抗测试等全面听力学检查，以免误诊、漏诊。

（二）干预措施

听神经病目前缺乏有效的治疗，应针对潜在的疾病进行相关的治疗。助听器效果因人而异，但言语康复应早期开始。由于本病的言语分辨率明显减低，但耳蜗外毛细胞功能大多正常，在选配助听器时，医师既要兼顾患者的听觉要求，又要考虑避免使用过大功率助听器导致的内耳损伤。

十、精神性听觉障碍

精神性听力损失通常指在突然受到重大精神刺激或听到巨大爆炸声响和遇到异常灾祸后突然发生的听力损失。

(一)临床表现

起病突然,多发生于有癔症或有癔症倾向者,受到突然刺激时突发双耳听力损失,听力损失可反复发作,一般无耳鸣,无眩晕,可伴有癔症症状,如手足麻木、精神忧郁等,发声之音调如常。多次纯音测听的听阈变化不一致,听力损失在 80~90 dBHL。主、客观测听结果分离。

(二)治疗原则

心理治疗、暗示疗法、选配适合的助听器,常有奇效。

 知识小卡片

听力学研究现状及展望

现代科学技术的发展为听觉医学提供了新的机遇,也提出了新的挑战。近年来,随着耳科学、分子生物学、免疫学以及生物医学工程领域的进步,对听觉医学领域的研究有了突破性的进展,感音神经性耳聋、耳发育畸形、复杂中耳病变等的替代治疗,已经取得了很大的进步;其体现在:① 人工耳蜗是一种直接刺激听神经的微电极序列,已被作为重度感音神经性耳聋治疗的首选方案。② 对于听神经不完整的失聪患者,听性脑干植入装置绕过了听神经,直接刺激脑干中的听觉神经核团。③ 植入式骨导助听器、人工中耳在各国也得到了很好的应用。④ 内耳损伤后毛细胞的再生和修复,是近年来听觉医学领域内十分关注的热点问题,这方面的研究对神经感音性耳聋的防治有着重要的指导意义。

附:中枢听觉处理异常

在数十年前,中枢听觉处理障碍(CAPD)的研究已经引起了多学科的关注。早在 30 年代,一些学者就提出某些儿童的学习障碍与不能有效利用听觉有关。20 世纪 50 年代,研究者注意到一些人即使没有听力下降,但在日常生活中却表现出"听力障碍",同时观察到脑干或皮层病变者在不良的聆听条件下会出现言语理解障碍。20 世纪 60 和 70 年代,CAPD 的研究侧重于改良成人及儿童的诊断方法。近 20 年,则强调对 CAPD 病人学习和交流能力的了解以及制定有效的处理措施,以尽可能降低 CAPD 对患者的不良影响。

中枢听觉处理(CAP)是由中枢听觉神经系统(即第Ⅷ对脑神经以上)所控制的功能,包括声音的定位和定侧、听觉辨别、听觉模式的识别、时间辨别、整合、排序以及在目标信号较弱时或在有竞争性声信号存在的条件下,发现目标信号的能力。中枢听觉处理障碍是指与这些能力有关的中枢系统功能的损害。

由于 CAP 问题也许是潜在的或与其他障碍相互影响,包括言语-语言障碍、注意障碍、学习障碍或发育障碍,因此其诊断和处理应该是多学科的,如听力学、言语-语言学、学校和/或社会心理学等多学科之间的合作。CAP 是一种动态的、相互作用的处理过程,在这一过程中,由于聆听条件的不同,可以激活自下而上过程(刺激引起)和自上而下过程(概念引起)。自下而上的处理过程保证聆听者处于警觉状态并能够接受声音信号;而自上而下的处理过程则使听觉信息依照语言规则并与其他同时获得的感觉信息一起分析。

由于 CAPD 病人纯音测听及常规言语测听(如言语接受阈值和词识别测试)结果不足以反映较高水平听觉通路的状况,因此这些测试对其功能障碍并不敏感。必须采用测试组合的方法。[①] 包括① 电生理技术,如听性脑干反应测试、中、晚潜伏期电位等;② 心理物理方法;③ 词汇(字)、音韵;④ 理解范围(短期记忆所能保持的单位/块的数量);⑤ 听觉注意,包括选择性注意——对象背景(言语信号淹没在竞争噪声中)和双耳分离(目标信号出现在一侧耳,竞争信号出现在另一侧耳)两个方面等,对这些机能缺陷的检查需要额外的测试。

对于儿童 CAPD 的处理原则包含 3 项内容:① 改善环境以降低聆听的不利因素。② 使用补偿策略,以改善患者的听觉障碍。③ 直接强化和改进听觉能力的干预项目(如辅导技术)。改进聆听环境与应用补偿策略可以增加所接受信息的冗余度,从而改善信息的接收。最普遍的方法都是直接加强信号,降低外源噪声,选取有利的座位,改变信息的出现方式,以及利用家庭或学校内的技术设施。

 本章小结

听觉的外周感受器官是耳,耳的适宜刺激是一定频率范围内的声波振动。耳由外耳、中耳、内耳和听神经部分组成。声波的振动被耳郭收集,通过外耳道达鼓膜,引起鼓膜和听骨链的机械振动,后者的镫骨底板的振动通过前庭窗而传入内耳外淋巴。然后转变成液波振动,液波的振动引起基底膜振动,使位于基底膜上的螺旋器毛细胞静纤毛弯曲,引起毛细胞电活动,毛细胞释放神经递质激动螺旋神经节细胞轴突末梢,产生轴突动作电位。神经冲动沿脑干听觉传导径路达大脑颞叶听觉皮质中枢而产生听觉。听觉通路上的任何一个环节出现损伤,就会导致听力损失,而影响声信号的传递,进而影响信息的获取。因此根据不同的年龄阶段,采用不同的听力评估方法,可以了解听力损失的部位、性质、程度,从而使听力损失患者得到早期诊断、早期治疗、早期康复。

 思考与练习

1. 中耳是如何实现阻抗匹配作用的?
2. 简述内耳的生理功能。
3. 引起听觉损伤的常见因素有哪些?
4. 人耳是如何听到声音的?
5. 小玲,女,4 岁,怀疑有听力损失。如何对她进行听功能方面的评估?

---

① Jack Katz. 临床听力学(第 5 版)[M].韩德民,等,译.北京:人民卫生出版社,2006:438.

第5章　言语障碍的医学基础

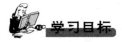学习目标

1. 掌握言语活动的 3 个过程。
2. 掌握大脑语言信息的处理中枢、联络区及处理模式。
3. 掌握言语障碍常见的几种表现。

言语不同于语言。语言是人类社会中约定俗成的一种符号系统,是以语音或字形为物质外壳,以词汇为建筑材料,以语法为结构规律而构成的体系。语言既是人类最重要的交际工具,也是人们进行思维和传递信息的工具。言语有广义和狭义之分,广义上的言语是人们的语言实践,是人运用语言材料和语言规则所进行的交际活动的过程。言语活动既包括表达过程,也包括感知与理解过程。言语的形式包括用来进行交际的外部言语和伴随思维进行的、不出声的内部言语两种。外部言语又可分为口头言语和书面言语,口头言语又包括对话言语和独白言语两种。而狭义上的言语往往只包括口头语言。但二者又密不可分。言语活动要以语言作工具,离开了言语的语言也就变成了死的语言。

人类通过言语行为进行思想交流,获得信息,其作用对人类具有十分特殊的意义。然而,准确的言语生成是一个极其复杂的过程,需要每一个参与完成的环节顺利运行。近些年来,由于种种原因,言语残疾、言语障碍的患者越来越多了。据 2006 年第二次全国残疾人口抽样调查数据推算,我国言语残疾人数约有 127 万人,占残疾人总人数的比约为 1.53%。为了帮助言语残疾患者更好地进行有效的康复,本章将从言语活动的解剖与生理、常见的言语障碍表现及其评估与治疗等方面来阐述言语障碍的医学基础。

第1节　言语活动的解剖与生理

外界各种事物的信号或刺激经过眼、耳等器官反映到大脑的语言中枢;经语言中枢的综合分析后,经由神经系统,将分析的结果传递到语言表达器官执行言语计划(如图 5-1 所示)。这就是言语的生成过程,即包括言语感知、大脑综合分析和言语表达 3 个过程。

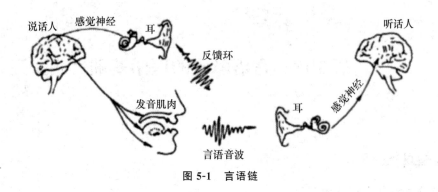

图 5-1　言语链

一、感知过程[①]

感知或称知觉,是对刺激、客观事物的表面现象或外部联系的意义的了解。包括察觉、辨别、认定(或称"识别")和认识(或认知)。

言语感知是指对来自说者的声音信息进行解码概念化的过程。人对言语的感知主要依赖听觉系统,听觉是言语感知的基础,其次是视觉。这里阐述生理学过程。

(一) 听觉感知

听觉信息的分析主要在颞横回进行。这一过程具体表现在:第一,对传入的各种听觉电码进行精确地鉴别,并将那些与听觉有关的电码信号从大量的非言语性信号中挑选出来。言语性听觉电码在优势半球的颞横回得到了强化和分化,非言语性听觉电码则受到抑制。凯姆瓦(Kemwa)认为,优势半球的听觉感受区接受并处理言语性听觉电码;而非优势半球似乎是更多地接受和处理非言语性听觉电码。第二,将言语性听觉电码重新组合、抽象和概括,转变为言语电码。言语性听觉电码仍具有类似声波的频率、强度和持续时间等物理特性,但转变为言语电码后就彻底摆脱了听觉电码的形式和特性而具有言语的音韵特征。第三,颞横回在对听觉电码进行分析的过程中,能够将已编译分析出来的言语电码进行分析贮存(有人称为"听觉记忆"),以便对以后传进的电码加以比较。

综上所述,听觉感受过程经过对听觉刺激的感受及电码传递和分析,最后将外界的声波刺激转变成具有言语特征的言语电码形式,输入到听觉言语中枢的 Wernicke(威尼克)氏区,为脑内言语阶段提供材料。

(二) 视觉感受

在言语产生过程中视觉感受也起着重要作用。人们在摹仿文字、图形以及言语活动时的口形过程中,首先是由眼感受到这些外界刺激,产生视觉电码,然后经过视觉中枢向枕叶背外侧的联络区(Brodman 17 区)发放,在这里对视觉信息进行处理,因此,视觉区感受在言语活动中也具有重要作用。

---

① 李新旺.生理心理学导论[M].开封:河南大学出版社,1992:230-231.

知识小卡片

春秋时代齐桓公与管仲商量要攻打莒国,事情还未宣布,整个国都的人都知道了。齐桓公派人调查,原来是东郭牙说的。管仲问东郭牙是如何知道的?答曰:前几天我见大王和您站在高台上,他精神饱满,手舞足蹈,这是准备打仗的一种表现;君王嘴张得很大,这正是说莒字的姿势;他所指的方向又是莒国的方向。我想现在诸侯不服齐国的只有莒国。上古时"莒"读作 kiá,东郭牙通过对齐桓公说话时产生的视觉感受进而转为言语信息,才判断出君王准备攻打莒国的。

二、大脑分析过程[①]

大脑分析过程是指语言在被说出或书写之前脑内所产生的言语形成过程。这种脑内言语与思维密切相关,可以看做是思维的一部分。主要发生在大脑皮质各个言语中枢及联络区。

(一)语言分析解剖学基础

人类的大脑由大脑纵裂分成左右两个半球。对于右利手来说,与脑内言语产生有关的大脑皮质区域,一般位于左侧半球。这些皮质部位包括:

(1) Wernicke 氏区:即感觉性言语中枢,在颞上回后部,邻近听觉中枢(初级)颞横回,位于 22 区。

(2) 听觉联络区:位于颞中回和颞下回。

(3) Broca 区:即运动性言语中枢,位于额下回后部。

(4) Exner 氏区:颞中回后部。

(5) 视觉联络区:位于枕叶背外侧 17、18、19 区。

(6) 角回:位于顶下叶后部 39 区。

(7) 缘上回:位于顶下叶前部、外侧裂尾端。

角回和缘上回位于视、听和一般躯体感觉区之间,有利于对不同类型的感觉信息进行分析综合。因此占有重要地位。彼此中枢之间通过大量的神经纤维,把它们联系起来;同时也同其他皮质联系起来。

(二)语言分析生理学基础

语言分析的生理活动主要是将言语电码进行编排,形成文字符号和概念。这个过程包括言语电码译解、信息整合和言语运动信息的产生相互连续的 3 个步骤。具体生理基础如下:

第一阶段言语感知过程获得的言语电码由颞横回传到与之邻近的 Wernicke 氏区,再传到听觉联络区。研究表明,该环节具有把言语电码的语言特征转变为音素和各个音素序列

信号、"句法理解"及将音素序列和某些句法单位初步编译成可以表达的信号等三个方面的功能。与此同时，视觉联络区也在以同样的方式对视觉性言语电码进行分析译解，从而对听觉言语电码的译解起协同作用。

 知识小卡片

音素听力障碍

鲁利亚（Lunia）在临床上观察到，如果 Wernicke 氏区和听觉联络区这两个区域受到损伤，病人便不能从复杂的声音中识别单个声音，对相似的声音也不能加以区别，并且，在维持固有的音素序列方面也有困难。鲁利亚称之为"音素听力障碍"。

译解后的言语信息再向角回、缘上回传递，由于角回和缘上回位于视觉、听觉和躯体一般感觉中枢之间，并且可以借助于大量的神经纤维与其他皮质发生联系，因此可以实现对言语信息的整合。在角回和缘上回发生的信息整合使人对物体有了比较全面的感受，进一步发展为把词与词、词与看到的物体联系起来的能力，并能命名看到的物体或者曾经看到的物体及曾听说过的物体，也即获得了解释功能或者说是命名功能。这样，也就产生了语义以及可以表达这些语义的言语符号和句法编码。这些符号编码沿着弓状束传到 Broca 区，便开始了言语产生过程中的下一步，即产生言语运动信息的生理活动。Geschwind 认为，Broca 区的作用，就像是一个存在于听觉联络区和初级运动皮质之间的极其复杂的中继站。这个中继站的功能是把整合后的听感受性言语电码转换成一系列言语命令，然后传递到初级运动皮质——中央前回。在这个信息转变的过程中，音韵顺序也同时被编排，从而使发出的声音从一个音素平滑地、连续地向另一个音素过渡，构成复合读音，并且有韵律的特征。

在这里，还可以通过语言信息处理的神经模型来解释：Wernicke 在发现失语症后不久，提出了一个脑内语言加工的模型。[①] 该模型后来得到英国学者格施温德（Geschwind）的补充，形成所谓 Wernicke-Geschwind 模型。组成这个模型的脑区域包括 Broca 区、Wernicke 区、连接上述两区的纤维——弓状束和角回，还包括接受和加工语言的皮质感受区和运动区。关于这个模型，可以通过对执行两种任务来理解。第一种任务是重复别人的说话：语言的声音进入耳朵，通过听觉系统加工成神经信号，这种神经信号到达初级听皮层（41 区），然后到高级听皮层（42 区），再向角回（39 区）传递；角回是顶-颞-枕联合皮层的一个特定区域，被认为与传入的听觉、视觉和触觉信息的整合有关。信息经过以后由角回再传到 Wernicke 区（22 区）。根据模型的组成，文字的声音信号在 Wernicke 区加工后而被理解。为了重复出语言，与文字有关的信号从 Wernicke 区经弓状束传到 Broca 区（45 区），变成与语言运动有关的密码（短语的语法结构），再传到指挥唇、舌、喉等器官运动的相应皮质运动区，使短语能清晰地说出来。第二种任务是朗读课文：文字的形象通过视觉信号到达纹状皮质和高度分化的视皮质，信号加工后传到顶、枕、颞叶交界处的角回，然后经过 Wernicke 区再由弓状束传到 Broca 区及皮质运动区（如图 5-2 所示）。

---

① 李新旺. 生理心理学［M］. 开封：河南大学出版社，2008：114-117.

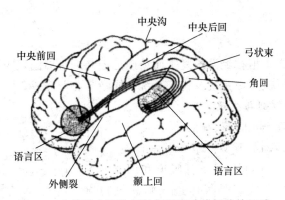

图 5-2　左半球主要沟回及与语言功能相关的区域

Wernicke-Geschwind 模型在临床上被广泛应用,然而它与实际情况相比,过于简单。越来越多的研究表明,语言功能涉及多个脑区之间复杂的相互联系,大脑皮质加工语言的机制要比 Wernicke-Geschwind 模型复杂得多。根据新的研究成果和临床观察,人们对 Wernicke-Geschwind 模型进行了补充和修改,提出了关于语言信息神经处理的较为理想的一个模型(如图 5-3 所示)。

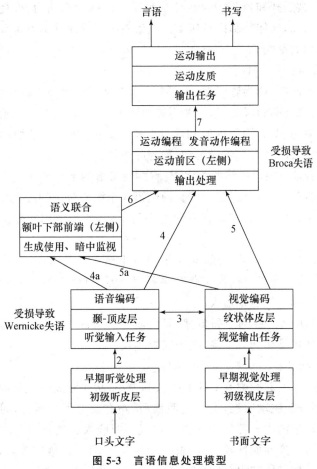

图 5-3　言语信息处理模型

三、言语表达

嗓音言语表达是在中枢神经系统复杂而精确地控制下对周围发声器官发出一系列指令来完成的,需要呼吸系统、发声系统及构音系统共同参与协调完成。

(一) 呼吸系统的解剖与生理

呼吸系统包括呼吸道(口腔、鼻腔、咽、喉、气管、支气管)、肺和参与呼吸运动的呼吸肌群。其中口腔、鼻腔和咽是气流的通道,喉则起了保护下呼吸道和调节气流进出肺的作用,气管和支气管是气体进入肺的最初通道。呼吸系统如图5-4所示。

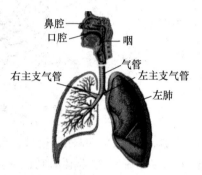

图 5-4　呼吸系统

1. 肺的解剖与生理

肺位于胸腔内纵隔的两侧,上通喉咙,底位于膈上面,左右各一,是进行气体交换的器官。表面覆盖着胸膜,并通过该弹性纤维组织与胸廓肋骨相连。当胸腔扩张时,肺部被牵动扩张,内部压力降低,低于外界的大气压即产生负压,使空气进入肺内。但当肺部充满空气后,被展开和拉长的弹性纤维组织产生弹性回缩力,促使胸廓缩小,导致胸膜腔和肺内的压力增加,气体从肺内被压出。气流量不仅受肌张力和非肌张力的影响,还受到肺内部和喉部阻力的影响。

2. 呼吸肌群的解剖与生理

参与呼吸运动的肌肉,称为呼吸肌,包括呼气肌、吸气肌和呼吸辅助肌。凡是使胸廓扩大,产生吸气运动的肌肉称为吸气肌,主要有膈肌和肋间外肌;凡是使胸廓缩小,产生呼气运动的肌肉称为呼气肌,主要有肋间内肌和腹壁肌群。此外,还有一些肌肉如斜角肌、胸锁乳突肌等只是在用力呼吸时才参与呼吸运动,称为呼吸辅助肌。

(1) 膈肌。膈肌是一块扁平状的肌肉,与胸廓肋骨部的下缘相连,松弛时形似一只倒置的碗。它的上方是胸腔,下方是腹腔。由膈神经第3至第5对颈神经支配。膈肌收缩时,其隆起部分向四周拉平,胸腔容积在垂直方向上进行扩张,并使下部肋骨上提并向外移,引起吸气。

(2) 肋间外肌。起于上肋骨下缘,止于下肋骨上缘。总共有11对肋间外肌覆盖于12对肋骨外面,它们向第一肋骨方向向上作整体提升运动。收缩时,使肋骨上抬并外展,胸骨亦随之上移,使胸腔前后、左右径增大。

(3) 肋间内肌。从胸骨缘到肋膈角,肋间内肌起自上面11对肋骨的下缘,止于相邻的上一肋骨。它们的作用是使肋骨下降,缩小胸腔容积。

3. 呼吸运动的机理

呼吸肌收缩和舒张引起胸廓有节律的扩大和缩小,从而完成吸气与呼气称为呼吸运动。吸气时,膈肌与肋间外肌主动收缩,引起胸腔前后、左右及上下径增大,同时压迫腹部脏器,使腹壁向前凸出。产生的内外部压力差使得空气不断吸入。当膈肌和肋间外肌松弛时,肋骨与胸骨因本身重力及弹性而恢复原位,腹腔脏器也上移回位,腹壁收敛,胸廓缩小,肺内压增加,高于大气压,促使气体呼出(如图5-5所示)。这种呼吸运动吸气动作是主动的,而呼气动作则是被动的。机体安静时的平静呼吸属于这种呼吸模式。呼吸运动有胸式呼吸与腹式呼吸两种方式,前者以肋间肌活动为主,表现为胸壁的起伏;后者以膈肌活动为主,表现为腹壁的起伏。

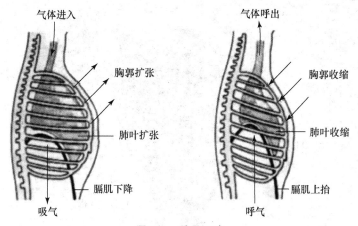

图 5-5　呼吸运动

言语发声过程中,发音器官的振动必须要有足够的动力和通气量。即言语发声时,呼气要有一定的压力,同时呼气压要能维持一定的时间。因此,仅靠肌肉舒张而获得的胸腔正压,对于发音是远远不够的。事实上,在发音时,呼气肌群主动收缩(腹部肌群主动收缩推动膈肌,同时肋间内肌主动收缩)减小胸腔容积,提高胸内压,增强了呼出气流的压力差。如果回缩力所致的呼气压比目的压低,呼气肌收缩,使呼气压上升至目的压水平,反之,如果回缩力所致的呼气压比目的压高,吸气肌收缩使呼气压下降至目的压水平。

(二) 发声系统的解剖与生理

喉位于舌根骨之下,胸骨之上,成年人喉的上界约对第 4、5 颈椎体之间,下界平对第 6 颈椎体下缘。女性者略高。结构较复杂,由软骨作支架,以关节、韧带和肌肉相互连接,内衬黏膜。喉软骨围成一个形状不规则的管腔称为喉腔(如图 5-6 所示),可细分为声门上区,声门区,声门下区。其中,声门区最为狭窄。

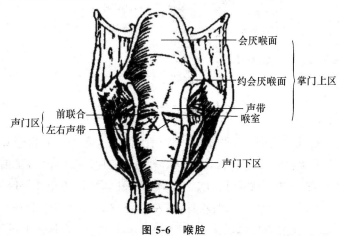

图 5-6　喉腔

1．喉软骨

喉软骨包括3个单一软骨：甲状软骨、环状软骨和会厌软骨；3对成对软骨：杓状软骨、小角软骨和楔状软骨构成（如图5-7、图5-8所示）。

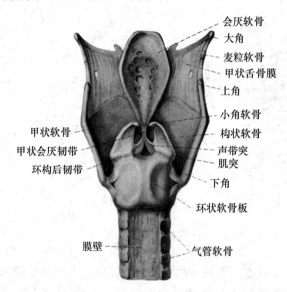

图 5-7　喉软骨（前面观）

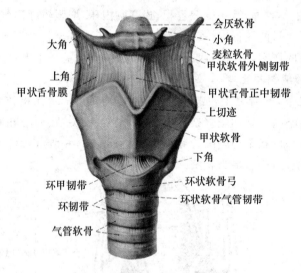

图 5-8　喉软骨（后面观）

（1）会厌软骨。位于喉上部，扁平如树叶状，表面不平，有神经和血管穿过的小孔，上宽下窄，通过韧带附于甲状软骨。会厌软骨为弹性软骨，其前后面均由黏膜被覆，则称之为会厌。会厌位于喉入口的前方，当吞咽时，喉上提，会厌关闭喉口，防止食物误入喉腔。

（2）甲状软骨。为喉软骨中最大的软骨，由左右对称的两个四边形软骨板构成，形如打开的两页硬书皮。软骨板两侧后缘游离向上延伸形成上角，向下延伸形成下角。下角末端内侧面与环状软骨侧方的关节面连接构成环甲关节。两板前缘互相连接构成前角,其上段向前突出,即为喉结。男性喉结大于女性。喉结的大小与发声的高低有关。因为声带的一端附着在其内侧的顶部,所以男性声带比女性长,音调自然就比女性低沉。

(3)环状软骨。位于甲状软骨下方,下连气管,是呼吸道唯一完整环形的软骨,呈环形,较厚而坚硬。前方窄部叫环状软骨弓,后方宽部叫环状软骨板,软骨板的两侧各有一甲状关节面,后上角各有一卵圆形关节面是环杓关节面。

(4)杓状软骨。位于环状软骨板的后上缘,左右各一块,形如三角锥形。其底部与环状软骨后上方连接成环杓关节。在声带突处有声韧带和声带肌附着,外角肌突处有环杓后肌和环杓侧肌附着。

(5)小角软骨。与杓状软骨顶部连接,左右各一。

(6)楔状软骨。在小角软骨之前,位于杓会厌皱襞内。

喉软骨通过两对关节即环杓关节和环甲关节,调节声带的运动。环杓关节是个鞍形,关节通过环杓后肌和环杓侧肌的作用能够进行摇摆运动和轻微地滑动运动,使双侧声带分开和关闭。环甲关节是甲状软骨和环状软骨间的两个车轴关节,能够产生旋转运动,调节声带的长短,控制基频的大小,调节音调,如图 5-9、图 5-10 所示。

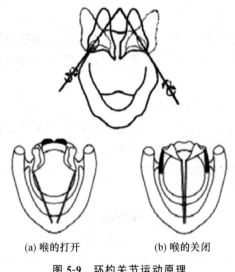

(a) 喉的打开 (b) 喉的关闭

图 5-9 环杓关节运动原理

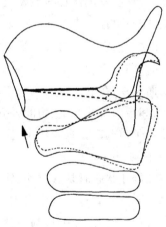

图 5-10 环甲关节运动原理

2. 喉肌

喉肌分为内外两组(如图 5-11 所示)。喉外肌将喉软骨与周围结构相连,可使喉体上升或下降,亦可使喉固定;喉内肌则使软骨之间产生相对运动。

喉腔的运动通过喉内、外肌的收缩运动来控制,喉内肌收缩使喉软骨移动,改变各软骨之间的相互位置,使声门闭合和开放,另外,喉内肌收缩还能改变声带的质量、长度和张力。声音的产生决定于呼出气流的压力与喉内肌弹性组织力量之间的相互平衡作用,这种平衡作用的变动,可以改变声调、强度和音质。喉外肌亦参与发声。发声时喉头垂直移位,特别

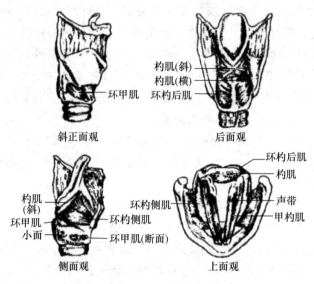

斜正面观　　　后面观

　　　杓肌(斜)
　　　杓肌(横)
环甲肌　　环杓后肌

杓肌
(斜)
环甲肌
小面

环杓侧肌
环杓侧肌
环甲肌(断面)

侧面观

环杓后肌
杓肌
声带
甲杓肌

上面观

图 5-11　喉肌

于发元音和高调高强度声音时更为明显,移位与变更声带的长度、张力和位置相协调。

3. 声带

又称为声壁,发声器官的主要组成部分。位于喉腔中部,由声带肌、声带韧带和黏膜三部分组成,左右对称。声带的固有膜是致密结缔组织,在皱襞的边缘有强韧的弹性纤维和横纹肌,弹性大。两声带间的矢状裂隙为声门裂。

发声时,两侧声带拉紧、声门裂缩小、甚至关闭,从气管和肺冲出的气流不断冲击声带,引起振动而发声,在喉内肌肉协调作用的支配下,使声门裂受到有规律性的控制。故声带的长短、松紧和声门裂的大小,均能影响声调高低。成年男子声带长而宽,女子声带短而狭,所以女子比男子声调高。青少年 14 岁开始变音,一般要持续半年左右。

4. 言语时声带的调节[①]

声带在静止状态时是开放的,处于外展位,声门裂呈"v"字形,顶端朝向甲状软骨交角内面,声带后端分开,附着于杓状软骨声突。讲话过程中,当发"清音",如辅音或声母/s/、/t/的音时,两侧声带外展使来自肺部的气体充分通过,在口腔产生声音。会话时,无声的辅音呈单个或呈族分布于言语气流中,需要快速的声门开放才能中断发声,这由一对环杓后肌完成。环杓后肌收缩时,转动杓状软骨,向下、向内拉动杓状软骨肌突,使声带突分开;当发"浊"音,如元音、复音或韵母/u/、/i/、/a/时,正常分开的声带必须靠近或内收,因为远远分开的声带无法产生振动。为了使声带接近,必须使杓状软骨声突向内旋转,相互靠近,主要由杓间肌完成。此外,环杓侧肌通过向前、向下转动杓状软骨肌突而挤压声带突使其靠近,也可使声带内收。在发元音时,环杓侧肌和杓间肌常常同时收缩,以使声带进一步内收。在发有声的辅音如/z/或/v/时,往往还需要额外的口腔内气流压力。

---

① 姜泗长,顾瑞.言语语言疾病学[M].北京:华夏出版社,2005:50.

5. 喉的发声机制

正常发声是一个高度复杂的过程,喉部受随意和反射系统的控制,它涉及发声前调节声调、发声反射调制和声音监听三个过程。根据空气动力-肌弹力学说,声音的产生决定于呼出气流的压力与喉内肌肉的弹性组织力量之间的互相平衡作用;这种平衡作用的变动,可以改变声调、声强及音质。发声时,先吸气,使声带外展到中间位或外侧位。开始呼气时喉内收肌收缩,两侧声带互相靠近,以对抗呼出气流的力量,使二者平衡。当声门逐渐缩小时,呼出气流的速度会逐步加快。因为声带之间气流速度增快,则声带之间的气体压力会随之降低,这就是伯努利效应。由于在声带之间形成了相对真空,双侧声带被牵拉接近,声带之间的距离大约从 13 mm 向中线靠拢至 2～3 mm。此时,声门下方的气体压力增加,直到压力增加到足以使声门开放为止。当声门开放、声门下压力降低,声带因弹性及伯努利效应而回复关闭,这种现象重复而形成嗓音的基本频率。男性青年成人的基本频率约为 124 Hz,女性青年成人者约为 227 Hz。

声带的每个振动周期都包括一个渐开相(离开中线),一个渐闭相(回到中线)和一个闭合相(接触阶段)。如图 5-12 所示,这是喉腔冠状剖面的示意图,它解释了在一个声带振动周期中,贯穿整个声门上下的压力变化情况,图中深色区域表示气体压力增强,该处空气分子密度增大;浅色区域表示气体压力减弱,该处空气分子密度变稀。

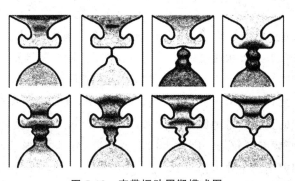

图 5-12 声带振动周期模式图

 知识小卡片

耳语的形成

耳语产生于声门裂的膜间部关闭,尤其声带中 1/3 特别接近之时。软骨间部,因杓肌未收缩,故留有一个三角形裂隙,呼出气流经此外泄而形成耳语。

(三)构音系统的解剖与生理

构音是唇部、下颌、舌部、软腭、悬雍垂以及咽腔之间的一个协调过程。构音系统各个器官的运动在时间上必须同步,在位置上必须十分精确,在声道处产生准确的横截面积,这样我们就能获得所需要的目标音位。

1. 构音器官的解剖

(1) 唇。位于口腔的最前面,由肌肉构成。唇部最重要的一块肌肉是口轮匝肌,它是一块环形肌,环绕在口腔入口的周围。与构音相关的运动是双唇的开闭和突唇。

(2) 下颌。也称下颌骨,是一块质密坚硬的 U 型骨,后方向上弯曲,主要由下颌骨体和两个下颌支所组成,通过下颌关节与头骨相连。下颌关节的运动通过咀嚼肌和舌肌来进行。关节的运动包括开闭和左右前后移动。参与构音运动,构音动作主要与口开闭运动有关。

(3) 舌。舌是最重要的构音组织,由舌外肌和舌内肌构成。舌外肌起于舌外、止于舌,使舌体前后、上下移动,改变舌的方向。舌内肌的起、止都在舌内,由上下垂直、前后纵行和左右横行等不同方向的肌纤维束组成,且互相交错,收缩时可改变舌的形状。在舌的内部可以使舌上下、前后水平方向移动,改变舌的形状。舌的运动十分复杂,但与构音有关的运动是舌体上下、前后移动,舌尖的上举、下降等。

(4) 软腭。软腭位于上腭的后 1/3 处,将咽上部与口腔咽中部分开;包括 5 块肌肉。作用分别为上抬、下降、缩短和紧张悬雍垂。在元音产生的过程中,悬雍垂必须上抬,鼻腔的入口关闭,这样元音听起来就不带鼻音。软腭的上提通过腭帆提肌来完成,这块肌肉起于颞骨中线,向下止于软腭。悬雍垂肌纵向贯穿于软腭之中,提起悬雍垂并且缩短悬雍垂的末端,当咽腔和鼻腔之间的通道加宽时,此时悬雍垂肌较为活跃,在唱歌以及发鼻元音时发挥着重要的构音作用。

(5) 咽腔。咽腔为一肌腱性管道,大约 12 cm 长,位于颅底部,并向下延伸,管道上端的宽度为 4 cm。咽腔的大小与形状通过舌、下颌和软腭的运动进行调节。咽腔被分为喉咽、口咽和鼻咽 3 部分。喉咽自舌骨向下延伸鼻;咽部则从悬雍垂平面向上延伸;剩余的中间口腔部分称作口咽部分。元音特别取决于咽腔的共振的情况,低位的共振(第一共振现象)对声带上方附近横截面积的变化非常地敏感。如果该区域较小,第一共振峰频率则较高;如果该区域较大,第一共振峰频率则较低。因此声门上方附近该区域的形状和大小的调节是造成开元音和闭元音之间差别的主要因素。

2. 构音生理[①]

声门区由声带振动产生的基音经过声道共鸣腔作用后形成目标音。目标音的生成取决于声道共鸣腔的作用。

咽腔、口腔和鼻腔构成了声道,它们都是共鸣的器官,合称共鸣腔,在发声中起着重要的作用。共鸣腔对于通过它的不同频率声响的影响程度各不相同。特定频率的声音能够较轻易地通过共鸣腔,并能够使振幅增大。这些特定的频率能够与共鸣腔最佳地整合在一起,称为共振频率,只有具有这些共振频率的声音能够在封闭的共鸣腔中产生共鸣效应。在声道共鸣腔中,这种共鸣效应被称为共振峰。

然而,对于噪音来说共振峰的性质十分重要。是它们决定了所发声音的元音音素,并决定了每个人不同的声音特点。在声音通过声道时一般能有 4~5 个共振峰。最低的两个共

---

① 韩德民. 嗓音医学[M]. 人民卫生出版社,2007:34-35.

振峰决定了发哪个元音,而第 3、4 和 5 个共振峰则对各人的声音特点影响巨大。通过改变声道各部分的形态结构,我们能够很好地控制着自身的峰频率。改变构音器官的位置形态,声道就可能具有无数种形态。比如下颌骨可以升高或降低,舌可以位于口腔中的任何部位。声道的外口双唇能控制开口的宽与窄。通过抬高或降低喉部可以调整声道的长度。同时咽腔的侧壁也能够移动。其中减少唇的打开程度,降低喉头和凸出嘴唇能使声道长度增加从而降低峰频率。而在声门区收缩声道则能够使峰频率升高。

成年男性的声道长约 17～20 cm。由于声道长度的差别,即使各构音器官形态位置一致,儿童的峰频率也较成年男性高 40%。由于成年女性的声道较成年男性的声道短,她们的峰频率则比男性平均高出 15%。

声音具有 3 个主要因素:即音调、声强和音色。音调的高低和声带振动的频率有关,频率快则音调高,频率慢则音调低。声带振动的频率又决定于声带的长度、强力、呼出气柱的强弱。声强的大小决定于振幅的大型呼出气压的强弱。音色是由混入基音的泛音所决定的,每个基音都有其固有的频率和不同声强的泛音,使形成的声音各有其特殊的音色。每个人因其性别、年龄、喉部和共鸣腔构造的不同,具有各不相同的音色。因此我们能够按说话声分辨出每个说话的人。

第 2 节 言语残疾分类分级

关于残疾标准,各国因经济和社会发展水平不同,掌握的尺度不一。1986 年 10 月 7 日,国务院批准的全国残疾人抽样调查的"残疾标准",是目前我国评定残疾人的基本依据。

一、言语残疾的定义

言语残疾指由于各种原因导致的言语障碍(经治疗一年以上不愈者),而不能进行正常的言语交往活动(3 岁以下不定残)。2006 年,在我国第二次全国残疾人抽样调查中,将言语残疾标准进行了重新分类和分级。

二、言语残疾的分类

言语残疾有以下几类:

(1)失语:是指由于大脑言语区域以及相关部位损伤所导致的获得性言语功能丧失或受损。

(2)运动性构音障碍:是指由于神经肌肉病变导致构音器官的运动障碍,主要表现为不会说话、说话费力、发声和发音不清等。

(3)器官结构异常所致的构音障碍:是指构音器官形态结构异常所致的构音障碍。其代表为腭裂以及舌或颌面部术后造成的构音障碍。主要表现为不能说话、鼻音过重、发音不清等。

(4)发声障碍(嗓音障碍):是指由于呼吸及喉部存在器质性病变导致的失声、发声困难、声音嘶哑等。

（5）儿童言语发育迟滞：指儿童在生长发育过程中其言语发育落后于实际年龄的状态。主要表现不会说话、说话晚、发音不清等。

（6）听力障碍所致的语言障碍：是指由于听觉障碍所致的言语障碍。主要表现为不会说话或者发音不清。

（7）口吃：是指言语的流畅性障碍。常表现为在说话的过程中拖长音、重复、语塞并伴有面部及其他行为变化等。

三、言语残疾的分级

言语残疾分为以下几级：

（1）言语残疾一级：无任何言语功能或语音清晰度≤10%，言语表达能力等级测试未达到一级测试水平，不能进行任何言语交流。

（2）言语残疾二级：具有一定的发声及言语能力。语音清晰度在11%～25%之间，言语表达能力未达到二级测试水平。

（3）言语残疾三级：可以进行部分言语交流。语音清晰度在26%～45%之间，言语表达能力等级测试未达到三级测试水平。

（4）言语残疾四级：能进行简单会话，但用较长句或长篇表达困难。语音清晰度在46%～65%之间，言语表达能力等级未达到四级测试水平。

❀ 第3节 常见的言语障碍

言语障碍是个体口语产生及运用出现了异常，包括声音的发出、语音的形成以及正常的语流节律等。临床上常见的言语障碍有：语言发育迟缓、构音障碍、失语症和口吃等。

一、语言发育迟缓

语言发育迟缓主要是指发育过程中的儿童出现语言障碍。对这类儿童评价和诊断，主要是用正常儿童语言发育的年龄顺序排列，评价语言发育迟缓儿童处于哪一个阶段，以个体间的行为做比较基准并应用于临床。

（一）定义

语言发育迟缓是指处于语言发展期间的儿童因为各种原因所致在预期的时期内不能与正常儿童同样用语言符号进行语言表达和理解，与他人的日常生活语言交流也不能像正常儿童那样进行。一般用语言发展起步的年龄较晚、发展的速度较慢、发展的程度较正常儿童低下这3个方面作为鉴别的指标。[1] 不包括由听力障碍而引起的语言发育延迟，及构音障碍等语言障碍类型。

---

① 林宝贵.语言障碍与矫治[M].台北：五南图书出版社，1995：48-49.

（二）语言发育迟缓的临床表现

语言是一个非常广泛的概念。从沟通的过程来看，语言发育迟缓可以分为表达性语言障碍和感受性语言障碍。前者能理解语言但不能表达，后者对语言的理解和表达均受限制。

（1）表达性语言障碍。指病儿表达性口语应用能力明显低于其智龄的应有水平，但语言理解的能力在正常范围，发音的异常可有可无。表现为1岁半左右可以理解他人给予的简单指令，例如让他去取某种物品时，幼儿能理解并付之于行动。但自己不能用口头语言表达自己的需求，或口头语言表达能力与同龄儿相比很差。2岁时不会讲单词，3岁时不会讲2个词的短句，3岁以后词汇量少、句子结构和语法错误都比较多，儿童常应所说的话不被人理解而伴有情绪障碍和行为问题。

（2）感受性语言障碍。指病儿对语言的理解能力低于同龄平均水平，大多伴有语言表达和语音发育的异常。儿童不能理解简单的指令，不能根据语言要求指出或拿到某种物品。这类患儿能听到声音，但对语言却不理解，3岁时仍不能理解别人手势、表情或语调的意思。这类儿童很少表现为单纯的感受性语言障碍，往往伴有表达性语言障碍，语言损害更为广泛而严重，并伴有情绪、社交和行为等问题。

（三）语言发育迟缓的病因

造成儿童语言发育迟缓的原因有很多。常见的原因有以下几种：

（1）听觉障碍。听觉是语言感受的一个重要的渠道。如果在语言发育过程中存在声音语言的输入障碍，则语言信息的接受和表达都会受到影响，产生程度不等的语言发育迟缓。语言发育迟缓的程度受多种因素影响，诸如听力损失的程度、发生的年龄、补偿或重建听力的年龄以及效果等。

（2）自闭症。语言障碍是自闭症儿童的一个重要特征。自闭症儿童可表现为没有语言，他们的听力正常，但就是不开口说话，对父母的指令"听而不闻"。自闭症儿童不能正常地发育其用语言和用非语言交流的技能，表现为语言的感知理解差，对语言的模仿能力差，和有错用代词等语言障碍。自闭症儿童常用"模仿言语"行为。自闭症患儿的模仿语言和正常儿童在发育过程中的"有意地"学习语言的模仿行为不同，而是一种频繁出现、无缘无故的模仿行为，是不具有交流性质的"模仿"行为，往往是一些重复语言、鹦鹉学舌的语言、自言自语，或者根本就无人能懂的"外星人语言"，极少具有交流性质的主动语言。

（3）智力低下。智力与语言有极为密切的关系，智力低下可影响语言能力的发育。智力低下的小儿不能注意别人对他说什么，精神不能集中，模仿能力也差，不能表达和理解词的意义。有时虽然也能说清楚某个词，但不久就忘掉了。如不经过特殊训练或学习，年龄越大的智障儿童，越不像正常幼儿那样能通过经验积累语言的能力，也就是说智障儿童获得应用语言的能力和年龄因素有关。例如唐氏综合征（21-三体综合征）的儿童有程度不等的语言障碍。

（4）不适当的语言环境。在儿童发育的早期不适当的语言环境也可能导致语言发育迟缓。父母由于工作较忙，缺乏与孩子的语言交流，没有创造适当的语言刺激环境，或是过多地批评、指责孩子说话的方式、语调，很少搭理孩子的问话，都会影响孩子语言的进步。另外,父母的过度保护或严重忽略,婴儿期母子语言关系不足等,也是导致语言发育迟缓的原因。

(5)脑损伤。脑伤儿童的感觉系统都或多或少地受到破坏。无论是先天还是后天造成的,都会引起显著的语言发育迟缓。例如脑瘫儿童在语言的表达和获得方面就存在不同程度的障碍。

儿童的语言发展是受多方面的因素影响的。除以上主要常见的外,家族遗传、视觉障碍、个体差异等因素也会造成儿童的语言发育迟缓。

(四)语言发育迟缓的评定

早期发现语言发育迟缓是很重要的。生活中我们可以对照儿童语言发育进程(如表 5-1 所示)做出简单的筛查。

表 5-1　语言发育进程(语言发育迟缓与正常儿童对比)

正常儿童		语言发育迟缓儿童	
年龄(月)	达到的水平	年龄(月)	达到的水平
13	第一个词	27	第一个词
17	50 个词汇	38	50 个词汇
18	两个词组合(开始)	40	两个词组合(开始)
22	两个词组合(最后)	48	两个词组合(最后)
24	句长平均两个词	52	平均句长 2 个词
30	句长平均 3.1 个词,开始用"是"(联系两种事物的"是")	63	平均句长 3.1 个词
37	句长平均 4.1 个词,开始用间接请求	73	平均句长 4.1 个词
40	句长平均 4.5 个词	79	平均句长 4.5 个词,开始用间接请求

(引自:姜泗长、顾瑞.言语语言疾病学[M].北京:华夏出版社,2005:313.)

目前,临床上在评估儿童的语言方面没有完全规范的测试或方法。多数检查者均是采用大量的设备和方法,以尽可能的获得有助于诊断和制订治疗方案的相关信息。当前,临床诊断模式一般包括以下几个部分:

(1)个案史的信息搜集。通常询问儿童的病史信息是言语和语言评估的第一步。这部分主要包括了解儿童的出生及发展进程、健康记录、学业成绩、目前表现及家族史和环境等。在这里,家长可能会被问到儿童第一次爬行、行走及单词的发音等情况。以便充分掌握导致儿童言语残疾原因的有关资料,为进行矫治提供有用的依据。

(2)各项检查。在了解病史的基础上进行有选择的检查,便于确定是否有器质上的病变,如果儿童存在器质性的言语问题,应先转诊接受相应的医学治疗。这种检查通常包括一般生理检查:包括对口、咽、呼吸道等参与言语发声的器官的检查,确定言语残疾的生理原因。

听力测试:具体见第 3 章。目的在于判断可疑的言语残疾是否是因听力问题所引起的。

言语语言测试:PPVT、Bayley、MSCA-CR、Gesell、WPPSI、WISC-R 等。

其他相关检查：认知检查，脑影像学检查、情绪适应的评价等。

（3）自然环境观察。自然环境观察是言语语言评估的重要组成部分，是指观察者在各种不同的环境中采集儿童交流行为样本，观察儿童社会化语言运用能力包括对事物的关注、交往和表达。

（五）语言发育迟缓的训练

根据患儿的语言发育评定结果来制定相应的训练目标、方法和训练内容，同时也要注意训练场所的选择、频率的多少以及时间安排等方面。

1. 训练的场所

一对一训练最好在安静、宽敞、安全、充满儿童所喜爱的气氛的训练室中进行；集体训练也可以在室外进行；场景训练与家庭训练相结合。

2. 训练的频率

根据儿童的年龄和语言阶段水平，设定相应的训练频率。一般来说训练次数多，时间长、项目少的训练效果大。

3. 时间

一般在上午儿童注意力易集中，训练尽量安排在上午，每次训练时间 0.5～1 小时左右为宜。

4. 训练内容

一般一次的训练内容设定在 2～3 个为适宜。训练内容可以持续进行 5～10 次左右，这样有利于患儿的掌握。

5. 各种症状分类的训练要点与方法

（1）言语符号尚未掌握。以获得言语符号（理解）与建立初步的交流关系为目标。其方法是首先导入手势语，幼儿语等象征性较高的符号。

方法：这种症状的患儿尚不能理解言语符号，行动范围狭小，所以训练的目的是要形成对语言符号的理解，对事物有概念的形成，可采用对样本的方法。对样本是对应于单一的示范项，从几个选择项中选出与示范项相同、某些特性一致或相关的东西。可以用匹配和选择两种方式进行。在使用对样本法的过程中，可以用手势语或是象征性较高的一些符号给患儿进行提示，在促进患儿注视的基础上，也促进模仿。模仿不能完成的情况下可以借助患儿的手给以帮助使之模仿，积极地导入语言符号。

（2）言语表达困难。以掌握与理解水平相一致的言语表达能力为目标。其重点是将手势语，言语作为有意义的符号进行实际应用。在表达基础形成的同时从手势符号向言语符号过渡。

方法：掌握手势符号是掌握言语符号及文字符号的基础，当儿童通过手势符号获得某种程度语言能力时，再逐渐向获得言语符号方面过渡。可以利用手势符号进行动词及短句的训练。在日常生活情景中，根据儿童行为的需要，训练者在给予言语刺激的同时加上手势符号，让儿童通过模仿手势符号将其固定下来。如吃饭，可以让孩子将一只手托起做碗状，另一只手食指和中指做筷子，做吃饭的手势符号，反复训练，直至此手势符号引起儿童的相应反应。将学会的手势符号运用到每天的日常生活中予以强化。

（3）发育水平低于实际年龄。以扩大理解与表达的范围为训练目标，导入适合其水平的文字学习，数量词学习，进行提问与回答学习方面的训练。

方法：这个阶段主要是训练言语符号的表达。重点是扩大患儿的词汇量。可以从日常生活中、身边的和有趣的日常事物、动物、食物等开始。从早期导入已学会的体态语符号的词汇开始。当词汇数目增加时，为了促进常用词汇的同一范畴的内部分化，要进行概念水平的分化，如将狗、猫、象混在一起，让儿童学会识别不同的动物。后阶段可以增加动词、形容词、数量词等的学习，并进行相应的提问训练，巩固儿童所习得的词汇。

（4）言语符号理解但不能说话。以获得词句水平的理解，全面扩大表达范围为训练目标。不能进行表达方面的训练，可用手势符号进行表达的训练。

方法：这个阶段主要是词句水平的提高。词句的学习从符号形式与指示内容开始，学习从两词句向三词句过渡以及组成要素等逐步增加，然后从理解句子顺序向理解副词等其他词逐步进行。

（5）交流态度不良。根据言语符号的发育阶段进行以上的训练。对于交流态度不良的儿童要以改善其交流态度为目的进行训练。

方法：在考虑交流训练的计划时，为了形成学习语言符号和使用语言符号的交流态度，获得理解和表达的能力等，要扩大交流的对象，以及在生活场面使用已学的语言。从初期的抚爱行为到要求行动的形成，促进视线的接触、从事物的操作到交换游戏、到交换使用语言符号进行一系列的训练活动。进行交流训练一般要考虑五个方面，交流的对象、发出信号者，接受信号者的作用、功能的分化：请求，汇报，提问等。各种的符号体系：文字语言、手势语等、状况。

二、构音障碍

凡是参与言语运动的任何环节的器质性障碍、言语运动不协调都可以引起构音障碍。表现为发声困难、发音不准、咬字不清、声响、音调及速率、节律等异常和鼻音过重等言语听觉特征的改变。

（一）定义

构音障碍是由于构音器官的运动以异常或协调运动而导致在发出有意义言语的过程中出现的构音不清和声韵异常等现象，从而影响言语的可懂度。构音障碍是影响言语清晰度的主要原因。[①]

构音障碍不同于失语症，是言语产生的困难，不是言语符号内容的障碍；因此不伴有言语理解、阅读障碍或表达时的找词困难等。

（二）分类及原因

构音障碍依据年龄、病因、神经生理、神经解剖可有不同的分类，目前常用的根据神经解剖和言语声学特点分为6种类型（如表5-2所示）。

---

① 黄昭鸣,杜晓新.言语障碍评估与矫治[M].上海：华东师范大学出版社,2006：106.

表 5-2　构音障碍分类表

分类	原因	常见疾病	言语特征	伴随症状
痉挛性构音障碍	口部肌肉上运动神经元瘫痪引起,临床上常见于双侧脑病变引起的假性球麻痹	脑卒中脑性瘫痪脑外伤脑肿瘤	言语缓慢,发声费力发紧,字音不清,可出现阵发音量失控,话语短,单音调,单音词末尾语调下降,重音减弱,辅音不准,鼻音较重	饮水呛,吞咽困难,强哭强笑,中枢性面舌瘫或伸舌不出,软腭运动差,咽发射改变
弛缓性(麻痹性)构音障碍	口部肌肉的下运动神经元瘫痪引起,即真性球麻痹	格林-巴利综合征、重症肌无力、脊髓灰质炎、进行性延髓麻痹	辅音及元音发音不准,话语短,低音调,鼻音浓重,气息声增多,软腭音,唇音歪曲	饮水呛咳,吞咽困难,软腭不能上举,咽反射消失,舌肌萎缩及纤颤
少动性构音障碍	旧纹状体病变引起	帕金森氏病或帕金森氏综合征	声量大,单一音调,重音减少,可有颤音,言语起始时有重复如口吃,随言语进展有阵发加速,不合逻辑的停顿	运动减少,张力高,动作缓慢,姿势异常,流涎
多动性构音障碍	新纹状体病变引起	舞蹈病、手足徐动症、抽搐-秽语综合征	音的高低、长短、快慢不一,音量异常,元音歪曲,异常停顿	运动过多,张力低或变形性张力障碍,可有舞蹈样动作
共济失调性构音障碍	多因小脑病变引起	脊髓小脑变性、脑血管病、酒精中毒、多发性硬化	辅音发音不规则、不精确。元音扭曲,字音可突然发出,声调高低不一,不规则停顿,音节重音平等或过度,常形容为"爆破性言语"或"吟诗样言语"	肌张力低下,共济失调,平衡障碍,运动笨拙,有意向性震颤
混合性构音障碍	上述各类疾病并存	运动神经元病	上述不同症状的组合	上述不同症状的组合

(引自:朱镛连.神经康复学[M].北京:人民军医出版社,2003:202.)

(三)构音障碍的评定

构音障碍的评定主要从两方面进行,一是构音器官的评定,二是构音能力的评定。

1. 构音器官的评定

通过构音器官的形态和粗大运动检查来确定构音器官是否存在器质性的异常和运动障碍。主要包括对唇部、牙齿、舌部、硬腭、悬雍垂、咽腔、鼻腔、下颌进行检查。在观察安静状态下构音器官的同时,通过指示或模仿,使其做粗大运动并对以下方面做出评定:

(1)部位。构音器官哪个部位出现了异常。

(2)程度。判定异常的程度。

(3)性质。确认异常时中枢性、周围性或是失调性的。

(4)运动范围。确认运动范围受限,协调运动控制是否低下等。

(5)运动力。确认肌力是否低下等。

（6）运动的速度。运动速度是否无节律性或是否存在过快或过慢的现象。

2．构音能力的评定

主要是考察患者掌握每一个音位的言语构音能力。可通过汉语构音能力测验词表（又称黄昭鸣-韩知娟词表）来进行评定（如表5-3所示）。

表5-3 黄昭鸣-韩知娟词表

序号	词	目标音	序号	词	目标音	序号	词	目标音	序号	词	目标音
例1	桌 zhuō	zh √	12	鸡 jī	j	25	菇 gū	g	38	拔 bá	a
例2	象 xiàng	iang Θ	13	七 qī	q	26	哭 kū	k	39	鹅 é	e
1	包 bāo	b	14	吸 xī	x	27	壳 ké	k	40	一 yī	i
2	抛 pāo	p	15	猪 zhū	zh	28	纸 zhí	zh	41	家 jiā	ia
3	猫 māo	m	16	出 chū	ch	29	室 shì	sh	42	浇 jiāo	iao
4	飞 fēi	f	17	书 shū	sh	30	字 zì	z	43	乌 wū	u
5	刀 dāo	d	18	肉 ròu	r	31	刺 cì	c	44	雨 yǔ	ü
6	套 tào	t	19	紫 zí	z	32	蓝 lán	an	45	椅 yǐ	i
7	闹 nào	n	20	粗 cū	c	33	狼 láng	ang	46	鼻 bí	i
8	鹿 lù	l	21	四 sì	s	34	心 xīn	in	47	蛙 wā	1
9	高 gāo	g	22	杯 bēi	b	35	星 xīng	ing	48	娃 wá	2
10	铐 kào	k	23	泡 pào	p	36	船 chuán	uan	49	瓦 wǎ	3
11	河 hé	h	24	倒 dào	d	37	床 chuáng	uang	50	袜 wà	4

（引自：黄昭鸣、杜晓新.言语障碍的评估与矫治[M].上海：华东师范大学出版社，2006：114.）

首先是将上述50个词通过提问、提示或模仿等方式获得患儿的语音材料，并通过录音设备记录下来，然后再对记录下的语音材料进行分析。分析时可通过评估者的听觉感知来判断患儿是否有构音的问题。继而进一步分析音位对比的情况，然后通过被试所能正确发出的语音对所占的百分比计算整体构音清晰度。最后将所得到的分析结果分别与正常儿童整体构音清晰度、声母音位习得顺序以及音位对比的发展顺序进行比较。如果发现患儿以上的三个分析数值低于同龄正常儿童，则说明存在构音障碍。同时可以由此分析出造成障碍的原因，以便让患者接受必要的构音训练。正常儿童整体构音清晰度的参考标准如表5-4所示。

表 5-4 正常儿童整体构音清晰度的参考标准

[分数(%)的平均值和标准值。年龄：岁：月]

性别	男		女		性别综合	
年龄	平均值	标准差	平均值	标准差	平均值	标准差
2:7～2:12	66.28	14.16	75.63	7.00	70.77	12.06
3:1～3:6	70.23	10.77	73.98	3.20	72.11	11.09
3:7～3:12	81.53	13.01	79.57	8.21	80.44	10.44
4:1～4:6	83.55	5.27	82.52	5.24	83.11	5.19
4:7～4:12	80.30	11.71	87.03	3.95	84.39	8.39
5:1～5:6	84.32	10.11	90.96	5.19	87.64	8.58
5:7～5:12	89.00	7.75	92.86	4.46	91.00	6.46
6:1～6:6	93.24	6.24	93.95	6.25	93.59	6.09
年龄综合	80.73	12.92	84.41	10.19	82.61	11.73

(引自：黄昭鸣、杜晓新.言语障碍的评估与矫治[M].上海：华东师范大学出版社,2006：116.)

(四)构音障碍的治疗

构音器官评定所发现的异常部位就是构音训练的重点。构音功能的评定可发现哪些音可以发,哪些音不能发,哪些音发不清楚,这就决定了构音训练时的治疗顺序。一般来说要遵循由易到难的原则。

1. 口部运动治疗

口部运动治疗主要是针对唇、舌和下颌出现的感知觉障碍和运动障碍,运用触觉和本体感觉刺激技术,促进口部的感知觉正常化,抑制口部异常运动模式,并建立正常的口部运动模式的治疗过程。

口部感知觉障碍主要包括口部触觉超敏、口部触觉弱敏和混合性口部触觉敏感三种障碍。可采用口部触觉刺激技术,如冷刺激法、热刺激法、食物刺激法、刷皮肤法等,从患儿不敏感部位过渡到敏感部位,从口腔外到口腔内进行刺激,来促进患儿口部感知觉正常化。口部运动障碍主要是指下颌、舌和唇出现运动障碍。采用的方法主要是自主运动治疗技术和促进治疗技术。自主运动治疗技术是在患儿具有主动控制能力的情况下,监控、学习和巩固已习得的运动模式。在增强感知觉的治疗中就多采取自主运动的技术,如为增强下颌感知觉,采取的指尖控制法就是一种自主运动技术。患儿将大拇指置于下巴处,其余四指指尖放在颞下颌关节上,下颌上下运动,手指感受到下颌运动时关节的打开闭合情况。促进治疗技术是要提高下颌、唇、舌的感知觉和运动肌群的力量,增大下颌、唇、舌运动范围,增强下颌、唇、舌运动的灵活性和稳定性。下颌的促进治疗法包括下颌控制法、下颌抵抗法、提高咬肌肌力法;自主运动包括咀嚼法、下颌自我控制法、下颌分级控制法和咬住物体法。唇的促进治疗法包括提高唇肌力量法、降低唇肌力量法、唇的自主控制法;自主运动包括进食治疗法、唇的自主控制训练法、唇的强化和运动训练法。舌的促进治疗法包括马蹄形上抬模式治疗法、舌后部上抬模式治疗法、舌侧边上抬模式治疗法、舌尖上抬模式治疗法、舌后侧缘上抬模式治疗法、提高舌肌张力法、增强舌自主控制训练法;自主运动包括舌的刺激、舌的强化、舌的运动三方面。

2. 构音语音训练

构音语音训练包括音位感知、音位习得、音位对比和音位强化四个部分,对患者进行 21 个声母音位以及 37 个韵母音位的正确发音训练,确保每个音位的运动起点、运动终点和整个运动轨迹都是正确的。

(1)音位感知。初步认识 21 个声母音位,主要依靠听觉感知,感受各音位的声学特征,如频率的高低、声音的大小等。这个阶段不需要患者模仿发音或者发音多么准确,选择的材料一定是患者在日常生活中可以轻易见到的,呈现的形式最好是实物或卡通图片。

音位习得:真正掌握发出某个声母音位的正确方法,并通过大量的练习材料,巩固发音。

选词时,不仅选取以目标声母开头的单音节词、双音节词、三音节词,还要选择目标音位位于中间和最后的双音节词和三音节词,既要包括单韵母,还要包括各种结构的复韵母和鼻韵母。

(2)音位对比。将容易混淆的声母发音提取出来专门进行对比训练,进一步巩固和强化新习得的声母音位。训练材料选择时,以汉语言中 23 对最小音位对中的一对声母音位开头的两个单音节词为一组来进行对比训练。

(3)音位强化。让患儿在日常生活中将所学的语音应用出来,能正常的进行言语的交流。

三、失语症

失语症是言语获得后的言语障碍。障碍的形式取决于脑损害部位,一般分运动和感知两类,分别涉及言语生成和言语理解两方面。

(一)失语症的定义

失语症指的是由于神经中枢病损导致大脑语言区域及相关区域受到损伤,而造成言语功能受损或者丧失、缺失的一种语言障碍综合征。这种言语障碍大多源于控制语言的大脑左侧半球的病变,偶尔见于右半球的病变。失语症不包括由于意识障碍和普通的智力减退造成的语言症状,也不包括听觉、视觉、书写、发音等感觉和运动器官损害引起的语言、阅读和书写障碍。因先天或幼年疾病引致学习困难,造成的语言机能缺陷也不属失语症范畴。

(二)失语症的常见症状

失语症的临床表现主要体现在听、说、读、写四个方面。其中口语的流利性、口语的复述能力、听理解能力以及言语障碍表现在口语还是书面是鉴别失语症类型的关键。

1. 听理解障碍

指患者可听到声音,但对语义的理解不能或不完全。可以分为语音辨识障碍和语义理解障碍。语音辨识障碍是指能听到对方讲话,但对所听到的声音不能辨认,患者可能会听不懂对方的话或是不断地让对方重复。语义理解障碍在失语症中最多见,患者能够正确辨认语音,但是对词意部分或完全不能理解。

2. 口语表达障碍

(1)流畅性障碍。即流利程度,指连续产生词的能力,是估价口语输出的常用指标。

（2）语音障碍。发音、发声器官运动虽然没有障碍，但说出的声音与想说的不完全一样，可以有音位错误与韵律障碍。

（3）命名障碍或找词困难。是失语症病人的核心症状，几乎所有类型失语症患者均有不同程度的该类障碍。是指在一定言语活动过程中，产生恰当的词困难或不能，即不能够自由想起词，表现为言语中所用的词受阻或找词的时间延长。

（4）复述障碍。病人不能完整无误地重复检查者所说的内容。复述障碍是外侧裂周失语综合征的共同特征。也是评价失语的一个诊断性特征。

（5）错语、新语、无意义杂乱语及刻板语言。

① 错语：表达中出现语音或语义错误的词。

② 新语：用无意义的词或新创造的词代替说不出的词。

③ 无意义杂乱语：病人所述是一串意义完全不明了的音或单词的堆砌。

（6）语法障碍。指病人组成正确句型困难，表现为失语法症或语法错乱。失语法症：表达的句子中缺乏助词，典型的表现为电报性语言。语法错乱：助词错用或词语位置顺序不合乎语法规则。

3．阅读障碍

包括读音障碍和阅读理解障碍。前者指患者朗读时读音错误，不能正确朗读文字；后者指病人不能理解所看到的字词或句子的意义。这两种障碍可同时并存，也可出现分离性障碍。

4．书写障碍

指大脑损伤所致的书写能力受累或丧失。失语性书写障碍主要表现为完全性失写（完全不能书写，只能简单划一两画）、惰性书写（写出一字词后，写其他词时不断重复原来的那个字，不能完成接下来的任务）、镜像书写（写出来的字刚好是反的，就像从镜子里看到的一样）、构字障碍（笔画及偏旁的添加、遗漏或错误替代）、错误语法（书写句子出现语法错误）等。

（三）失语症的常见病因

造成失语症的主要病变是大脑的器质性病变，但造成这种大脑器质性病变的原因有下列 4 种：

（1）脑血管病变。脑血管病变包括脑血栓、脑栓塞、脑出血、脑血管肿瘤，这是失语症中常见的一些病因。大脑语言中枢内所分布的动脉主要是中动脉和后动脉，如果中动脉或后动脉分支发生出血、栓塞或血栓，就极有可能造成失语，且多为持续性失语。据材料显示，失语症中有 85％的原因是由于个体大脑左侧脑血管意外。

（2）脑外伤。脑外伤也是导致失语的一个重要原因。一些意外事故，比如车祸、高处坠落等都可能造成脑部外伤，进而导致失语。但由于脑外伤的部位、程度不同，所导致的失语症状及严重程度也有所不同。

（3）脑肿瘤。在脑肿瘤刚开始时，失语症状一般都是暂时性发作，很可能伴随一些局部性癫痫症状，但当病情发展到一定程度时，可以表现出多种类型的失语症，且多为持续性失语。

（4）脑组织炎症。脑炎、脑膜炎可使个体发生暂时性失语，一些耳源性脑脓肿常常发生在颞叶，就有可能产生持续性失语。[1]

（四）失语症的评定

失语症的评定应包括疾病诊断及言语诊断两个部分。疾病诊断是根据病史、神经系统体征及神经影像学的资料所作出的。一般包括确定病变的部位、确定病人言语障碍的性质、明确失语症病人所处的病期等。言语诊断一般是通过失语症测查作出的。下面就介绍几种常用的失语症测查方法：

（1）波士顿诊断性失语症检查。简称 BDAE，由高德拉丝（Goodglass）和卡丰（Kaplan）于 1972 年发表。此检查包括 27 个分测验，分为 5 个大项目，分别是会话和自发性言语、听理解、口语表达、书面语言理解和书写。根据对患者听、读、写、说等功能的全面评估，可判定失语症的类别，也可用于评价治疗效果。

（2）西方失语症成套测验。简称 WAB，由 BDAE 衍变而来，较 BDAE 更为简短。WAB的检查结果可求得失语商（AQ），AQ＜93.8 诊断为失语症。此测验还可测出操作商（PQ）和皮质商（CQ），前者了解大脑阅读、书写等功能，后者了解大脑认知功能。

（3）汉语失语症成套测验。简称 ABC，是参考西方失语症成套测验的基础上，结合我国国情编制而成的，1988 年开始使用，主要有 10 个项目组成，分别是会话、理解、复述、阅读、书写、结构与空间、运用和计算、失语症总结等。

（4）汉语标准失语症检查。简称 CRRCAE，此检查是中国康复研究中心听力语言科以日本的标准失语症检查为基础，根据汉语语言特点及文化习惯编制而成。该检查包括两部分，第一部分通过患者回答 12 个问题了解其语言情况，第二部分由 30 个测验组成，包括听理解、复述、说、阅读理解等 9 个大项目。

（五）失语症的治疗

20 世纪 90 年代以来，随着神经心理学和言语病理学的介入，学者们提出了多种的治疗方法。以下介绍几种治疗方法：

（1）经典或刺激疗法。由许尔（Schuell）提出的刺激-反应法是传统治疗法的基础，至今仍被语言康复治疗师广泛使用。许尔认为失语症患者的语言成分和规则并没有丧失和破坏，只是由于内部信号源的紊乱，语言分析器的失灵，处理过程的不同步、不协调造成语言机能减退导致失语。此方法的核心体现在 6 个原则上，一是给予适当的语言刺激；二是强的听觉刺激和多途径的语言刺激；三是反复刺激；四是每次刺激引起相应的反应；五是强化正确的反应；六是矫正刺激。

（2）阻断去除技术。韦格尔（Weigl）认为失语症病人损伤的是运用语言的能力，训练时可以将未受阻断的较好的语言形式中的语言材料作为前刺激，引出另一语言形式中有语义关联的语言材料的正反应。包括两种方法，一是单纯法，是将阻断的语言材料去除，直接或间接地包含在前刺激的语言材料中；二是连锁法，是通过多种功能参与，解除不同形式的语言阻断。

---

① 昝飞、马红英.言语语言病理学[M]. 上海：华东师范大学出版社，2006：171-172.

（3）程序化指导方法。本方法认为失语症是一个教授和学习的过程。通过患者自发正常状态下获得的行为进行结构分析的基础上，设计一系列细致的、严格逻辑性步骤，指导患者一步步接近我们所希望的行为。治疗中不是去要求患者改变行为，而是改变刺激条件，引出正确的答案。

（4）旋律语调治疗。旋律语调治疗（MIT）是系统的、具有等级体系结构的治疗计划。它的理论基础是语言表达的重音、音调和旋律模式主要由右侧大脑半球控制，因此对于有左侧大脑半球损伤的失语症者，重音、音调、旋律的模式可以利用。MIT的主要方法是用一些富有韵律的句子做吟诵训练，学会使用夸张的韵律、重音、旋律来表达正常的语言。

（5）经颅磁刺激。Martin等人综合以往研究发现，非流畅性失语症患者在恢复过程中右大脑半球（非优势侧）的损伤对应区域常表现出特别突出的激活状态，而这类患者常留有比较严重的口语表达障碍，由此推测该半球区域的过度参与所带来的代偿作用也可能影响了优势侧大脑半球的潜在恢复水平。采用反复经颅磁刺激技术对于慢性失语症患者的右大脑半球对应的Broca's区进行磁抑制皮层的激活状态，经过10次治疗后，有一定的效果，这可能是一种新型的治疗方法。

四、口吃

口吃是一种常见的言语障碍。据调查，世界成人1%是口吃者，我国儿童口吃患病率约为5%。不论何种文明也不论何种文化和语言都可能有口吃发生。

（一）口吃的定义

口吃是一种言语流畅性障碍，又叫语流障碍，俗称结巴。世界卫生组织把口吃定义为："一种言语节律障碍，在说话过程中，个体确切地知道他希望说什么，但是有时由于不随意的发音重复，延长或停顿，而在表达思想时产生困难"。通常所说的口吃是指在2~5岁间开始出现的一种发展性障碍，其流行率高达1%左右。通常，口吃研究和治疗领域主要涉及发展性口吃。研究显示，如果儿童期口吃者得到正确的治疗与指导，约80%的口吃儿童的口吃现象可以自然治愈。

（二）口吃的临床症状及类型

口吃包含4个方面的特点：① 最主要的表现是异常的言语行为，有音素或音节的重复、拖长、本应该连续说出的词语出现中断，发音用力过强，只有发音动作而发不出声。② 有意掩饰自己的流畅性障碍。③ 情绪方面的困扰，在生理方面有反应紧张的表现。④ 处世态度和方式的改变。

对于口吃的分类，不同的矫正理论有不同的分类方法。

有的按口吃发作时的具体症状划分为7种类型：① 痉挛性口吃。这是很轻微的一种，讲话时，某一字有连续发出的现象。例如："我……我……我……想去看电影。"② 往复性口吃。一句话中的词音讲过以后又重复再讲。例如："这支钢笔……这支……钢笔……质量…… 这支钢笔……质量……质量很好。"③ 无义掺音口吃。在讲话的开头或中间掺进一些不必要的字或词。④ 中阻性口吃。一句话当中突然在某个字或某个音卡住发不出来。例如：有的患者最怕发"人"字和"老"字，遇到它们就会说成："昨天我约了朋友到人、人、人、人民电影院去看电影,碰到老、老、老、王同志。"⑤ 强直性口吃。一句话刚说了几个连发性口吃,心里一紧张,口舌就好像僵住了,即使是平时较容易的音也发不出来,这时有些患者甚至会手脚发冷,处于痉挛状态。⑥ 难发性口吃。通常是第一个字发不出来。例如:"嗯……嗯……嗯……嗯……李……李老师你好。"⑦ 伴随性口吃。在讲话前或讲话中途,遇到上述几种情况时还伴随着跺脚、眨眼等伴随性动作。

有的按照口吃者的心理状态划分为 3 种类型:① 习惯型。多指儿童,由于他们口吃时间不长,对口吃还没有恐惧感,仅是由于模仿出现口吃现象,他们没有心理障碍。② 情绪型。绝大部分口吃者都属于这种类型,其特点是对口吃有明显的恐惧心理,心理负担很重,口吃程度也明显的随情绪而改变,对口吃极其敏感。③ 功能型。一般多指老年口吃朋友,由于口吃基本上是从小就形成的,这类朋友口吃已经有几十年的历史了,随着社会经验的丰富和心理上的成熟,那种情绪化的心理已经很弱了,但不是一点心理负担没有。

(三) 口吃的原因

目前,国内外对口吃的发生机制及内在原因尚未明确,但普遍认为口吃不是声道的缺陷,而是脑功能失调所致。它是一种开始于人生早年的生理、心理缺陷,发展性口吃者可能存在大脑神经系统的结构异常,但还没有发现其鼻、口、咽、喉等发音器官的结构缺陷。虽然口吃发生的原因尚不清楚,但这方面也有不少研究,下面介绍几种研究成果:

(1) 脑成像方面的研究。这是近年来口吃研究的一大热点,大大推动了研究者对口吃现象的认识,其中比较重要的包括:口吃者在与言语运动相关的脑区同侧激活较弱,对侧激活较强,也即激活右侧化,说明口吃者言语运动的异常存在大脑功能上的根源。口吃者在与运动相关的脑区(主要是负责口部、咽喉、舌部的脑区)存在结构异常,推翻了以前认为口吃者与非口吃者不存在大脑结构差异的看法。对口吃者进行言语矫正训练,从脑成像结果上看,存在一个大脑激活从右侧向左侧转换的过程,这说明进行言语矫正训练,不仅可在行为上改善口吃,对脑功能也有影响,这就为进一步的口吃矫正训练提供了方向。

(2) 基因研究。双生子和谱系研究发现口吃具有一定遗传性。1991 年安斯鲁(Ansrew)通过对澳大利亚双生子的对照研究发现,同卵和异卵双生子发生口吃的比例为5.7:1。谱系研究也发现直系亲属中发生口吃的比率(20%～74%)远远大于口吃在人群中的流行率(1.3%～42%)。国内报道有家族史的占 20.1%,多见于父亲及兄弟之间。这两方面的研究都说明口吃具有遗传性。但某些单卵双生子并不同患口吃病,说明环境因素也很重要。如果一个家庭中有口吃患者,那就是提供给儿童一个错误的语言模仿对象,容易造成孩子的口吃。

(3) 心理学方面的研究。大多数口吃患者有一些共同的特点,当口吃患者自己对自己说话时不发生或很少发生口吃,而与陌生人、领导或异性等说话时口吃加重,这说明口吃的发生或严重程度与患者的心理状态有密切关系。在 20 世纪 50 年代,一些研究者试图从心理学的角度来研究口吃的原因。这些研究认为口吃是经过合理组织的、有目的对各种危险想法的防御,是一种对不受欢迎的或危险感情的压抑机制。如果个体对说话怀有恐惧、害怕的情绪,往往说话就会不流利,口吃现象就会不断增多、加重,反过来引起更重的心理障碍。口吃病患者就这样陷入恶性循环的深渊而不能自拔。

（4）儿童口吃方面的研究。儿童是口吃的高发年龄阶段，对该人群的口吃形成的研究也是比较多的。瑞普（Riper）等认为儿童形成口吃可能有以下原因：挫折阈值低下、处于过多语流中断的环境、对口吃或拖长声的易感性、父母对儿童说话时的错误方式、潜在的情绪冲突。雅伊利（Yairi）和安布罗斯（Ambrose）对学龄前的幼儿进行了研究发现，多数儿童在近满3周岁前发病，起病很突然或一开始很严重，多有三代以内口吃的家族史，男孩多于女孩发病，43％的口吃患儿所处的环境有某种压力存在。伦敦大学人类沟通中心的研究者总结了过去口吃儿童研究的成果，认为可以将口吃儿童区分为8－（不到8岁）和12＋（超过12岁）两个阶段，儿童在12岁以后，口吃不再存在自发康复的可能性。

（5）其他方面的研究。有学者报道口吃患者往往不具备正常人的右侧听优势；对右侧视野中出现的单词辨认正确率比较低。智商测试结果也显示口吃患者的总智商低于正常人群。普尔（Pool）等报道口吃患者大脑血流量异常，左颞上、中和前扣带区血流不对称等。

（四）口吃的诊断和评估

对于口吃的诊断，首先是要鉴别出正常的发展性不流畅和口吃。两者的区别如表5-5所示。

表5-5　口吃与发展性不流畅对比

行为表现	口吃	发展性不流畅
每个词的音节重复次数	两次或更多	一次或几乎没有
语速	比正常快	正常
气流	常常中断（受阻）	几乎不中断
声音紧张	常常明显	没有
100 个词的延长次数	两次或更多	一次或几乎没有
延长时间	两秒或更多	1 秒或更多
心理紧张	常常出现	没有
一个词内无声的停顿	可能出现	没有
尝试说话之前无声的停顿	常常比较长	不明显
不流畅后无声的停顿	可能出现	没有
发生姿势	可能不恰当	恰当
对压力的反应	较多的词语中断	在不流畅方面无变化
挫折	可能出现	没有
眼光接触	可能摇摆不定	正常

其次，是要对口吃患者进行进一步的评估。对于儿童的口吃评估，可以设定以下这些项目进行：① 自由交谈：治疗师可以与患儿进行日常的一些话题的交流，在交流过程中对患儿的口吃情况有大致的了解，同时也能与患儿建立良好的医患关系，为下一步的治疗做好准备。② 指定描述：可以用图片命名（选30个单词，让患儿跟读以便了解在词头出现口吃的情况）、句子描述（选8张情景画图片，让患儿讲述，了解在不同句子长度及不同句型中的口吃状况）、复句描述（选2张情景图片，让患儿概括描述图片，了解总结式讲话中的口吃状况）等方法，来评估患儿的口吃情况。③ 回答问题：了解口吃患儿是否有回避现象以及说话的流畅程度。

通过以上的 3 个项目,主要观察患儿是否出现以下的症状:① 患儿是否对词的一部分多次重复。② 把一个声音延长。③ 加一个轻元音。④ 吃力和紧张。⑤ 在重复或延长音、音节或词时音调和响度都增高。⑥ 在重复或延长音或音节或词时,唇和(或)舌颤抖。⑦ 害怕。⑧ 回避。⑨ 当开始言语或持续言语难以送气(呼气)或持续送气。只要出现了以上症状中的一条或几条症状,就应该给予针对性的治疗。

为了评估结果的可靠性,一般还要向患儿的家长了解一些情况,以便更好的掌握患儿口吃的情况,而且可以了解到环境因素对口吃发展的影响。一般治疗师可以向患儿的家长提出以下问题:

您的孩子在什么情况下出现口吃?

在出现口吃前有什么表现吗?

口吃的情况经常发生吗?

出现口吃的时候,您会怎么做呢?

……

(五) 口吃的治疗

儿童的口吃治疗的关键在于早期干预。一般认为约 80% 的儿童口吃可随着年龄增长而自愈,所以及早进行适当的干预,是会收到很好的效果。建议患儿的父母不要批评或呵斥他们的孩子。父母应该慢慢的、放松地与孩子谈话。允许孩子们用自己的节奏说话。治疗的目的是提高儿童的自信心,改善孩子的自我形象,适应和调整儿童的人际环境以降低口吃者的恐惧、挫折和压力感。应鼓励口吃儿童与朋友和家庭公开地讨论问题,缓和其紧张的情绪。

对于重度的口吃患儿是需要进行专业的矫治的。亚历山大(Alexander)建议临床上当一个 4 岁儿童出现口吃 3 个月以上,并在口吃时表现出紧张和对抗情绪就需要进行矫治。

1. 呼吸训练

口吃者说话时常常呼吸紊乱,呼吸方式不当,或呼吸和发音不协调,言语产生的发音和呼吸的动力机制出现问题。采用符合发音规律的呼吸疗法,能取得良好的效果。可以做呼吸放松训练,主要是肩部的放松训练,它的主要目的是促进呼吸系统整体功能的提高,激发呼吸肌群进行有效地运动。也可以安排一些游戏来调整患儿的呼吸状况,如吹泡泡,主要是增加肺活量,使说话者能够在说话时,呼气既有力又缓慢均匀;拟声训练,可以根据患儿发声的能力和兴趣,选择拟声的内容,来促使患儿在发声时正确的呼吸气息和响度的均称;唱音训练,使患者能发出自然地声音,以增加其在言语时控制气流的能力,以及一口气发几个音的能力。目前国内外口吃矫治比较普遍的强调或进行呼吸训练。

2. 言语治疗

这是目前治疗的主流。首先是要控制患儿说话的速度。要求患儿在言语治疗师的指导下轻柔、缓慢地说话,减慢语速可减少单词重复的次数,易化起始音的发出。当与孩子们做游戏时语言治疗师鼓励每个儿童用慢速说话。大一点的孩子给"定时距的音节言语"鼓励他们按音节讲话,每个音节均匀地重读,用一种均匀的节奏说话,一个音节与下一个音节等时距地分开。其次是控制患儿说话的音量。设计一种说话都柔和的训练,要求患儿轻轻地说话时,许多时候他们只会说悄悄话(声带不振动用呼吸声),这是可以接受的。轻柔的说话能降低儿童拖词或重新整理句子的可能性,减少口吃现象。最后是语音的训练。口吃儿童说话时"元音"、"浊辅音"、"清辅音"会对口吃产生影响。许多儿童当遇到起始音是元音或双元音的时候,口吃更加严重,有时发起始音困难,出现停顿现象。所以在患儿语音训练时,帮助他们回避难度大的单词。

3. 心理治疗

对有心理或情绪问题的儿童应进行游戏治疗或心理治疗。这种治疗针对儿童的心理对抗及防备机制。在心理治疗中强调行为的、认知的和情绪的治疗。如改变口吃患者的不合理观念;进行系统脱敏(按照说话情境的焦虑等级逐渐进行言语训练);运用冥想和暗示来矫正口吃等。刘盈等研究认为,提倡"不惧怕,不逃避,顺其自然,为所当为"的森田疗法在口吃矫治的疗效显著,明显改善了口吃者的焦虑、抑郁情绪,缓解了口吃者的心理压力,从而使口吃症状明显减轻或消失。

4. 药物治疗

人们也试图用许多药物治疗口吃,包括苯二氮,吩噻嗪,钙通道阻断剂,β阻断剂(一种淀粉酶),各种抗焦虑药、抗抑郁药和抗痉挛药等都可用于口吃治疗。由于药物有副作用,故不适宜长时间的服食。

5. 其他治疗

父母及家庭咨询:是为了帮助家庭成员了解他们的行为和感觉对口吃者起什么作用,应该如何去做。

爱丁堡掩蔽技术。即:当口吃者不能听到自己的声音的时候,说话就不口吃。一个小仪器横过喉部用带子捆住,接着贴到听诊器上。当口吃者讲话时,小仪器激活了,阻止口吃者听到自己的讲话。

☯ 第4节 言语障碍的研究现状

言语障碍的研究是一个发现较新但发展较快的一个领域,美国是最早开展言语障碍研究的国家之一,1921年美国爱荷华大学研究生院院长、专门从事声音和听觉研究的西肖尔(Seashore)首创了言语病理学(Speech Pathology)。在经过近一个多世纪的研究探索,美国言语障碍研究已达世界顶峰。日本、韩国、香港相对较晚些。我国言语障碍的研究无论从几千年的医学史册上,还是从近代医学史上都能清晰地看到我国古代医学致力于言语障碍研究的足迹,但均未成为一门系统的、科学的、独立的医疗体系,直到20世纪70年代才有真正的语言治疗学专业。

一、关于言语障碍认识的研究[①]

自第二次世界大战后大量退役战士由于脑损伤而导致言语障碍的事实促动了美国言语障碍研究的发展,它不但引起了言语病理学家和耳鼻咽喉专家的研究兴趣,同时也激起了应用语言学家、心理语言学家及神经语言学家们的高度关注,学者们都认为语言作为复杂的高级神经活动,需要全脑参加。在经过一个多世纪以来的研究,对言语障碍的科学性研究得出

---

① 顿祖纯.美国言语残疾的研究现状与思考[J].中国组织工程研究与临床康复,2008(11).

3条基本的结论：第一，脑的不同部位在言语中具有不同的功能；第二，不同的脑区域损伤导致不同的言语障碍；第三，言语病理学研究是多学科多层面的立体式研究，其研究范围不仅涉足言语病理学、耳鼻咽喉科学、神经科学、儿科学等，而且还渗透到了语言学、心理学、社会学、教育学等多个学科领域。目前，协助医生治疗各种先天的和后天的言语障碍（如腭裂、口吃等），使患者的语言功能得到恢复的言语矫正学正在成为美国言语障碍研究中的又一个重要课题。

二、言语障碍的康复研究

言语障碍康复是对各种言语-语言障碍患者进行评定、诊断、治疗和提供必要的指导与训练。通过言语康复治疗师们的努力，很多言语障碍患者的言语语言问题得到了及时的康复治疗和训练并取得了较好的治疗效果。患者们的生活质量也得到了明显的改善。

（一）早期干预研究

早期干预是20世纪康复工作的一件"大事"。近年来，美国早期干预研究发展较快，尤其是言语障碍患者的早发现、早干预、早康复的研究，得到实际上的进展。如美国罗得岛对全部新生儿进行耳声发射听力筛查（我国于2003年实施新生儿听力筛查），发现听觉损伤后在出生1个月左右即验配助听器，开始语言训练，使大多数听觉损伤儿童能做到了聋而不哑。[①]

（二）治疗技术的发展研究[②]

医学康复是言语障碍康复的重要环节。言语障碍的治疗技术先后发生了重大变化。我国最早于1981年在北京友谊医院成立嗓音研究室，并开设嗓音障碍专科门诊，采用中西医结合进行矫治。

1. 外科治疗技术

（1）器官移植术。喉移植于20世纪20年开始，并于60年代得到发展，但由于技术本身、伦理和经济方面的因素，至今未被广泛应用，远远落后于其他组织和器官的移植，公开报道的只有2例。近10年随着其他各项技术的发展再次成为热点。目前该技术发展有两点：一是，移植喉手术后与受体的一致进行功能运动，这个问题是研究的重点；二是目前适于喉移植手术的患者很少。

（2）组织工程技术。包括组织重建和组织修复。许多学者已在体外构建出了喉和气管软骨，日本福岛县立医科大学（Fukushima Medical College）的几位教授于2002年成功完成世界上第一例人工组织气管修复，但技术局限于纯生物材料的修复。

2. 发音治疗技术

发音治疗是言语—语言病理学的一个分支，最早描述发音训练治疗嗓音疾病的是在20世纪早期。包括嗓音保健、发声教育、肌肉锻炼、听力训练及对发音行为的监控等，可以作为其他治疗手段（如手术）的辅助治疗，也可以单独应用，已被广泛接受并应用。对于歌手等特殊的群体，通常只有当发音治疗无效时才考虑进行手术。近年来，发音治疗也应用在声带损

---

① 胡岢，张琨，朱辉.聋儿早期干预的必要性与实施[J].中国医师杂志，2000；2(1)：8.

② 韩德民.嗓音医学[M].北京：人民卫生出版社，2007：293-304.

伤和瘢痕的康复中。

（三）康复手段的发展

衡量言语康复的标准是最大限度的恢复患者的社会交往能力。因此，在许多情况下，单纯临床治疗对言语障碍患者的功能康复有很大的局限性。近些年来，在康复手段上有了多样化的发展，国外发达国家大多康复机构都使用计算机及电子设备辅助言语障碍患者的康复，包括发音训练、理解训练和口语表达等。

（1）沟通辅具。在语言康复训练中，对于那些未能通过说或写来满足交流需要的言语障碍者，越来越多的借助沟通板实现人际交流。形式多样的沟通板已经进入市场化。

（2）多媒体信息化。随着早期干预的研究，语言康复涉及小龄儿童，适应这类群体的需要，各种可视动画有趣的康复软件、设备迅速发展，深受小龄言语障碍者的喜爱。

 本章小结

人类的语言信号是通过听觉器官（耳）或视觉器官（眼）感知后传递到脑内语言中枢，再经过脑内语言处理分析器处理分析、整合处理后进行储存。当有表达需要时，大脑发出指令，再经神经传到咽、喉、舌等支配言语运动的器官进行语言的口头表达。若上述这些环节中任何一个地方的功能发生病变，都一定会产生程度不一的语言或言语障碍。可见，语言、言语障碍发病的概率是很高的。据统计，相当数量的智力低下、脑瘫儿童有语言、言语障碍。

本章从生理角度阐述语言、言语的形成，重点描述常见的语言、言语障碍类型、临床表现，并对每一障碍类型的评估及治疗做了较为详细的介绍，以便更好地帮助大家解决工作实践中的问题。但是，众所周知，人类的语言除了生理基础外，还包含着复杂的心理过程，因此，彻底解决语言、言语障碍还需要更进一步的研究。

 思考与练习

1. 如何理解视觉途径进行言语感知？
2. 简述语言信息处理 Wernicke-Geschwind 模式。
3. 请简述声带振动的机理及其整个活动过程。
4. 如何理解共鸣腔的声学效果？
5. 如果你遇到一个 3 岁半的儿童还没有言语行为，你将如何进行干预？

第6章 肢体障碍的医学基础

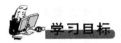 学习目标

1. 掌握运动神经系统的解剖及生理功能。
2. 掌握运动功能的评估方法。
3. 掌握脑瘫的发病原理及康复原则。

2006年,我国第二次残疾人抽样调查结果显示,我国有肢体残疾2412万人,所占比重居各类残疾的第一位。儿童的肢体残疾不仅会影响其正常生长发育,而且对其今后的生活、学习、工作、社交和心理卫生也会带来严重困难,因此肢体残疾儿童的康复事业应该得到全社会的关注和支持。本章将从运动神经系统的解剖及生理功能、运动功能的评估方法等方面来阐述肢体障碍的医学基础。由于脑瘫是导致儿童肢体残疾的主要原因之一,本章将特别阐述脑瘫的发病原理及康复原则。

第1节 运动神经系统解剖及其生理

人体的肢体运动是运动神经系统共同作用的结果,运动神经系统由骨、关节系统,肌肉系统和神经系统共同组成。其中骨和骨之间借助关节构成骨骼,骨和关节系统在肢体运动中起到支持、保护身体的重要作用,构成人体的基本支架。运动系统中的肌又称为随意肌,具有收缩性,是运动系统的动力部分。神经系统又包括了中枢神经系统和周围神经系统,对躯体的随意运动、姿势调节、协调不同肌群的活动以及引起各种感觉起主导作用,它们共同支配骨、关节和骨骼肌三部分来完成各种肢体运动。

一、骨、关节系统

骨与骨之间的连结大部分形成关节,肌肉附着于骨并越过关节。骨骼肌收缩,以关节为枢纽,牵动骨改变位置而产生运动,所以在运动中骨起杠杆作用,关节是运动枢纽,骨骼肌则是运动的动力。

(一)骨

每块骨都具有一定的形态、构造和功能,含有丰富的血管、淋巴管及神经,具有新陈代谢及生长发育的机能,并有修复,再生和改建的能力。骨的功能除了支持、保护和运动杠杆作用外,还具有造血和贮存钙磷元素、参与钙磷元素代谢和平衡的作用。

成人共有骨206块,约占体重的20%,其中躯干骨51块,颅骨29块,上肢骨64块,下肢

骨 62 块(如图 6-1 所示)。

1. 骨的形态

骨的形态不一,概括起来一般可分为以下 4 种:

(1)长骨。呈长管状,多位于四肢,如肱骨、股骨等。其中部细长称为骨干或骨体,两端膨大称为骺,骺端有光滑的关节面。

(2)短骨。短骨一般呈立方形,位于连接牢固、运动灵活的部位,如手腕的腕骨和足的跗骨等。

(3)扁骨。扁骨宽扁呈板状,主要构成能容纳重要器官的腔壁,起保护作用,如颅盖骨和肋骨。

(4)不规则骨。不规则骨形状不规则,如椎骨和某些颅骨。有的不规则骨内部具有含气的空腔称为含气骨,这些空腔称为窦。

此外,在经常与骨发生摩擦的某些肌腱中,尚有一些结节状的小骨、称为籽骨。籽骨使肌腱较灵活地滑动于骨面,从而减少摩擦,并改变骨骼肌牵引的方向,如髌骨是人体最大的籽骨。

2. 骨的构造

骨由骨质、骨膜和骨髓等部分构成。

3. 骨的化学成分和物理特性

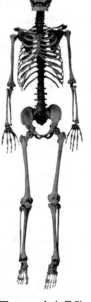

图 6-1　全身骨骼

骨由有机物和无机物构成,有机物主要是骨胶原纤维和黏多糖蛋白,使骨具韧性和弹性;无机物为无机盐类,如磷酸钙和碳酸钙等,使骨具有硬度和脆性。

骨的化学成分与物理特性随人的成长而不断地发生变化,幼儿的骨质所含的有机物和无机物约各占一半,故弹性较大,硬度小,不易发生骨折,但易弯曲变形。成年人的骨质中有机物逐渐减少,无机逐渐增多,约为 3∶7,这样的比例使骨具有一定的弹性和很大硬度。老年人的骨质中无机物占有更大的比例,约为 2∶8,故骨的脆性较大,容易骨折。

4. 骨的发生和生长

骨起源于中胚层的间充质。在胚胎 8 周左右,间充质先形成膜状,为膜性阶段,以后有的骨在膜的基础上骨化,称为膜化骨,属此类的有颅顶骨和面颅骨等;有的则发育成软骨,然后再骨化,称软骨化骨,属于此类的有颅底骨、躯干骨和四肢骨。

(1)膜化骨。在膜的中心处先有钙盐沉积,称为骨化点,自此向四周作放射状增生,形成海绵状骨质。在新生骨质的表面有骨膜,膜内的成骨细胞不断产生新的骨质,使骨不断加厚,而已成的骨质,也不断被破骨细胞破坏和吸收,如此不断进行最终达到成体骨的形态。

(2)软骨内成骨。在胚胎早期,从间充质形成软骨,此时软骨已初具成年骨的雏形。在软骨中心部有钙盐沉积,为初级骨化中心,由此向两端增长,与此同时,新生骨质表面骨膜的膜下成骨细胞,不断地增加骨质,使骨不断增粗,同时原有的骨质又不断地被破骨细胞破坏和吸收,形成空腔即髓腔。在出生前后,两端软骨出现次级骨化中心,形成骺的骨质,在骺与骨干之间还保留有软骨,称骺软骨,出生后骺软骨不断增生和骨化,使骨不断增长。成年后,骺软骨全部骨化,骨干、骺之间融合形成一条骺线,骨的长度至此停止增长,人不再长高。成年后,成骨作用与破骨作用渐趋平衡,骨的改建较缓慢。老年人骨的吸收大于骨的形成,故其骨质疏松,密质变薄。

(二)骨连结

骨与骨之间借纤维结缔组织、软骨或骨组织相连,构成骨连结。骨连结可分为直接连接和间接连结两种形式。直接连结多位于颅骨、躯干骨之间,连结较紧密,以保护脑髓和支持体重;间接连结则主要见于四肢骨之间,以适应肢体的多种活动,是人体骨连结的主要形式。

间接连结又称为关节。构成关节的相对骨面间互相分离,具有一定的间隙,充以滑液,仅借周围的结缔组织相连结,一般具有较大的活动性。关节是人体骨连结的主要形式。

关节的结构包括基本结构和辅助结构两部分(如图 6-2 所示)。

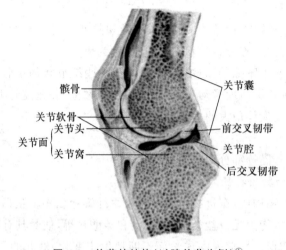

图 6-2　关节的结构(以膝关节为例)[①]

1. 关节的基本结构

关节基本结构包括关节面、关节囊和关节腔,这些是每个关节必有的基本结构。

(1)关节面。关节面是相关两骨的接触面,通常是一凸一凹,互相匹配,以求稳定。其表面覆盖一层厚薄不等的软骨,以利运动。

(2)关节囊。关节囊分内外两层。外层称为纤维层,由致密的相互平行和交织的白色结缔组织组成,其两端牢固地附着在关节面边缘及其邻近的骨面上以连结形成关节的两个骨端。

(3)关节腔。由关节囊滑膜层和关节软骨共同围成的一个密闭的潜在空间,内有少量滑液。关节腔内为负压,对维持关节的稳定性有一定的作用。

2. 关节的辅助结构

关节除了具备上述基本结构外,某些关节为适应其特殊功能而出现一些辅助结构,以增加关节的灵活性或稳固性。

(1)韧带。连接于相邻两骨之间的致密结缔组织束或者膜称为韧带。质地坚韧,不可变形,有加固关节、增强其稳定性及限制其非生理性运动的功能。

---

① 郭光文,王序.人体解剖彩色图谱[M].北京:人民卫生出版社,1986:51.

（2）关节内软骨。为存在于关节腔内的纤维软骨，包括关节盘和关节唇两种形态。

① 关节盘。是位于两关节面之间的纤维软骨板，多呈圆形，中央薄而周缘厚，边缘附着于关节囊内面，将关节腔分为两部分。膝关节内的关节盘呈半月形，称为关节半月板。关节盘使两个关节面更为适应，减少冲击和震荡，使关节的运动形式和范围进一步的扩大。

② 关节唇。为附着于关节窝周缘的纤维软骨环，有加深关节窝并增大关节面的作用，从而增加关节的稳固性，如髋臼唇等。

（3）滑膜襞和滑膜囊。有些关节囊的滑膜层面积大于纤维层，以致滑膜折叠，并突向关节腔而形成滑膜襞，其内含脂肪和血管。有时滑膜经纤维层薄弱处呈囊状向外突出形成滑膜囊。滑膜囊多位于肌腱和骨面之间，以减少肌肉运动时与骨面之间的摩擦。

3．关节的运动

在肌肉的作用下，一般关节都是围绕一定的轴做运动的。关节运动的方向范围与关节面的形状有着密切的关系，根据关节运动轴的方位，关节运动的基本形式有以下几种：

（1）额状轴上的屈和伸。关节的两骨互相靠近，其间角度减小的运动称为屈，反之称为伸。

（2）矢状轴上的收和展。骨向正中矢状面靠拢的运动称为内收，反之称为外展。

（3）垂直轴上的内旋和外旋。是指骨环绕垂直轴或它本身的纵轴进行的旋转运动。骨的前面向内侧旋转的运动称为内旋，反之称为外旋。

（4）环转。是指一骨的近端在原位转动，而远端做圆周运动，凡是具有额状和矢状两个运动轴的关节都可作环转运动。

4．关节的分类

关节可按其构成、关节面的形态和运动轴的数目以及运动的方式进行分类。

按关节运动轴的多少：可将关节分为单轴关节、双轴关节和多轴关节。一般关节多由两骨构成，称为单关节，如肩关节。由两个以上的骨构成的关节称为复关节，如肘关节。

按照关节运动的方式：如果运动由一个关节完成的，称为单动关节。如果某些关节在结构上是完全独立的，但在功能上必须同时进行运动，这种关节称为联合关节，如下颌关节。另外还有一类关节的关节面近乎平面，运动范围很小，称为微动关节，如腕骨间关节。

二、肌肉系统

肌肉具有收缩的特性，根据其位置、结构和功能的不同，可分为平滑肌、心肌和骨骼肌 3 类。运动系统所描述的肌均属横纹肌，通常附着于骨，随人的意志而收缩，所以又称骨骼肌或随意肌。但少数骨骼肌附着于皮肤，称为皮肌，如面部的表情肌等。

骨骼肌分布于头、颈、躯干和四肢，数量众多，约 600 余块，占体重的 40%。每块肌都有一定的形态、构造，有丰富的血管和淋巴管分布，受一定的神经支配，执行一定的功能，故每块肌可视为一个器官。肌是运动系统的动力部分，在神经系统的支配下，肌肉收缩，以关节为枢纽，牵动骨骼运动。

支配肌的神经受损伤或病变，肌肉则会发生瘫痪；肌肉血液供应受阻，可引起肌肉变性坏死；肌肉长期不活动，则萎缩或退化。

（一）肌的形态和构造

肌的形态多种多样,按其外形大致可分为长肌、短肌、阔肌和轮匝肌 4 种(如图 6-3 所示)。长肌多分布于四肢,收缩时长度显著缩短,能产生大幅度的运动。短肌多见于躯干深层,具有明显的节段性,收缩幅度较小。阔肌宽扁呈片状,多分布于胸腹壁,除运动功能外,还有保护内脏的功能。轮匝肌呈环形,位于孔裂周围,收缩时使孔裂关闭。

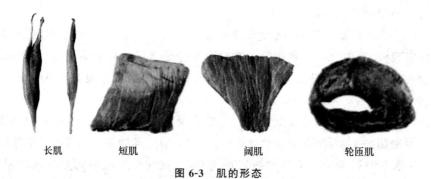

| 长肌 | 短肌 | 阔肌 | 轮匝肌 |

图 6-3　肌的形态

骨骼肌由肌腹和肌腱两部分组成。肌腹是中间的肌性部分,主要由肌纤维构成,色红、柔软,具有一定的收缩和舒张功能。肌腱为两端的腱性部分,主要由平行胶原纤维束形成,无收缩能力,但能抵抗很大的拉力。长肌的肌腹呈梭形,肌腱呈扁条状,亦称为腱索。阔肌的肌腹和肌腱都呈薄片状,其腱性部分称为腱膜。还有的长肌两端为肌腹,其中间为肌腱,称为中间腱(如二腹肌)。有的肌腱与肌腹交替排列,称为腱划(如腹直肌)。骨骼肌借肌腱(或腱膜)附着于骨或筋膜。

（二）肌的起止、配布和作用

肌通常以两端附着于骨,中间跨过一个或几个关节。肌收缩时,一骨的位置相对固定,另一骨相对移动。肌在固定骨上的附着点,称为起点或定点;在移动骨上的附着点,称为止点或动点。一般来说,接近身体正中面或肢体近侧端的附着点作为起点,反之为止点。起点和止点教科书有典型的描述,但在某些运动中定点与动点可以互换。

肌大都分布在关节的周围,其规律是在一个运动轴相对的两侧有作用相反的肌或肌群,这两个互相对抗的肌或肌群称为拮抗肌。例如肘关节前方的屈肌群和后方的伸肌群。在运动轴的同一侧作用相同的肌称为协同肌。如肘关节前面的各屈肌。

肌有两种作用,一种是静力作用,即具有一定的张力,使身体保持一定的姿势,取得相对平衡,例如站立、坐位和体操中的静动作;另一种是动力作用,即指肌收缩产生运动,使身体完成各种动作,如伸手取物、行走和跑跳等。

（三）肌的辅助结构

肌的辅助结构有筋膜、滑膜囊和腱鞘等。这些结构是在肌活动的影响下,由肌周围的结缔组织转化而成,有保护和辅助肌活动的作用。

1. 筋膜

筋膜位于肌的表面,分为浅筋膜和深筋膜两种。

(1)浅筋膜。位于皮下,又称为皮下筋膜,由疏松结缔组织构成,其内含脂肪、浅静脉、皮神经以及浅淋巴结和淋巴管等。皮下脂肪的多少因个体、性别、身体部位及营养状况而不同。此筋膜有维持体温和保护深部结构的作用。临床常作皮下注射，即将药物注入浅筋膜内。

（2）深筋膜。位于浅筋膜深面，又称固有筋膜，由致密结缔组织构成，遍于全身且互相连续。深筋膜包被肌或肌群、腺体、大血管和神经等形成筋膜鞘。四肢的深筋膜，伸入肌群之间与骨相连，分隔肌群，称为肌间隔。

2. 滑膜囊

为一密闭的结缔组织扁囊，内有少量滑液。其大小由直径几毫米至几厘米，有的独立存在，有的与关节腔相通。多位于肌腱与骨面之间，可减少两者之间的摩擦，促进肌腱运动的灵活性。滑膜囊在慢性损伤和感染时，形成滑膜囊炎。

3. 腱鞘

为套在长腱周围的鞘管。多位于手足摩擦较大的部位，如腕部、踝部、手指掌侧和足趾跖侧等处。腱鞘分为两层。外层为纤维层（腱纤维鞘），由增厚的深筋膜和骨膜共同构成，呈管状并附着于骨面，它容纳肌腱并对其有固定作用。内层为滑膜层（腱滑膜鞘），由滑膜构成，呈双层筒状，又分脏、壁两层。脏层（内层）紧包于肌腱的表面；壁层（外层）紧贴于腱纤维鞘的内面。脏、壁两层之间含有少量滑液，这两层在肌腱的深面相互移行的部分，称腱系膜，内有血管、神经通过。腱鞘可起约束肌腱的作用，并可减少肌腱在运动时与骨面的摩擦。临床上常见腱鞘炎，严重时局部呈结节性肿胀，引起局部疼痛和活动受限。

（四）肌的命名

肌可根据其形状、大小、位置、起止点、作用和肌纤维行走方向等命名。

（1）根据肌肉的形态构造。如三角肌、斜方肌、菱形肌和半膜肌、半腱肌等。

（2）根据肌肉的大小长短。如长肌、短肌、臀大、中、小肌等。

（3）根据肌肉的位置。如冈上肌、冈下肌、肋间肌、额肌和枕肌等。

（4）根据肌肉的起止点。如肱桡肌、胸锁乳突肌等。

（5）根据肌肉的作用。如屈肌、伸肌、收肌、展肌等。

（6）根据肌肉的纤维方向。如直肌、横肌和斜肌等。

（7）综合上述特征而命名。如桡侧腕长伸肌、指浅屈肌、腹外斜肌、肱二头肌、胸大肌等。

三、神经系统

（一）概述

1. 神经系统的作用和地位

神经系统在人体各系统处于主导地位，是最主要的功能系统。它控制并调节人体内各系统器官的生理活动，维持人体内部环境的恒定；还能通过各种感受器接受外界刺激，并作出反应，使人体活动能随时适应外界环境的变化，保持人体与外界环境的相对平衡。人类由于生产劳动产生了语言和思维，从而促使大脑皮层高度发展，不仅能适应外界环境，而且还能主动地认识世界和改造世界。

2. 神经系统的组成和区分

神经系统是由脑、脊髓以及遍布全身的神经共同组成的一个完整而不可分割的整体。为了便于学习、应用和研究,按其所在部位分为中枢神经系统和周围神经系统两部分。

中枢神经系统由脑和脊髓组成,位于颅腔和椎管内。周围神经系统中与脑相连者为脑神经,与脊髓相连者为脊神经。按其分布对象不同,周围神经系统又可分为躯体神经(分布于体表和运动系)和内脏神经(分布于内脏、腺体和心血管系)。二者均由传入感觉纤维和传出性运动纤维组成,其中内脏传出纤维又可称为自主神经或植物神经。

3. 神经系统的活动方式

神经元是神经系统结构和功能的基本单位。神经元之间借突触相互连接起来,完成各种反射机能。所以,神经系统活动的基本方式是反射。

反射是机体在神经系统参与下,对内、外环境的刺激所作出的反应。反射弧是实现反射活动的形态结构基础,由感受器、传入神经、神经中枢、传出神经和效应器五部分组成。

反射弧任何部位的破坏和机能障碍,都将使反射活动发生障碍。如果低级反射弧完整,但失去高级中枢的抑制性控制时,低级反射就会亢进或增强,称为病理反射。

4. 神经系统常用术语

(1)灰质。中枢神经系统内,神经元的胞体和树突聚集形成,新鲜标本上呈暗灰色。

(2)白质。中枢神经系统内,神经纤维聚集形成,因外被髓鞘,故色泽白亮。

(3)皮质。位于大脑和小脑表层的灰质。

(4)髓质。位于大脑和小脑深面的白质。

(5)神经核。功能相近的神经元胞体聚集成团,位于中枢内,称神经核。

(6)神经节。功能相近的神经元胞体聚集成团,位于周围神经系统内,称为神经节。

(7)神经。周围神经系统内,神经纤维平行排列成条索状,称为神经。

(8)纤维束。起止和功能相同的神经纤维聚集成束,位于中枢神经系统内,称为纤维束。

(9)网状结构。中枢神经内,灰质和白质混杂排列而成。

(二)中枢神经系统

中枢神经系统由脑和脊髓组成。脑位于颅腔内,脊髓居椎管之中。两者间无明显界限,通常在平枕骨大孔处,以第 1 颈神经根丝的上缘作为两者的分界。脑和脊髓外表面均包 3 层被膜。

1. 脊髓

脊髓是中枢神经的低级部分,它和脑的各级中枢之间有着广泛的联系。来自躯干、四肢的各种刺激只有通过脊髓传到脑才能被感受;脑也要通过脊髓才能完成许多重要的活动。脊髓本身也可完成许多反射活动。

(1)脊髓的位置和外形。脊髓位于椎管内,外包被膜。呈前后略扁的圆柱状,全长约 $42\sim45$ cm。上端在平枕骨大孔处移行为脑的延髓,下端在成人约平第 1 腰椎下缘。

脊髓全长粗细不等,有两个梭形的膨大部:颈膨大位于第4颈脊髓节到第1胸脊髓节高度;腰骶膨大位于第2腰脊髓节到第3骶脊髓节高度。脊髓两个膨大的形成与四肢的出现有关,是由于该处神经细胞和纤维增多所致。脊髓下端呈圆锥状,称为脊髓圆锥。由圆锥尖端向下延伸为一条细纤维丝,称为终丝,附着于尾骨背面,有固定脊髓的作用。终丝内无神经组织。

脊髓表面有六条纵行的沟裂。前正中裂在腹侧面正中线上,沟深略宽。后正中沟在背侧正中线上,沟浅而窄。脊髓可借此两沟从表面分为左右对称的两半。在脊髓的两侧,还有左、右对称的前外侧沟和后外侧沟。前外侧沟宽浅,位于前正中裂的两侧,有运动神经纤维构成的脊神经前根穿出。后外侧沟窄细,位于后正中沟两侧,有脊神经节内感觉神经元的中枢突组成的脊神经后根由此穿入。后根在近椎间孔处形成的膨大叫脊神经节,内含感觉神经元的胞体。每对脊神经的前根和后根在椎间孔处汇合,构成脊神经,由椎间孔出椎管。

(2) 脊髓节段及其与椎骨的对应关系。脊髓表面无分节现象。但依据脊神经根作为表面标志,可将脊髓划分为相应的脊髓节段。即每对脊神经的前后根所连的一段脊髓称为一个脊髓节段。脊神经共有31对,脊髓就可划分为31个节段。其中颈髓8节,胸髓12节,腰髓5节,骶髓5节,尾髓1节。

成人脊髓与椎管不等长,所以脊髓节段与同序数椎骨的高度并不完全对应,但有一定的规律性。了解它们之间的位置关系非常具有实用意义。在成人,脊髓颈段上部(C1～C4)与同序数椎骨等高;颈髓下部与胸髓上部(C5～T4)较同序数椎骨高出一个椎体;胸髓中部(T5～T8)则高出两个椎体;胸髓下部(T9～T12)高出三个;而腰髓约对第10～12胸椎体;骶、尾髓正对第1腰椎体。

(3) 脊髓的功能。脊髓的功能主要有传导机能和反射技能。

① 传导机能。脊髓白质中的上、下行纤维束是完成传导机能的主要结构。躯干、四肢和大部分内脏感觉都经过脊髓传导至脑;脑对躯干、四肢和部分内脏的控制又需经过脊髓才能实现。

② 反射机能。有许多反射活动的低级中枢位于脊髓灰质内,如排便反射、血管舒缩反射以及躯体的浅反射和深反射等。通过脊髓所完成的反射称为脊髓反射,完成脊髓反射的结构包括脊髓灰质、固有束、脊神经前根、后根及其纤维等。

2. 脑

脑位于颅腔内,在枕骨大孔处与脊髓相连。脑由大脑、间脑、中脑、脑桥、延髓和小脑组成(如图6-4所示)。脑实质内的空腔称为脑室。通常把中脑、脑桥和延髓合称为脑干。

(1) 脑干。脑干自下而上由延髓、脑桥和中脑组成。上接间脑,下续脊髓,背侧连小脑,腹侧邻颅底的斜坡。延髓、脑桥与小脑之间的空腔为第四脑室,向上通过中脑水管连第三脑室,下续脊髓中央管。第四脑室的底为延髓、脑桥的背面一菱形窝。脑干表面附有第3～12对脑神经根,脑干内含有各种脑神经核和纤维束。脑干内还有许多重要的生命活动中枢,如心跳中枢、呼吸中枢和视、听反射中枢等。

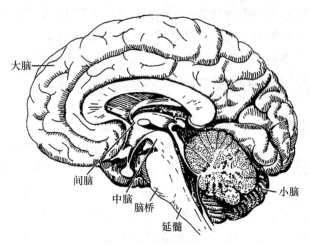

大脑

间脑

中脑 脑桥

延髓

小脑

图 6-4　脑的正中矢状切面

（2）小脑。小脑是重要的运动调节中枢。位于颅后窝内。腹侧面隔第 4 脑室与脑干相邻；上面平坦，邻大脑半球枕叶，中间隔一硬脑膜形成的小脑幕。小脑中间部狭窄，叫小脑蚓，两侧部膨隆，叫小脑半球。蚓部上面高出于半球之上，下面凹陷于两半球之间。小脑半球上面平坦，下面膨隆。在两半球下面的前内侧，各有一突起，称为小脑扁桃体，小脑扁桃体邻接延髓和枕骨大孔的两侧。当颅内压增高时，小脑扁桃体有可能受挤而嵌入枕骨大孔，造成枕骨大孔疝（或小脑扁桃体疝），压迫延髓，危及生命。

小脑的主要功能是维持身体平衡、调节肌肉张力和协调肌肉的运动（共济运动）。小脑蚓部病变，主要表现为平衡失调、站立不稳、步态蹒跚和静坐时摇晃等。小脑半球病变时，表现为同侧肌张力降低、腱反射减弱和共济运动失调，如手的轮替运动困难等。

（3）间脑。间脑位于中脑和大脑两半球之间。上部被大脑半球覆盖，外侧与大脑半球实质愈合，界线不清。仅有前下部及后方一小部分游离。间脑的内腔为第 3 脑室。间脑可分为 5 部分，即背侧丘脑、下丘脑、后丘脑、上丘脑和底丘脑。

背侧丘脑是内脏和躯体传入冲动的整合中枢，也是通向大脑皮质的中继站，与纹状体、下丘脑有广泛的联系。当背侧丘脑受刺激或损伤时，常出现感觉过敏、感觉丧失的症状，或伴有自发性疼痛感。而下丘脑是边缘系统中的重要结构之一，具有多样而复杂的功能。它与内脏活动及体内外环境的平衡有关，可以帮助调节摄食及水的平衡，可调节体温，可通过神经分泌作用来调节垂体的内分泌活动，并与情绪行为有关。

（4）大脑。大脑又名端脑，是脑的顶端部，由左、右大脑半球构成。两半球之间有纵深的大脑纵裂相隔。裂（沟）底部有宽厚的纤维板，称为胼胝体，用以连接两侧半球。大脑与小脑之间隔以大脑横裂（即大脑小脑裂）。每侧半球表面被覆一层灰质，称为大脑皮质（如图 6-5 所示）。皮质深面为髓质。髓质中的灰质团，称为基底核。半球内的空腔为侧脑室。

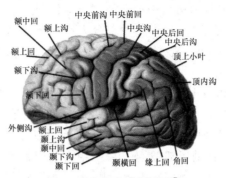

图 6-5　大脑半球外侧面①

　　机体的运动、感觉、视觉、听觉、嗅觉、味觉和语言活动等功能,在大脑皮质都有相应的中枢部位。如图 6-6 所示,现将已知的机能定位区概述如下:

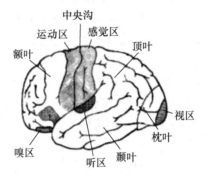

图 6-6　大脑皮质的分区

　　① 运动中枢:主要在中央前回与中央旁小叶的前部,即第 4 区和第 6 区。此区发出锥体系纤维－皮质脊髓束和皮质脑干束,支配躯体的运动。通常称运动中枢为第Ⅰ躯体运动区。在灵长类(包括人)还有第Ⅱ躯体运动区和补充运动区。第Ⅱ躯体运动区在中央前回下面脑岛盖处。补充运动区在额上回内侧面的第 6 区。

　　② 感觉中枢:位于中央后回和中央旁小叶的后部,包括 3、1、2 区。接受对侧身体的浅、深感觉投射纤维。通常把感觉中枢视为第Ⅰ躯体感觉区,包括 3、1、2 区。第Ⅱ躯体感觉区,在人脑位于中央前、后回的最下部,与第Ⅰ躯体运动区相重叠。

　　③ 视觉中枢:位于距状沟上、下方的皮质,即第 17 区,每侧半球的视觉中枢,与两眼对侧视野有关。因此,一侧半球视觉中枢损伤,就会出现两眼对侧同向视野偏盲。

　　④ 听觉中枢:位于颞横回,即第 41、42 区。每侧的听觉中枢,接受两耳的听觉冲动。因此,一侧颞横回受损,不引起全聋。

　　⑤ 内脏中枢:在边缘叶。该区接受内脏传入冲动,调节血压,管理呼吸、胃肠运动,且与情绪、记忆、性行为等活动有关系。

　　⑥ 语言中枢:语言是人类特有的一种认识功能和运用功能,包括说话、阅读、书写等。

①　郭光文,王序.人体解剖彩色图谱[M].北京:人民卫生出版社,1986:157.

其代表区为语言中枢。一般认为语言中枢在一侧半球发展起来,善用右手(右利)的人在左半球、大部分善用左手的人也在左半球,仅少部分人在右半球,故左半球被认为是优势半球(因语言中枢在此半球),临床也发现90%的失语症是因左半球损伤引起的,语言中枢包括说话、书写、阅读、听话4个中枢。

(i)说话中枢(运动性语言中枢)。在额下回后1/3处,即44区。该中枢能分析、综合语言活动传入的刺激,调节唇、舌、咽喉肌的运动。此中枢如果受损伤,病人的发音肌虽未瘫痪,但失去说话能力,称为运动性失语症。

(ii)书写中枢。在额中回的后部(8区),紧靠中央前回管理手的运动区。该区损伤时,手肌虽不瘫痪,但写字、绘画等精细运动发生障碍,称为失写症。

(iii)阅读中枢(视觉语言中枢)。位于角回,即39区。是理解文字、符号的皮质区。损伤后,病人能看到文字,但不理解,原来识字的人,变得不能阅读,称为失读症。

(iv)听话中枢(听觉语言中枢)。位于颞上回后部(22区)。是理解听到语言的皮质区。该区损伤后,虽听觉正常,但不能理解别人语意,对自己的讲话意义也不理解,所以常说错话,称为失听症或感觉性失听症。因此,这类病人对别人的问话经常会答非所问。

(三)周围神经系统

周围神经系统是指中枢神经系统以外的神经成分,由神经、神经节、神经丛和神经终末装置等构成。根据周围神经与中枢相连接的部位和分布区域的不同,一般将其分为3部分:脊神经,与脊髓相连,共有31对,主要分布于躯干四肢的皮肤和肌肉;脑神经,与脑相连,共12对,主要分布于头部,也分布于颈、胸、腹腔的脏器,支配脏器平滑肌的运动和腺体的分泌;内脏神经,既与脑相连,也与脊髓相连,是支配内脏、心血管、腺体运动和感觉的神经,其中内脏运动神经又叫植物神经,分为交感神经和副交感神经两类。

(1)脊神经。31对脊神经中有颈神经8对,胸神经12对,腰神经5对,骶神经5对及尾神经1对。上述脊神经从椎管内穿出的部位是:第1~7颈神经在同序数颈椎上方的椎间孔穿出,第8颈神经从第7颈椎下方的椎间孔穿出;胸、腰神经均通过同序数椎骨下方的椎间孔穿出;第1~4骶神经通过相应的骶前、后孔穿出;第5骶神经和尾神经由骶管裂孔穿出。

(2)脑神经。脑神经是与脑相连的周围神经,自颅腔穿过颅底的孔、裂、管出颅,共12对。其排列顺序通常用罗马字码表示:Ⅰ嗅神经、Ⅱ视神经、Ⅲ动眼神经、Ⅳ滑车神经、Ⅴ三叉神经、Ⅵ展神经、Ⅶ面神经、Ⅷ前庭蜗神经、Ⅸ舌咽神经、Ⅹ迷走神经、Ⅺ副神经、Ⅻ舌下神经。

(3)内脏神经。内脏神经是整个神经系统的一个组成部分,是指主要分布于内脏、心血管和腺体的神经。内脏神经和躯体神经一样,也含感觉和运动两种纤维成分,内脏运动神经支配平滑肌、心肌的运动和腺体的分泌,以控制和调节人体的新陈代谢活动。由于其通常不受人意志支配,故又称自主神经或植物性神经。内脏感觉神经则分布于内脏、心血管的内感受器,把感受的刺激传入中枢,通过反射调节内脏、心血管等器官的活动。从而维持机体内外环境的相对平衡,保障机体正常的生命活动。

(四)神经系统的运动功能

人体各器官、系统的功能在神经系统的直接或间接调节控制下,对体内外各种环境变化做出迅速而完善的适应性调节,从而保证机体内环境的相对稳定以及与周围环境的协调和对立统一。神经系统包括中枢神经系统和周围神经系统两大部分。中枢神经系统的主要功能有感觉功能、运动功能和高级功能。

中枢神经系统内参与和控制机体运动的结构主要有大脑皮质、基底核、小脑、脑干和脊髓。任何简单的随意运动都需要上述各部分的密切配合、相互协调才能顺利进行。中枢神经系统的运动功能包括3个方面：① 引发随意运动。② 调节姿势，为运动提供一个稳定的背景或基础。③ 协调不同肌群的活动，使运动能够平稳和精确地进行。此外，中枢神经系统的运动功能和脑的其他功能如感觉功能、学习和记忆等都有着密切的关系。

1. 脊髓的运动功能

脊髓是神经系统的低级中枢，也是躯体运动最基本的反射中枢。通过脊髓能进行一些简单的反射，如牵张反射、屈肌反射等。

(1) 牵张反射。有神经支配的骨骼肌，在受到外力牵拉时，能引起受牵拉的同一肌肉收缩的反射活动，称为牵张反射。牵张反射的类型有腱反射和肌紧张两种。快速的牵拉引起腱反射，缓慢的牵拉引起肌紧张。

(2) 屈肌反射和对侧伸肌反射。在脊动物的皮肤接受伤害性刺激时，受刺激一侧的肢体出现屈曲反应，关节的屈肌收缩而伸肌弛缓，称为屈肌反射。屈肌反射具有保护性意义，能使肢体脱离伤害性刺激。屈肌反射的强度与刺激强度有关。例如，对足部较弱的刺激，只会引起踝关节屈曲，而刺激强度加大时，则膝关节和髋关节也可发生屈曲。如刺激强度更大，则可在同侧肢体发生屈肌反射的基础上，出现对侧肢体伸肌的反射活动，称为对侧伸肌反射。对侧伸肌反射是一种姿势反射。当一侧肢体屈曲而造成躯体失衡时，对侧肢体伸直以支持体重，所以在保持躯体平衡中具有生理意义。

(3) 脊休克。脊髓与高位中枢离断后会暂时丧失反射功能，进入无反应状态，这种状态称为脊休克。脊休克的主要表现为在横断面以下的脊髓所支配的骨骼肌肌紧张减弱，甚至消失，血压下降，外周血管扩张，不发汗，直肠和膀胱内粪、尿潴留等。脊休克现象只发生在切断水平以下的部分。一段时间以后，一些以脊髓为基本中枢的反射活动可以逐渐恢复。反射恢复的速度与不同动物脊髓反射对高位中枢依赖的程度有关。在反射恢复过程中，首先是一些比较简单、原始的反射先恢复，如屈肌反射、腱反射等，然后比较复杂的反射再逐渐恢复。

脊休克的产生并不是由于切断损伤的刺激所引起的。因为反射恢复后，若在损伤面以下进行第2次脊髓切断，则不会再次引起脊休克。脊休克产生的原因是由于离断的脊髓突然失去了高位中枢的调控所致。脊休克的产生与恢复，说明脊髓可以完成某些简单的反射活动。但正常时，它们是在高位中枢的控制下进行的。

2. 脑干对运动功能的调节

脑干的运动功能主要是对肌紧张的调节。参与肌紧张调节的结构，主要是脑干的网状结构。

脑干网状结构中存在抑制肌紧张的区域，称为抑制区；还有增强肌紧张的区域，称为易化区。网状结构是调节肌紧张的基本中枢。

就人类而言，主要是由于伸肌始终受到地球引力的缓慢而持久的牵拉而形成肌紧张。伸肌的肌紧张可以对抗地球的引力而维持正常姿势（如站立姿势）。因此，中枢神经系统对肌紧张的控制，主要是控制伸肌的肌紧张。所以，当易化区活动相对占优势时，表现出的去大脑僵直现象，主要是因为伸肌(抗重力肌)的肌紧张明显增强。

3. 小脑的运动功能

根据小脑的功能，可将小脑划分成 3 个主要的功能部分，即前庭小脑、脊髓小脑和皮质小脑。小脑对于维持姿势、调节肌紧张、协调和形成随意运动，均有重要的作用。

(1) 前庭小脑。前庭小脑的主要功能是控制躯体的平衡和眼球的运动。由于前庭小脑主要接受前庭器官传入的有关头部位置改变和直线或旋转加速度运动情况的平衡感觉信息，而传出冲动主要影响躯干和四肢近端肌肉的活动，因而具有控制躯体平衡的作用。

此外，前庭小脑也接受经脑桥核中转的来自外侧膝状体、上丘和视皮层等处的视觉传入，并通过对眼外肌的调节而控制眼球的运动，从而协调头部运动时眼的凝视运动。

(2) 脊髓小脑。脊髓小脑与脊髓及脑干有大量的纤维联系，其主要功能是调节正在进行过程中的运动，协助大脑皮层对随意运动进行适时的控制。脊髓小脑受损后，运动变得笨拙而不准确，表现为随意运动的力量、方向及限度不能得到很好的控制。如患者不能完成精巧的动作，在动作进行过程中肌肉发生抖动而把握不住方向，特别是在精细动作的终末出现震颤，故称为意向性震颤；行走时跨步过大而躯干落后，以致容易发生倾倒，或走路摇晃呈酩酊蹒跚状，沿直线行走则更不平稳；不能进行拮抗肌轮替快复动作(如上臂不断交替进行内旋与外旋)，动作越迅速，则协调障碍越明显；但在静止时则无异常的肌肉运动出现。以上这些动作协调障碍称为小脑性共济失调。此外，脊髓小脑还具有调节肌紧张的功能。小脑对肌紧张的调节具有抑制和易化双重作用，分别通过脑干网状结构抑制区和易化区而发挥作用。

(3) 皮质小脑。皮质小脑的主要功能是参与随意运动的设计和程序的编制。一个随意运动的产生包括运动的设计和执行两个阶段，作为从皮层联络区到运动皮层信息流主要通路上的两个回路，皮质小脑与基底神经节参与随意运动的设计过程，而脊髓小脑则参与运动的执行过程。要完成一个随意运动，通常需要组织多个不同关节同时执行相应的动作，这种协调性动作需要脑的设计，并需要脑在设计和执行之间进行反复的比较，使动作能完成得协调流畅。这个系统是通过"做"来"学习"的。例如，在学习某种精巧运动(如打字、体操动作或乐器演奏)的开始阶段，动作往往不甚协调。在学习过程中，大脑皮层与小脑之间不断进行联合活动，同时脊髓小脑不断接受感觉传入信息，不断纠正运动过程中发生的偏差，使运动逐步协调起来。在此过程中，皮质小脑参与了运动计划的形成和运动程序的编制。待运动熟练后，皮质小脑内就储存了一整套程序。当大脑皮层发动精巧运动时，首先通过大脑—小脑回路从皮质小脑提取程序，并将它回输到运动皮层，再通过皮层脊髓束发动运动。这样，运动就变得非常协调、精巧和快速。

4. 基底核的运动功能

(1) 结构。基底核又称基底神经节，它包括尾状核、壳核、苍白球、丘脑底核、黑质和红核。尾核、壳核和苍白球统称为纹状体。其中苍白球是最古老的部分，称为旧纹状体；尾核和壳核则进化较新，称为新纹状体。尾核、壳核、苍白球与丘脑底核、黑质在结构与功能上是紧密联系的。其中苍白球是纤维联系的中心，尾核、壳核、丘脑底核、黑质均发出纤维投射到苍白球，而苍白球也发出纤维与丘脑底核、黑质相联系。

（2）功能。基底核有重要的运动调节功能,它与随意运动的稳定、肌紧张的调节及本体感受器传入冲动信息的处理都有关系。临床上基底核损害的主要表现可分为两大类:一类是运动过少而肌紧张过度,如帕金森病;另一类是运动过多而肌紧张减弱,如舞蹈病和手足徐动症等。

5.大脑皮质的运动功能

（1）大脑皮质运动功能代表区。中央前回4区和6区是大脑皮质运动功能的主要代表区。它们接受来自关节、肌腱及骨骼肌深部的感觉冲动,感受身体在空间的姿势、位置以及身体各部位在运动中的状态,并根据这些运动器官的状态来控制全身的运动。

运动区具有下功能特征:① 交叉性支配:即一侧皮质支配对侧躯体的肌肉。但对头面部肌肉的支配除面神经支配的下部面肌和舌下神经支配的舌肌主要受对侧神经支配以外,其余多数是双侧性支配的。② 功能代表区的大小与运动的精细复杂程度有关,运动越精细、越复杂的肌肉,其代表区的面积越大。例如,手的功能代表区所占皮质区域的面积几乎与整个下肢功能代表区所占区域的面积相等。③ 倒立性分布:人体在大脑皮质的分布是倒置的,即下肢的代表区在顶部,躯干及上肢的代表区在中间部,头面部肌肉的代表区则在底部,但头面部代表区内部的安排仍为正立的(如图6-7所示)。

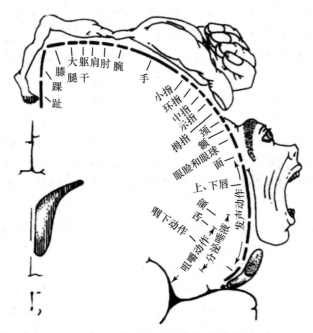

图6-7　运动区的大脑皮质机能定位图

（2）运动传导通路。由皮质发出的神经纤维组成传导束,经内囊、脑干下行到达脊髓前角运动神经元,称为皮质脊髓束。经内囊到达脑干内各脑神经运动神经元的传导束,称为皮质脑干束。皮质脊髓束中约80%的纤维在延髓锥体跨过中线到达对侧,在脊髓外侧索下行,纵贯脊髓全长,称为皮质脊髓侧束;其余约20%的纤维不跨越中线,在脊髓同侧前索下行,称为皮质脊髓前束。前束一般只下降到胸部,大部分逐节段经白质前联合交叉,终止于对侧的前角运动神经元。在人类皮质脊髓前束在种系发生上较古老,它们通过中间神经元接替后,再与脊髓前角内侧部分的运动神经元形成突触联系。脊髓前角内侧部分的运动神经元控制躯干和四肢近端的肌肉,尤其是屈肌,与姿势的维持和粗大的运动有关。相反,皮质脊髓侧束在种系发生上较新,它们的纤维终生于脊髓前角外侧部分的运动神经元,这些神经元控制四肢远端的肌肉,与精细的、技巧性的运动有关。此外,起源于上述通路的侧支和一些起源于皮质的纤维,经脑干某些运动核团接替,形成顶盖脊髓束、网状脊髓束和前庭脊髓束,参与近端肌肉有关的粗大运动和姿势调节。红核脊髓束参与四肢远端肌肉有关的精细运动的调节。

运动传导通路损伤后,临床上常出现柔软性麻痹(软瘫)和痉挛性麻痹(硬瘫)。两者都有随意运动的丧失,但前者伴有牵张反射减退或消失,后者伴有牵张反射亢进。人类损伤皮质脊髓侧束,将出现巴彬斯基征阳性体征。用钝器划足外侧缘,出现拇趾背屈,其他四趾呈扇形外展,称为巴彬斯基征阳性。这是一种原始的屈肌反射,临床上常用来检查皮质脊髓侧束功能是否正常。婴儿、深睡、麻醉状态下,也可出现巴彬斯基征阳性体征。

(五) 神经传导通路

人体在生命活动中,通过眼、耳、鼻、舌、身和体内器官的各类感受器,接受内、外环境的不同刺激,神经系统对这些众多的信息除做出简单的反射应答外,有许多信息还上升到感知和意识阶段。简单的反射只包括两个神经元即传入神经元(感觉神经元)和传出神经元(运动神经元);复杂的反射由多个神经元组成。传导通路则是复杂反射弧的一部分,有上行(感觉)和下行(运动)两种,大部分要涉及最高级神经中枢大脑皮质。由感受器经传入神经元到低级中枢,再经若干中间神经元,最后传递到大脑皮质的特定区,称为上行或感觉传导通路。高级神经中枢,对传入的信息进行分析综合,再发出冲动,由下行的神经纤维传至脑干或脊髓,再经周围神经到达躯体和内脏的各效应器,引起各种反应,表现为肌肉收缩和腺体分泌等,称为下行或运动传导通路。因此,将这种执行特殊功能,具有多次突触的神经元链,称为神经传导通路。神经传导通路包括感觉传导通路、运动传导通路,本节主要论述运动传导通路。

运动传导通路包括锥体系和锥体外系两部分,其机能是管理骨骼肌的随意运动。

1. 锥体系

主要是管理骨骼肌的随意运动,由上、下两级运动神经元组成。上运动神经元也叫上单位,为大脑皮质的巨型锥体细胞-贝茨细胞和其他型锥体细胞,胞体位于中央前回、运动前区和中央旁小叶前部的皮质中。其轴突组成下行纤维束,因通过延髓的锥体,称为锥体束。其中,终于脑神经运动核的纤维,称为皮质脑干束(皮质核束);终于脊髓前角运动细胞的纤维,称为皮质脊髓束。下运动神经元,也叫下单位,为脑神经运动核和脊髓前角运动细胞,其轴突分别组成相应的脑神经和脊神经的运动纤维。

锥体系任何部位的损伤,都可引起其支配区肌肉的随意运动障碍,发生瘫痪。在正常反射活动中,上运动神经元对下运动神经元的活动,有一定的抑制作用。上运动神经元和下运动神经元损伤时,其临床表现是不同的。上运动神经元损伤时,下运动神经元便失去大脑皮质的控制,则低级反射亢进。相反,下神经运动元损伤时,由于低级反射弧被破坏,肌肉失去下运动神经元的控制,一切反射都消失。

2. 锥体外系

除锥体系以外的下行传导通路,统属于锥体外系。在种系发生上,锥体外系比较古老,鱼类即已出现,鸟类的一切运动均由锥体外系管理。哺乳类,由于大脑皮质和锥体系的高度分化,锥体外系的活动,则从属于锥体系。

锥体外系是一个复杂的、涉及脑内许多结构的机能系统,包括有:额叶皮质、新纹状体、苍白球、底丘脑核、红核、黑质、顶盖、脑桥核、前庭核、脑干网状结构和小脑等。

锥体外系的下行传导束有:纹状体－苍白球体系、皮质－脑桥－小脑系、红核脊髓束、顶盖脊髓束、前庭脊髓束、网状脊髓束、内侧纵束和橄榄脊髓束等。这些束的纤维与脑神经运动核和脊髓前角运动细胞相突触。

锥体外系的机能主要是:① 调节肌肉的张力。② 协调肌肉的活动。③ 维持和调整姿势、体态、进行规律性和习惯的运动,如手势和走路时的双臂摆动等。④ 进行粗大的随意活动。

总之,大脑皮质对躯体运动的管理是通过锥体和锥体外系两类传导通路而实现的,二者在机能上互相协调、相互依从,共同完成各种复杂的随意运动。

◑ 第2节　肢体功能评估

对于肢体功能障碍者而言,功能评定是必不可少的。功能评定是用客观的量化的方法有效和准确地评定功能障碍的种类、性质、部位、范围、严重程度和预后。康复过程中可能重复多次功能评定,且往往以功能评定开始,又以功能评定结束。

功能评定的内容甚广,它涉及器官或系统水平、个体水平和社会水平等不同层次的功能评定,也可以是以上各层次功能综合评定。功能评定的方法包括使用仪器评定,或不使用仪器的评分量表、问卷、调查表等。

一、人体形态的测定

人体形态的测量主要应用体质测量学方法进行,是了解儿童少年身体结构、生长发育规律和健康监测的基本手段。

(一)人体测量的基本要求和测量点

人体形态测量的基本要求应做到:① 所用测量仪器须经过严格校准,器械误差在允许范围内。② 被测者在裸露条件下,保持正确的测量姿势。③ 统一测量时间和记录方法。

(二)人体形态的测量方法与仪器

1. 身高

身高是立位时颅顶点到地面的垂直高度,生长发育最有代表性的指标之一。

受试者脱鞋帽,仅穿内衣裤,立正姿势站在底板上,两手自然下垂,足跟靠拢,足尖分开约 45°;足跟、臀部、肩胛部三点紧靠立柱,躯干自然挺直;头部保持眼耳水平位,两眼平视前方。测试者立于右侧,轻移滑测板向下,直到与头顶点接触。读数并记录结果。

2. 坐高

坐高是坐位时头顶点至椅面的垂直距离。可反映躯干生长状况,与身高结合可说明下肢与躯干的比例关系。

受测者脱帽,坐板上,骶骨部、两肩胛间紧靠立柱,躯干自然挺直,头部与测身高时姿势相同,两腿并拢,大、小腿呈直角;测量者移动滑测板轻压头顶点后读数。

3. 体重

体重是人体总的质量,综合反映骨骼、肌肉、皮下脂肪及内脏重量,在一定程度上反映营养状况。

受试者排空大小便,穿短内裤(女孩可戴胸罩或穿小背心),赤足轻轻踏上秤台,直立于正中或坐于底板上,手不乱动或接触其他物体。调整砝码至杠杆平衡,记下读数至最小刻度。

4. 胸围

胸围表示胸腔容积、胸背肌发育和呼吸器官的发育程度。

受试者裸露上体安静站立,两臂下垂,均匀平静呼吸。测量者面对被测者,将带尺上缘经背侧两肩胛骨下角下缘绕至胸前两乳头的中心点上缘测量。乳房已开始发育的少女,以胸前锁骨中线第四肋处为测量点。在被试者呼气末而吸气开始前读数记录,为平静状态下胸围。再令受试者作最大深吸气,终末测其吸气胸围;稍停再令其作最大深呼气,终末测其呼气胸围;二者之差为呼吸差。

5. 肩宽和骨盆宽

肩宽为左右肩峰点间的直线距离。骨盆宽为左右髂嵴点间的直线距离。

受试者取直立位,姿势同测胸围。测量者在受试者正后方,用两食指沿肩胛冈向外摸到肩峰外侧缘中点,用测径规测量读数为肩宽。测骨盆宽使用仪器、受试者和测量者位置与肩宽测量同。用食指摸到受测者两髂嵴外缘最宽处,用测径规测量读数。

6. 皮褶厚度

皮褶厚度是反映人体成分中脂肪定量的客观指标之一,常用以推算全身体脂含量,判断营养状况,评价体脂成份。

测量者右手持皮褶厚度计,用左手拇指、食指将测试皮肤和皮下组织捏紧提起(拇、食指间约保持 3 cm 距离),将皮褶计在距离手指捏起部位附近处嵌入约 1 cm,开活动把柄,读指针数值并记录。测试误差不得超过±5%。常用测试部位有:① 肱三头肌部:位于肩峰点与桡骨点连线中点、肱三头肌的肌腹上。② 肩胛下角部:位于肩胛下角下端约 1 cm 处,皮褶方向与脊柱成40°角。③ 腹部:锁骨中线与脐水平线交叉处水平位。④ 大腿部:腹股沟中点与髌骨顶连线中点和下肢长轴平行的皮褶处。

7. 围度

(1)上臂围。有两项指标:① 上臂紧张围:被测者力屈曲肘关节、在肱二头肌最隆起处测量读数。② 上臂放松围:放松上臂,自然下垂,原处测量、读数。

(2)大腿围。受试者自然站立,两腿稍分开,测试者站其左侧,卷尺由左腿臀肌皱纹下,经腿间水平绕至大腿前面测量其围度。

(3)小腿围。受试者直立位,身体重量平均落于两下肢上,将卷尺绕腓肠肌最隆起处测量。

(4)腰围。使用尼龙带尺测量。受试学生自然站立,两肩放松;双臂交叉抱于胸前。测试人员面对受试者,带尺经脐上 0.5～1 cm 处(肥胖者可选择腰部最粗处)水平绕 1 周。带尺绕腰部的松紧度应适宜(使皮肤不产生明显凹陷)。带尺上与"0"点相交的值即为测量值。

(5)臀围。使用尼龙带尺测量。受试学生自然站立,两肩放松,双臂交叉抱于胸前。测试人员立于受试者侧前方,将带尺沿臀大肌最突起处水平绕一周,松紧度适宜(使皮肤不产生明显凹陷)。带尺上与"0"点相交的值即为测量值。

8. 手长和足长

(1)手长。桡、尺骨茎突点的掌侧面连线中点到中指指尖的直线距离。测量时令受试者左手前伸,五指并拢,掌心向上。测量者面对受试者,用钢板尺测桡骨远端腕横纹至中指尖的距离,以 cm 为单位。

(2)足长。足跟后缘至足趾尖点距离。受试者直立位,左腿稍抬起,屈膝将脚踩于测量尺底板上。测量尺与足纵轴平行,尺的固定挡板紧贴脚跟后缘,移动滑板至最长趾端。

二、反射的评定[1][2]

根据引起反射的感受器所在部位,可将反射分为浅反射(皮肤、黏膜)、深反射和脏器反射(内脏)等。根据中枢所在部位可将反射分为脊髓、脑干和大脑皮质水平的反射等。

(一)脊髓水平反射

脊髓反射是脑桥下 1/3 的前庭外侧核传导的运动反射,它可协调四肢在屈曲和伸展模式中的肌肉。对脊髓反射检测的阳性或阴性反应在 2 个月的正常儿童可能存在,超过 2 个月的儿童阳性反应持续存在,可能预示着中枢神经系统的发育迟缓,阴性反应是正常的。

1. 非对称性紧张性颈反射

检查体位:取仰卧位,头部呈中立位,双下肢伸展。

检查方法:刺激一侧足底。

阴性反应:受到刺激的下肢仍维持伸展位,或因厌烦刺激而退缩。

阳性反应:受到刺激的下肢出现失去控制的屈曲反应。

意义:出生后 2 个月以前呈阳性为正常。2 个月以后仍为阳性者,可能是反射性成熟迟滞的征候。

2. 伸肌伸张反射

检查体位:仰卧位,头呈中立位,一侧下肢伸展,另一侧屈曲。

检查方法:刺激屈曲位的足底。

阴性反应:被刺激的一侧下肢仍坚持屈曲位。

阳性反应:被刺激的下肢失去控制地呈伸展位。

意义:2 个月以前的婴儿呈现阳性反应属正常。2 个月以后仍呈现阳性反应,可能是反射性成熟迟滞的征候。

3. 交叉性伸展 1

交叉性伸展反射通常有两种检查方法,其中方法一为:

① 诸毅晖.康复评定学[M].上海:上海科学技术出版社,2008:76-92.
② 于兑生.康复医学评价手册[M].北京:华夏出版社,1993:94-127.

检查体位：取仰卧位，头部中立位，一侧下肢屈曲，另一侧下肢伸展。

检查方法：将伸展位的下肢做屈曲动作。

阴性反应：原屈曲位的一侧下肢仍处于屈曲状态。

阳性反应：伸展位的下肢屈曲，屈曲位的下肢立即伸展。

意义：2个月以前的婴儿出现阳性反应为正常。2个月以后仍出现阳性反应者，可能是反射性成熟迟滞的征候。

方法二为：

检查体位：仰卧位，中立位，两下肢伸展。

检查方法：在一侧下肢的内侧给予轻轻叩打刺激。

阴性反应：双下肢仍处于伸展状态。

阳性反应：另一侧下肢则表现出内收，内旋，踝关节跖屈（典型的剪刀状体位）。

意义：同方法一。

（二）脑干水平反射

脑干反射是静止的姿势反射。随着头部与身体的位置关系变化以及身体的体位变化而导致了全身肌张力的变化。正常小儿出生后4～6个月以前存在。如超过6个月，阳性反应仍残存者可能是中枢神经系统成熟迟滞的表现。阴性反应为正常。

1．非对称性紧张性颈反射

检查体位：取仰卧位，头部中立位，上、下肢伸展。

检查方法：将头部转向一侧。

阴性反应：无论哪侧的肢体都无反应。

阳性反应：头部转向一侧的上、下肢伸展，或伸肌紧张度增高。另一侧的上、下肢屈曲，或屈肌紧张度增高。

意义：出生后4～6个月以前出现阳性反应属正常。6个月以后仍有阳性反应者为病理性。多见于痉挛型和手足徐动型脑瘫患儿。

2．对称性紧张性颈反射

对称性紧张性颈反射通常有两种检查方法，其中方法一为：

检查体位：取膝手卧位，或趴在检查者的腿上（检查者取坐位）。

检查方法：使小儿头部尽量前屈。

阴性反应：上、下肢的肌张力程度无变化。

阳性反应：上肢屈曲或屈肌紧张性增强，下肢伸展或伸肌的紧张性增强。

意义：出生后4～6个月以内出现阳性反应者为正常。6个月以后仍呈阳性反应者，可能是反射性成熟迟滞的征候。

方法二为：

检查体位：取膝手卧位，或趴在检查者的腿上。

检查方法：使小儿头部尽量后伸。

阴性反应：上、下肢的肌张力无变化。

阳性反应：上肢伸展或伸肌的肌张力增高。下肢屈曲或屈肌的肌张力增高。

意义：同方法一。

3．紧张性迷路反射——仰卧位

检查体位：取仰卧位，头部中立位，两侧上下肢伸展。

检查方法：保持仰卧位。

阴性反应：被动屈曲上、下肢时，无伸肌的肌张力变化。

阳性反应：被动屈曲上肢或下肢时，伸肌的张力增高。

意义：出生后4个月以前呈阳性反应为正常。4个月以后仍呈阳性反应者，可能是反射性成熟迟滞的征候。

4．紧张性迷路反射——俯卧位

检查体位：取俯卧位，头部中立位。

检查方法：维持俯卧位。

阴性反应：屈肌未见肌张力增高，头部、体干、上肢、下肢，能保持伸展位。

阳性反应：不能完成头部后仰，肩部后伸，体干、上、下肢伸展等动作。

意义：出生后4个月以前呈阳性反应为正常。4个月以后仍呈现阳性反应者，可能是反射性成熟迟滞的征候。

5．联合反应

检查体位：取仰卧位，头部中立位。

检查方法：让病人用力抓一物体（用健侧手）。

阴性反应：在身体其他部位无反应或很少的反应或很轻微的肌张力增高。

阳性反应：对侧肢体出现同样的动作和（或）身体其他部位肌张力增高。

意义：若阳性反应发生于伴有其他异常反射的患者，可能提示反射性成熟迟滞。

三、运动发育评定[1][2]

运动年龄评价（Motor Age Test，简称MAT）是以正常儿从出生到72个月动作能力为标准，与障碍儿童的动作能力进行比较的评价方法。它可以用运动指数的方式来表示：MQ＝MA/CA。其中MQ（Motor Quotient）是指运动指数，MA（Motor Age）是指运动年龄，CA（Chronological Age）是指实际年龄。通过此项评价可以了解患儿运动年龄的客观阶段，运动功能欠佳的状态和运动能力达到的比率。

运动年龄评价表是将6岁正常儿能独立所必须获得的运动功能，进行筛选而制定的。评价的结果是患儿最高的运动功能水平，评价中要注意患儿得分就是检查项目相对应的运动年龄，在每一个运动年龄档次中均有具体的月龄分配，如4个月的运动年龄是由两项动作组成的，在评价记录一栏中标明了每一项为2个月。再如运动年龄10个月一栏中由三项组成，评价一栏中相对应的是1、1、1，表明每完成一项动作可以加1个月。如三项均可完成，从上一档次的7个月可加3个月，运动年龄为10个月。如只完成一项，则运动年龄为7＋1＝8个月。评价时可以从中估计选两个月份，如下肢10个月和12个月的项目全可以完成，便认

①　江钟立.人体发育学［M］.北京：华夏出版社，2005：22-33.
②　李晓捷.人体发育学［M］.北京：人民卫生出版社，2008：28-32.

为前面的均可完成,不需再做前面的评价。若 24 个月和 30 个月也不能完成,便可以不再继续评价,认为以下诸月也不能完成。另外评价中患儿的特殊情况要详细记录,如是否佩戴支具、支具的种类等。每项内容做 3 次,取其中成绩最好的 1 次作为评价结果。若患儿感觉疲劳可以改日再进行。将所得结果除以实际年龄再乘 100,得出运动指数(MQ)记录在评价表 6-1、表 6-2 中。

表 6-1　上肢运动年龄的评价

月龄	检查项目	得分
4	轻轻地握拳(单手)	4
7	握住 2.5 cm 的骰子	4
	用拇指握住 2.5 cm 的骰子	1
	将握住的 2.5 cm 骰子转移至另一只手	1
10	能用拇指和其他手指正确的捏起 0.6 cm 的珠子	3
12	捏起珠子放入直径为 5 cm 的瓶里	1
	能将 2 个 3.7 cm 的正方体叠起	1
18	能将 3 个 3.7 cm 的正方体叠起	6
21	能将 5 个 3.7 cm 的正方体叠起	3
24	能将 6 个 3.7 cm 的正方体叠起	1
	能用手翻书(6 页中翻 4 页)	1
	穿 1.2 cm 的珠子	1
30	能将 8 个 3.7 cm 的正方体叠起	3
	握住蜡笔书写	3
36	能将 9 个 3.7 cm 的正方体叠起	3
	将珠子放入瓶中(10 个,30 s)	3
48	将珠子放入瓶中(10 个,25 s)	3
	用笔画圆	3
	健手按 3 个按钮(10 s 内完成 9 次)	1.5
	患手按 3 个按钮(10 s 内完成 8 次)	1.5
	将 45 根小棒竖起(180 s)	3
60	用笔画四方形	6
	将珠子放入瓶中(10 个,20 s)	6
66	绕线团(30 s)	0.6
	将 45 支钉子竖起(140 s)	0.7
	用镊子将 5 支钉子竖起(60 s)	0.7
	3 个电按钮(健手,10 s 完成 10 次)	0.7
	3 个电按钮(患手,10 s 完成 9 次)	0.7
	水平 2 个电按钮(10 s 按 6 次)	0.7
	垂直 2 个电按钮(10 s 按 6 次)	0.7
	拧螺丝(健手,55 s)	0.6
	拧螺丝(患手,55 s)	0.6

续表

月龄	检查项目	得分
72	用笔画五角星	0.6
	绕线团(15 s)	0.6
	用镊子在 35 s 内将 5 支钉子竖起	0.6
	130 s 将 45 支钉竖起	0.6
	3 个电按钮(健手,10 s 完成 11 次)	0.6
	3 个电按钮(患手,10 s 完成 10 次)	0.6
	水平 2 个电按钮(10 s 按 8 次)	0.6
	垂直 2 个电按钮(10 s 按 7 次)	0.6
	拧螺丝(健手,50 s)	0.6
	拧螺丝(患手,50 s)	0.6
合计(72 个月为满分)		

表 6-2 躯体和下肢运动年龄评估

月龄	检查项目	得分
4	能斜靠坐起	2
	头能竖直	2
7	无依靠坐起并持续 1 min	3
10	能向两侧翻身	1
	能抓住扶手站立 30 s	1
	俯卧位膝行或爬行,1 min 1.8 m 以上	1
12	四肢交互爬行(15 s 1.8 m 以上)	1
	借助辅助具站起,并保持站立姿势	1
15	能走 6 步后站住	3
18	快走(15 m)	1
	上下楼梯(不管采用任何方法都行)	1
	能在带扶手的椅子上坐下	1
21	借助他人维持好平衡的情况下下楼梯	1.5
	双手或单手抓住扶手上楼梯	1.5
24	跑步(15 m,不跌倒)	1.5
	双手或单手抓住扶手下楼梯	1.5
30	双足同时跳跃	6
36	无任何帮助两足交替上下楼梯(6 个台阶)	3
	从 15 cm 高的台阶上跳下,双足并立保持平衡	3
42	单脚站立(2 s)	6
48	跑步跳远(30 cm)	3
	立定跳远(15 cm)	3
54	单脚跳(向前 4 次)	6
60	交叉性单脚跳跃(3 m)	2
	单脚站立(8 s)	2
	2.5 cm 宽的线上步行(3 m)	2
72	30 cm 高的台阶上跳下	6
	闭眼单脚交替站立	6
合计(72 个月为满分)		

四、肌力的评定

测试时使待测试肌肉或肌群在规范化的姿势下作规范化的运动,观察其完成运动的动作、对抗重力或对抗外加阻力完成运动的能力,以此来评价肌力。较常用的肌力的检查方法有手法测试和利用器械的测试。

(一)手法测试

徒手肌力检查是根据肌肉活动能力及对抗阻力的情况,按肌力分级标准来评定受检肌肉或肌群的肌力级别的方法。

1. 特点

(1) 无需特殊的检查仪器,不受地点、条件、场所的限制。

(2) 以自身各肢段的重量作为肌力评价基准,能够表达出与各人体格相对应的力量,比用测力计等方法测得的肌力绝对值更具有实用价值。

(3) 只要正确掌握检查方法,也能获得准确、可靠、有效的结果。

(4) 手法检查只能表明肌力的大小,不能表明肌肉收缩耐力。若作为研究资料,无法精确地表达肌力的数值。

2. 评定标准

MMT 分级标准如表 6-3 所示。

表 6-3　MMT 分级标准

级别	名称	标准	相当正常肌力的百分比(%)
0	零(Zero,O)	无可测知的肌肉收缩	0
1	微缩(Trace,T)	有轻微收缩,但不能引起关节活动	10
2	差(Poor,P)	在减重状态下能作关节全范围运动	25
3	尚可(Fair,F)	能抗重力作关节全范围运动,但不能抗阻力	50
4	良好(Good,G)	能抗重力,抗一定阻力运动	75
5	正常(Normal,N)	能抗重力,抗充分阻力运动	100

3. 注意事项

(1) 徒手肌力检查前检查功能障碍者的被动关节活动范围。

(2) 注意抗重力运动时的姿势和肢体位置。

(3) 固定近侧关节防止关节代偿运动。

(4) 观察功能障碍者的主动运动情况。

(5) 用手触摸被检肌肉,确定肌肉有无收缩。

(6) 在功能障碍者主动运动相反的方向施加阻力。

(7) 多次重复检查,保证信赖性和检查的准确性。

(8) 作好检查记录:姓名、年龄、日期、检查者等。

（二）利用器械测试肌力

利用器械测试肌力适用于三级以上肌力的检查，可以获得较精确的定量资料。

（1）测定握力和捏力。通常使用握力计和捏力计测定 3 次，取其平均值。需将把手调至适当宽度。测试姿势为上肢体侧下垂，肘伸直。

（2）测定四肢肌力。通常使用手提测力计。被测者全力牵拉测力计一端，另一端由测试者用力固定。可测 3 次，取平均值。

（3）测定背伸力。通常使用拉力计。测试时双膝伸直，将把手调至齐膝高，双手紧握把手，然后尽力伸腰上拉把手。可测 3 次，取平均值。

（4）等速肌力测试。等速肌力检查是指某肌群作等速运动时，测定并记录分析其各种力学参数，能较完整精确地同时完成一组拮抗肌的测试，已被认为是肌肉功能评价及肌肉力学特性研究的最佳方式。等速肌力测试应用范围较广，其缺点是不能测定手足部肌肉，3 级以下的肌力测试困难，且仪器价格昂贵，操作也较费时。

五、肌张力的评定

肌张力是指在安静休息状态下，肌肉所保持紧张状态的程度。肌张力是维持身体各种姿势以及正常活动的基础。肌张力的异常主要表现为低张力和痉挛。肌痉挛的评估方法有手法检查、摆动和屈曲维持试验、电生理技术等，手法检查较为常用，不需要任何仪器和设备，操作简单方便。

（一）手法检查

根据关节进行被运动时所感受的阻力来进行分级评估的方法。常用的评估方法有神经科分级和 Ashworth 分级，其他方法还有按自发性肌痉挛发作频度分级的 Penn 分级法和按踝阵挛持续时间分级的 Clonus 分级法，但不常用。5 种方法如表 6-4 所示。

表 6-4　肌张力的分级评价

分级	神经科分级	Ashworth 分级	Penn 分级	Clonus 分级
0	肌张力降低	无肌张力增加	无肌张力增加	无踝阵挛
1	肌张力正常	轻度增高，被动活动时有一过性停顿	肢体受刺激时出现轻度肌张力增高	踝阵挛持续 1～4 s
2	稍高，肢体活动未受限	增高较明显，活动未受限	偶有肌痉挛，<1 次/h	持续 5～9 s
3	肌张力高，活动受限	增高明显，被动活动困难	经常痉挛，>1 次/h	持续 10～14 s
4	肌肉僵硬，被动活动困难或不能	肢体僵硬，被动活动不能	频繁痉挛，>10 次/h	持续 >15 s

在仰卧位检查时，多采用改良 Ashworth 法，其具体方法是：

0 级　无肌张力增加；

1 级　轻微增加,表现为在抓握中被动屈或伸至最后有小的阻力;

1⁺ 级　轻度增加,表现为在抓握至一半 ROM 以上有轻度阻力增加;

2 级　肌张力在大部分 ROM 中都有较大增加,但肢体被动运动容易;

3 级　肌张力明显增加,被动运动困难;

4 级　受累部分肢体强直性屈曲或伸直。

对于脑瘫婴儿肌痉挛,可通过抱持、触诊、姿势观察和被动运动来进行评估。肌痉挛的婴儿抱持时有强直感和抵抗感,同时有姿势不对称、主动运动减少和动作刻板,触诊时有肌肉紧张,被动活动有不同程度的抵抗。

(二) 摆动试验和屈曲维持试验

摆动试验用于下肢肌痉挛的测定。取仰卧位,尽量放松肌肉,患侧小腿下垂于床外,当小腿自伸直位自由落下时,通过电子量角器记录摆动情况。

屈曲维持试验用于上肢痉挛的测定。取坐位,患肩屈 20°～30°,外展 60°～70°,肘关节置于支架上,前臂旋前固定,用一被动活动装置使肘关节在水平面上活动,用电位计、转速计记录肘关节位置角度和速度,用力矩计记录力矩。

(三) 电生理技术

以低电压(10～20 V)刺激胫神经,可在 30～40 ms 后在腓肠肌上记录到一个肌肉动作电位,称 H 反射。在松弛的肌肉上出现 H 反射表明有上运动神经元病变。较强的刺激可使 α 传出纤维兴奋,诱发沿运动纤维正常传导方向的放电,这种直接肌反应的潜伏期短于 H 反射,称 M 反应。H/M 的比值可以作为 α 运动神经元兴奋性的定量评价标准,肌痉挛时该比值明显增高。

六、关节活动度的评定

关节活动范围是指关节运动时所通过的运动弧,常以度数表示,亦称关节活动度。因关节活动有主动与被动之分,所以关节活动范围亦分为主动的与被动的。主动的关节活动范围是指作用于关节的肌肉随意收缩使关节运动时所通过的运动弧;被动的关节活动范围是指由外力使关节运动时所通过的运动弧。

(一) 测量方式

1. 测量方式

使用量角器测量关节活动范围时,确定关节活动的起点十分重要。通常对所有关节来说,0°位是开始位置。对大多数运动来说,解剖位就是开始位,180°是重叠在发生运动的人体一个平面上的半圆。关节的运动轴心就是这个半圆或运动弧的轴心,所有关节运动均是在0°开始并向180°方向增加。这一方式应用最普遍。

2. 上肢主要关节活动范围的测量方法(如表 6-5 所示)

表 6-5　上肢主要关节活动范围的测量方法

关节	运动	受检者体位	量角计放置方法			正常活动范围
			轴心	固定臂	移动臂	
肩	屈、伸	坐位或立位,臂置于体侧,肘伸直	肩峰	与腋中线平行	与肱骨纵轴平行	屈:0°~180° 伸:0°~50°
	外展	坐位或立位,臂置于体侧,肘伸直	肩峰	与身体中线(脊柱)平行	与肱骨纵轴平行	0°~180°
	内、外旋	仰卧,肩外展90°	鹰嘴	与腋中线平行	与桡骨纵轴平行	各0°~90°
肘	屈、伸	仰卧或坐位或立位,臂取解剖位	肱骨外上髁	与肱骨纵轴平行	与桡骨纵轴平行	0°~150°
桡尺	旋前旋后	坐位,上臂置于体侧,肘屈90°	尺骨茎突	与地面垂直	腕关节背面(测旋前)或掌面(测旋后)	各0°~90°
腕	屈、伸	坐位或立位,前臂完全旋前	尺骨茎突	与前臂纵轴平行	与第二掌骨纵轴平行	屈:0°~90° 伸:0°~70°
	尺、桡侧偏移(尺、桡侧外展)	坐位,屈肘,前臂旋前,腕中立位	腕背侧中点	前臂背侧中点	第三掌骨纵轴	桡偏0°~25° 尺偏0°~55°

3. 下肢主要关节活动范围的测量方法(如表 6-6 所示)

表 6-6　下肢主要关节活动范围的测量方法

关节	运动	受检者体位	量角计放置方法			正常活动范围
			轴心	固定臂	移动臂	
髋	屈	仰卧或侧卧,对侧下肢伸直	股骨大转子	与身体纵轴平行	与股骨纵轴平行	0°~125°
	伸	侧卧,被测下肢在上	股骨大转子	与身体纵轴平行	与股骨纵轴平行	0°~15°
	内收、外展	仰卧	髂前上棘	左右髂前上棘连线的垂直线	髂前上棘至髌骨中心的连线	各0°~45°
	内旋、外旋	仰卧,两小腿于床缘外下垂	髌骨下端	与地面垂直	与胫骨纵轴平行	各0°~45°
膝	屈、伸	俯卧或仰卧或坐在椅子边缘	股骨外髁	与股骨纵轴平行	与胫骨纵轴平行	屈:0°~150° 伸:0°
踝	背屈、跖屈	仰卧,膝关节屈曲,踝处于中立位	股骨纵轴与足外缘交叉处	与腓骨纵轴平行	与第五跖骨纵轴平行	背屈:0°~20° 跖屈:0°~45°

（二）评定分析及测量注意事项

正常关节有一定的活动方向与范围。同一关节的活动范围可因年龄、性别、职业等因素而异，因此，各关节活动范围的正常值只是平均值的近似值。不及或超过范围，尤其是与健侧相应关节比较而存在差别时，就应考虑为异常。

正常情况下，关节的主动活动范围要小于被动活动范围。当关节有被动活动受限时，其主动活动受限的程度一定会更大。关节被动活动正常而主动活动不能者，常为神经麻痹或肌肉、肌膜断裂所致。关节主动活动与被动活动均部分受限者为关节僵硬，主要为关节内粘连、肌肉痉挛或挛缩、皮肤瘢痕挛缩及关节长时间固定等所致。关节主动活动与被动活动均不能者为关节强直，提示构成关节的骨骼之间已有骨性或牢固的纤维连接。

七、平衡能力

人体平衡是指在运动或受到外力作用时身体能自动调整并维持姿势的一种能力。当平衡改变时，机体恢复原有平衡或建立新平衡的过程称为平衡反应。

包括主观评定和客观评定两个方面。主观评定以观察和量表为主，客观评定主要是指平衡测试仪评定。

（1）观察。评定者观察被评定对象在静止状态下能否保持平衡。例如，睁、闭眼坐，睁、闭眼站立（即 Romberg's 征）。双脚并立站立，双脚脚跟碰脚尖站立，单脚交替站立等。还要评定在活动状态下能否保持平衡。例如，坐、站立时移动身体；在不同条件下行走，包括脚跟碰脚趾，足跟行走，足尖行走，走直线，侧方走，倒退走，走圆圈，绕过障碍物行走，等等。

（2）量表。属于主观评定，但由于不需要专门的设备，评分简单，应用方便，故普遍使用。

常用的平衡功能三级分法，又称为 Bobath 法，具有容易掌握、易于判断、操作不受场地设备限制等优点，是应用最广泛的平衡功能评定法之一。三级分法将人体平衡分为坐位平衡和立位平衡两种状态，每一种体位下又都按照相同的标准分为三个级别进行评定，其中一级平衡属静态平衡，被测试者在不需要帮助的情况下能维持所要求的体位（坐位或立位）。二级平衡即自动态平衡，被测试者能维持所要求的体位，并能在一定范围内主动移动身体重心后仍维持原来的体位。三级平衡即他动态平衡，被测试者在受到外力干扰而移动身体重心后仍恢复并维持原来的体位。

信度和效度较好的量表主要有 Berg 量表、Tinnetti 量表和"站起-走"计时测试。

八、协调能力

协调功能是人体自我调节、完成平滑、准确且有控制的随意运动的一种能力。包括按照一定的方向和节率，采用适当的力量和速度，达到准确的目标等方面。协调功能要求有适当的速度、距离、方向、节奏和肌力。协调与平衡密切相关。

协调功能障碍又称为共济失调。判断有无协调障碍主要是观察被测试对象，在完成指定的动作中有无异常，如果出现异常即为共济失调。

检查时还应结合检查肌力、关节活动度和感觉的功能，因为这些方面也可能影响动作的协调。

包括大肌群参与的粗大运动的活动和利用小肌群的精细运动的活动,常用的协调评定方法如:

(1) 指鼻试验:被测试对象先将上肢伸直外展,然后用食指指尖触其鼻尖,以不同的方向、速度、睁眼、闭眼重复进行,并两侧对比。

(2) 指-指试验:检查者与被调试对象相对而坐,将示指放在被测试对象面前,让其示指去接触检查者的示指。检查者通过改变示指的位置,来评定被测试对象对方向、距离改变的应变能力。

(3) 轮替试验:被测试对象双手张开,前臂快速地作旋前旋后动作,即一手向上,另一手向下,交替转动;也可以用一侧手快速连续拍打对侧手背。

(4) 食指对指试验:被测试对象双肩外展 90°,伸肘,再向中线运动,双手食指相对。

(5) 拇指对指试验:被测试对象以拇指顺序与食指、中指、无名指和小指作对指动作,然后再顺序与小指、无名指、中指和食指对指。如此快速反复来回对指活动 3 次。

(6) 握拳试验:被测试对象双手握拳、伸开。可以同时进行或交替进行(一手握拳,一手伸开),速度可以逐渐增加。

(7) 拍膝试验:被测试对象一侧用手掌,对侧握拳拍膝;或一侧手掌在同侧膝盖上作前后移动,对侧握拳在膝盖上作上下运动。

(8) 跟-膝-胫试验:被测试对象仰卧,依次作下列 3 个动作:一侧下肢伸直抬起,屈膝将抬起侧的足跟置于对侧平伸侧下肢的膝盖上,然后将足跟沿胫骨前缘向下滑动,力求动作的准确连贯。

(9) 旋转试验:被测试对象上肢在身体一侧屈肘 90°,前臂交替旋前、旋后。

(10) 拍地试验:被测试对象足跟触地,脚尖抬起作拍地动作,可以双脚同时或分别做。

九、步态分析

对儿童而言,其步态行走的功能,如果缺少客观明确的评估方式,便很容易因为缺少基准点或标准值的比较,同样无法正确地诊断。如果诊断拿捏的尺度不佳,可能会重症轻判,低估了问题的严重性,忽略了适当的处置;也可能会轻症重判,夸大了正常的个人差异,而予以不必要的训练。

自然步态是从某一地方安全、有效地移动到另一地方。要求有合理的步长、步宽、步频,上身姿势稳定。是最佳能量消耗或最省力的步行姿态。

自然步行是高度自动化的协调、对称、均匀、稳定的运动,也是高度节约能耗的运动。正常步态是指健康人用自我感觉最自然、最舒服的姿势进行的步态。步行周期中某环节的改变导致步态改变,严重改变导致病理步态。对步态作出评价是肢体功能障碍评价中重要的一环。

步态分析的方法包括目测法、足印法、摄像分析、三维步态分析系统。

(一) 异常步态的分类

1. 支撑相障碍

下肢支撑相的活动属于闭链运动,足、踝、膝、髋、骨盆、躯干、上肢、颈、头均参与步行姿势。闭链系统的任何改变都将引起整个运动链的改变,远端承重轴(踝关节)对整体姿态的影响最大。

(1)支撑面异常。足内翻、足外翻、单纯踝内翻和踝内翻伴足内翻、单纯踝外翻和踝外翻伴足外翻、足趾屈曲、拇趾背伸。

(2)肢体不稳。由于肌力障碍或关节畸形导致支撑相踝过分背屈、膝关节屈曲或过伸、膝内翻或外翻、髋关节内收或屈曲,致使肢体不稳。

(3)躯干不稳。一般为髋、膝、踝关节异常导致的代偿性改变。

2.摆动相障碍

摆动相属于开链运动,各关节可以有相对孤立的姿势改变,但是往往引起对侧支撑相下肢姿态发生代偿性改变;近端轴(髋关节)的影响最大。

(1)肢体廓清障碍。廓清障碍是指患肢不能有效的摆离地面。具体表现为垂足、膝僵硬、髋关节屈曲受限、髋关节内收受限。

(2)肢体行进障碍。膝僵硬、髋关节屈曲受限或对侧髋关节后伸受限、髋关节内收。

(二)常见的异常步态

异常步态可以孤立存在,也可以组合存在,构成复杂的临床现象。常见的异常步态有:

(1)足内翻。是最常见的病理步态,常合并足下垂和足趾卷屈。步行时足触地部位主要是足前外侧缘,特别是第五跖骨基底部,常有承重部位疼痛,导致踝关节不稳,进而影响全身平衡。支撑相早期和中期由于踝背屈障碍,导致胫骨前向移动受限,从而促使支撑相末期膝关节过伸,以代偿胫骨前移不足。由于膝关节过伸,足蹬离力降低,使关节做功显著下降。此外髋关节也可发生代偿性屈曲。患肢摆动相地面廓清能力降低。步态障碍患者纠正足内翻往往是改善步态的第一要素。

(2)足外翻。表现为步行时足向外侧倾斜,支撑相足内侧触地,可有足趾屈曲畸形。可以导致舟骨部位胼胝生成和足内侧(第一跖骨)疼痛,明显影响支撑相负重。步行时身体重心主要落在踝前内侧。踝背屈往往受限,同样影响胫骨前向移动,增加外翻。严重畸形者可导致两腿长度不等,跟距关节疼痛和踝关节不稳。早期支撑相可有膝关节过伸,足蹬离缺乏力量,摆动相踝关节蹠屈导致肢体廓清障碍(膝关节和髋关节可产生代偿性屈曲)。

(3)足下垂。足下垂指摆动相踝关节背屈不足,常与足内翻或外翻同时存在,可导致廓清障碍。代偿机制包括:下肢可以利用摆动相的惯性增加同侧下肢的屈髋、屈膝动作,下肢划圈行进,躯干向对侧倾斜。常见的病因是胫前肌无活动或活动时相异常。

(4)膝塌陷。小腿三头肌(比目鱼肌为主)无力时,胫骨在支撑相中期和后期前向行进过分,导致踝关节不稳或膝塌陷步态。患者出现膝关节过早屈曲,同时伴有对侧步长缩短,同侧足推进延迟,如果患者采用增加股四头肌收缩的方式避免膝关节过早屈曲,并稳定膝关节,将导致同侧膝关节在支撑相末期屈曲延迟,最终导致伸膝肌过用综合征。患者在不能维持膝关节稳定时,必须使用上肢支持膝关节,以进行代偿。

(5)膝过伸。膝过伸很常见,但一般是代偿性改变,多见于支撑相早期。常见的诱因包括:一侧膝关节无力导致对侧代偿膝过伸;蹠屈肌痉挛或挛缩导致膝过伸;膝塌陷步态时采用膝过伸代偿;支撑相伸膝肌痉挛;躯干前屈时重力线落在膝关节中心前方,促使膝关节后伸以保持平衡。

(6)髋过屈。主要表现为支撑相髋关节屈曲,特别在支撑相中后期。如果畸形为单侧,对侧下肢呈现功能性过长,步长缩短,同时采用抬髋行进或躯干倾斜以代偿摆动相的廓清功能。动态肌电图常见髂腰肌、股直肌、髋内收肌过度活跃,而伸髋肌和棘旁肌减弱。伸髋肌无力可导致躯干不稳,髋关节后伸困难;伸膝肌无力及踝关节蹠屈畸形可导致伸髋肌过用综合征,导致伸髋肌无力;髋关节过屈时膝关节常发生继发性屈曲畸形,加重步态障碍。髋关节屈曲及其继发性畸形不仅影响步态,严重的髋关节功能障碍还影响入侧,甚至影响轮椅的使用。因此治疗可以用于不能步行的患者,以改善其生活和护理质量。

(7)髋内收过分。髋关节内收过分表现为剪刀步态。患者在摆动相髋关节内收,与对侧下肢交叉,步宽或足支撑面缩小,致使平衡困难,同时影响摆动相地面廓清和肢体前向运动。此外还干扰生活活动,如穿衣、卫生、如厕。

(8)髋屈曲不足。屈髋肌无力或伸髋肌痉挛/挛缩可造成髋关节屈曲不足,使肢体在摆动相不能有效地抬高,引起廓清障碍。患者可通过髋关节外旋,采用内收肌收缩来代偿。对侧鞋抬高可以适当代偿。

十、日常生活活动能力的评定

日常生活活动(ADL)能力最早是由迪瑞尔(Dearier)于1945年提出的。当时是指躯体损伤后为满足日常生活活动需要的一种最基本、最具有共性的生活能力,包括进食、穿衣、大小便控制、洗澡和行走,即通常所说的衣、食、住、行和个人卫生。

ADL包括基本的或躯体的日常生活活动能力和工具性日常生活活动能力。基本或躯体ADL(BADL or PADL)是指每日生活中与穿衣、进食、保持个人卫生等自理活动和坐、站、行走等身体活动有关的基本活动。工具性ADL(IADL)是指人们在社区中独立生活所需的关键性的较高级的技能,如家务杂事、炊事、采购、骑车或驾车、处理个人事务等,大多需借助工具进行。PADL反映较粗大的运动功能,IADL反映较精细的功能;PADL常在医疗机构中应用,IADL多在社区老年人和残疾人中应用;目前部分ADL量表是将二者结合进行评定。

从ADL的提出至今,已出现了大量的评定方法,常用的标准化的PADL评定方法有Barthel指数、Katz指数、PULSES、修订的Kenny自理评定等。常用的IADL评定有功能活动问卷(FAQ)、快速残疾评定量表(RDRS)等。

(一)Barthel指数评定

Barthel指数包括10项内容,根据是否需要帮助及其帮助程度分为0、5、10、15分4个功能等级,总分为100分。得分越高,独立性越强,依赖性越小。若达到100分,这并不意味着他能完全独立生活,他可能不能烹饪、料理家务和与他人接触,但他不需要照顾,可以自理。Barthel指数评定简单,可信度高,灵敏度也高,使用广泛。

(1)评分标准

① 进食

10分:能使用任何必要的装置,在适当的时间内独立地进食。

5分:需要帮助(如切割食物,搅拌食物)。

② 洗澡

5分:独立。

③ 修饰

5分：独立地洗脸、梳头、刷牙、剃须（如需用电的则应会用插头）。

④ 穿衣

10分：独立地系鞋带、扣扣子、穿脱支具。

5分：需要帮助，但在适当的时间内至少做完一半的工作。

⑤ 大便

10分：不失禁，如果需要，能使用灌肠剂或栓剂。

5分：偶尔失禁或需要器具帮助。

⑥ 小便

10分：不失禁，如果需要，能使用集尿器。

5分：偶尔失禁或需要器具帮助。

⑦ 上厕所

10分：独立用厕所或便盆，穿脱衣裤，擦净、冲洗或清洗便盆。

5分：在穿脱衣裤或使用卫生纸时需要帮助。

⑧ 床椅转移

15分：独立从轮椅到床，再从床回到轮椅，包括从床上坐起，刹住轮椅，抬起脚踏板。

10分：最小的帮助和监督。

5分：能坐，但需要最大的帮助才能转移。

⑨ 行走

15分：能在水平路面独立行走45 m，可以用辅助装置，但不包括带轮的助行器。

10分：在帮助下行走45 m。

5分：如果不能行走，能使用轮椅行走45 m。

⑩ 上下楼梯

10分：独立，可以用辅助装置。

5分：需要帮助和监督。

（2）说明。如不能达到项目中规定的标准时，则给0分。

（3）Barthel指数评分结果。正常总分100分，60分以上者为良，生活基本自理；60～40分者为中度功能障碍，生活需要帮助；40～20分者为重度功能障碍，生活依赖明显；20分以下者为完全残疾，生活完全依赖。

（二）功能独立性评测

FIM评估的是实际残疾程度，而不是器官和系统障碍程度。不是评估按生理功能而论应能做什么，或按条件/环境而言应能做什么，而是评估现在实际上能做什么。

（1）评分总原则

① 功能独立（独立完成所有活动）

7分：完全独立。活动完成规范，无需矫正，不用辅助设备和帮助，并在规定时间内完成。

6分：辅助独立。活动需要辅助设备（假肢、支具、辅助具），或超过合理的时间，或活动不够安全。

② 功能依赖(需要有人监护或身体方面的帮助,或不能活动)

(i)部分依赖(功能障碍者可以承担50%以上的活动,并需要不同程度的帮助)

5分:监护或准备:需要他人准备支具或物品等,口头提示或诱导,不需要身体接触性帮助。

4分:最低接触性帮助:给功能障碍者的帮助限于扶助,功能障碍者活动中用力程度大于75%。

3分:中等接触性帮助:给功能障碍者的帮助大于扶助,功能障碍者活动中用力程度为50%~74%。

(ii)完全依赖(功能障碍者用力小于50%,需要最大或全部帮助)

2分:最大帮助:功能障碍者活动中的25%~49%为主动用力。

1分:完全依赖:功能障碍者活动中的小于25%为主动用力。

1~4分也可以采用动作分解的方式,并按动作完成的数量进行评估。

(2)评估具体内容。FIM评估分为7级6类18项。每项满分7分,共计126分。最高7分,最低1分。包括:自我照顾、括约肌控制、移动能力、运动能力、交流、社会认知。

① 自我料理

A. 进食:包括使用合适的器具将食物送进嘴里、咀嚼和咽下。不包括食物准备,例如清洗和准备食物、烹调、备餐、切割食物等。由于使用勺子比筷子简单,因此功能障碍者不一定要使用筷子,关键在于尽可能独立完成进食活动。

B. 梳洗:包括口腔护理(刷牙)、梳理头发、洗手洗脸、刮胡(男性)或化妆(女性)。本项包括开关水龙头,调节水温以及其他卫生设备,涂布牙膏、开瓶盖等。

C. 洗澡:包括洗澡的全过程(洗、冲、擦干),洗颈部以下部位(背部除外),洗澡方式可为盆浴、淋浴或擦浴。如果功能障碍者不能行动,但自己可以在床上独立进行擦浴,仍然可以得7分。

D. 穿上衣:包括穿脱上衣(腰部以上)及穿脱上肢假肢或支具。

E. 穿下衣:包括穿脱下衣(腰部以下)及穿脱假肢、支具。

F. 如厕:包括维持阴部卫生和如厕(厕所或便盆)前后的衣服整理。如果大便和小便所需帮助的水平不同,则记录最低分。导尿管处理不属于此项范围。

② 括约肌控制

包括膀胱控制及直肠的主动控制。必要时可使用括约肌控制设备或药物。评分应从两方面考虑:需要帮助的程度和发生尿或大便失禁的频率。

G. 膀胱控制:帮助角度:指功能障碍者能否独立排尿,是否需要帮助,是否需要借助导尿管或药物解决排尿及需要帮助的程度。尿失禁频率:指单位时间发生尿失禁的次数。功能障碍者需要帮助的水平和尿失禁的程度一般非常接近,尿失禁越多,需要的帮助就越多。但有时也可不一致,这时应选择最低得分填在表内。

H. 直肠控制:包括能否完全随意地控制排便,必要时可使用控制排便所使用的器具或药物。评分原则基本与膀胱控制相同,可根据需要帮助的程度和失禁的程度评判。

③ 转移能力

I. 床/椅/轮椅:包括床、椅和轮椅之间的转移,以及坐下和站起的过程。

J. 用厕：包括进入卫生间、坐下和站起。

K. 入浴：包括走入浴室，进入浴缸或淋浴。

④ 运动能力

L. 步行/轮椅：首先确定是行走还是轮椅，有些功能障碍者既可走也可用轮椅，评估时以其主要的活动方式进行评分。用轮椅或辅助具者最高评分不超过 6 分。如果出院时功能障碍者改换移动方式，则应根据出院时的方式重新评估入院时得分。

M. 上下楼梯：功能障碍者必须能走路才能考虑上下楼。能否独立上下一层楼（一层包括 12～14 级台阶）及需要帮助的程度。是否需拐杖和一些辅助装置上下楼。

⑤ 交流

N. 理解：指听觉或视觉理解，即是否能理解口头或视觉交流（即书面、身体语言、姿势等）。评估功能障碍者最常用的交流方式（听或视）。如果两种交流方式同等，则将两种结合评估。

O. 表达：包括能否用口语或非口语语言（包括符号、文字）清楚地表达复杂、抽象的意思。评估最常用的表达方式（口语/非口语），如果两种都用，则将两种结合评估。

⑥ 社交

P. 社会关系：指在治疗、社会活动中参与并与他人（如医务人员、家庭成员、病友、朋友）友好相处的能力，反映个人如何处理个人需求和他人需求，能否恰当地控制情绪，接受批评，认识自己的所说所为对他人的影响，情绪是否稳定（包括有无乱发脾气、喧叫、言语粗鲁、哭笑无常、身体攻击、沉默寡言、昼夜颠倒等现象）。

Q. 问题解决：主要指解决日常问题的能力，即合理安全、适时地解决日常生活事务、家庭杂事、工作琐事、个人财务、社会事务问题的能力，并可主动实施、结束和自我修正。

R. 记忆：包括在社会环境下，功能障碍者执行日常活动时有关认知和记忆的技能。这里，记忆包括贮存和调出信息的能力。特别是口头和视觉内容的记忆。记忆功能的标志包括：能否认识常见的人或物，记得每日常规，执行他人的请求而无须重复提示。记忆障碍影响学习和执行任务。

（三）日常生活活动能力评定的实施

ADL 的评定可在实际生活环境中进行。评定人员观察完成实际生活中的动作情况，以评定其能力。也可以在 ADL 专项评定中进行，评定活动地点在 ADL 功能评定训练室，在此环境中指令功能障碍者完成动作，较其他环境更易取得准确结果。且评定后也可根据功能障碍在此环境中进行训练。

ADL 评定及训练室的设置，必须尽量接近实际生活环境，具有卧室、盥洗室、浴室、厕所、厨房及相应的家具（如床、桌、椅、橱、柜等）、餐饮用具（如杯、碗、筷、刀、盘、碟等）、炊具（如炉、锅、瓢、勺等）、家用电器及通信设备（如电话、电视、冰箱、吸尘器等），并合理布局以利于功能障碍者操作。

有些不便完成或不易完成的动作，可以通过询问的方式取得结果。如功能障碍者的大小便控制、个人卫生管理等。

（四）日常生活活动能力评定的注意事项

评定前须对肢体功能障碍者的基本情况有所了解，如肌力、关节活动范围、平衡能力等，还应考虑到生活的环境、反应性、依赖性等。重复进行评定时应尽量在同一条件或环境下进行。在分析评定结果时应考虑有关的影响因素，如生活习惯、社会环境、评定时的心理状态和合作程度等。

第3节　引起肢体障碍的常见疾病

肢体障碍，即肢体残疾，是指人体运动系统的结构、功能损伤造成四肢残缺或四肢、躯干麻痹（瘫痪）、畸形等而致人体运动功能不同程度的丧失以及活动受限或参与的局限。引起肢体障碍的疾病很多，本节主要介绍脑瘫和小儿麻痹后遗症。

一、脑性瘫痪

脑性瘫痪是一种常见的儿科疾患，以运动功能障碍为主，可伴有其他障碍，给儿童自身、家庭、社会带来严重影响，我们不仅要了解脑性瘫痪和如何早期诊断、早期干预脑性瘫痪，提高患儿的活动能力外，还要找出致病因素，加强相关预防措施。

（一）概述

1. 定义

脑性瘫痪纳入现代医学领域归功于英国整形外科医生李德（Little）。在长期的研究中，各国对脑性瘫痪的定义有些不同，更多地体现在发病时间上的争议，但其中还是有共同之点，即均发生在脑组织发育成熟之前。本书仅介绍我国对脑瘫的最新定义。

脑性瘫痪（CP），简称为脑瘫，是自受孕开始至婴儿期非进行性脑损伤和发育缺陷所导致的综合征，主要表现为运动障碍及姿势异常。（2006年第九届全国小儿脑瘫学术会修订）[①]

2. 发病率

脑瘫是继小儿麻痹症控制以后儿童肢体残疾的主要疾病之一。具体的发病率变化趋势各国报道不一，西方国家约在1.5‰～2.5‰。我国各地区脑瘫发病率报道也有所不同，如我国20世纪80年代小样本调查结果为1.8‰～4‰，1997—1998年对6省（区）1～6岁小儿进行调查患病率为1.92‰。

从调查结果看，脑瘫发病率有以下特点：男性略高于女性；重症越来越多；不随意运动型数量越来越少；发达国家与发展中国家脑瘫类型有所区别，发达国家重症多，不随意运动型明显少于发展中国家。

3. 病因

造成脑瘫的原因很多，直接病因是脑损伤和脑发育缺陷。根据造成脑损伤和脑发育缺陷的时间可划分为3个阶段：

（1）出生前。导致胚胎期脑发育异常的各种原因，包括母体因素和遗传因素。

① 母体因素：孕妇感染、母儿血型不合、大量吸烟、酗酒、先兆流产、用药、接触毒物、受到辐射、外伤、风湿病、糖尿病、妊娠中毒症、高血压、子宫或胎盘功能不良、母体营养障碍、初

---

① 陈旭红.图解脑瘫康复技术与管理[M].北京：华夏出版社，2007：3-4.

产大于35岁或小于20岁、妊娠中手术等危险因素。

② 遗传因素：近年来的研究认为，遗传因素对脑瘫的影响越来越重要。如瑞典的调查表明，有明显产前因素的脑瘫中1/6为遗传因素所致。

（2）出生时。有早产、过期产、出生体重过轻、巨大儿、产程缺氧、难产或产程过长、臀位分娩、脐带绕颈、羊水浑浊、吸入胎便、产伤、胎盘早期剥离、前置胎盘、多胞胎、颅内出血、感染、急产等危险因素。

（3）出生后。有新生儿低血糖症、呼吸窘迫综合征、吸入性肺炎、高烧、脑外伤、脑部感染、癫痫、核黄疸、缺氧缺血性脑病、中毒（铅、CO等）等危险因素。

还有许多病例原因不明。据有关资料显示：在我国引起脑瘫的三大高危因素为窒息、早产、黄疸（包括核黄疸和迁延性黄疸）。

4. 分型

脑瘫的分型方法目前国际上尚未统一。2006年我国新修定了分型标准，具体如下：

（1）根据临床神经病学表现分型。

① 痉挛型：以锥体系受损为主。

② 不随意运动型：以锥体外系受损为主，不随意运动增多。

③ 强直型：以锥体外系受损为主。

④ 共济失调型：以小脑受损为主。

⑤ 肌张力低下型：以锥体外系受损为主。

⑥ 混合型：同一患者表现有两种或两种以上类型的症状。

（2）根据瘫痪的部位分型（如图6-8所示）。

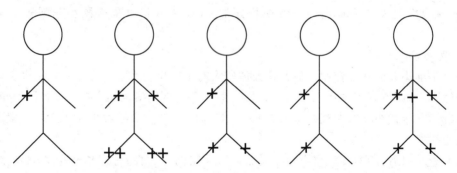

图6-8　根据瘫痪的部位分型：a 为单瘫；b 为双瘫；c 为三肢瘫；d 为偏瘫；e 为四肢瘫

① 单瘫：指一个肢体运动障碍，极少见。

② 双瘫：指四肢运动障碍，上肢运动障碍轻于下肢，几乎都见于痉挛型脑瘫。

③ 三肢瘫：指三个肢体运动障碍，较少见，通常见于痉挛型脑瘫。

④ 偏瘫：指一侧肢体（上、下肢）运动障碍，一般见于痉挛型脑瘫，偶尔见于不随意运动型脑瘫。

⑤ 四肢瘫：指头、躯干、四肢运动均障碍，上、下肢运动障碍程度类似，可见于各种类型的脑瘫。

由于脑瘫病因复杂，损伤复杂，表现复杂，因此分类存在一定的困难，难以从单一的角度进行分类,也难以严格确定某一类型。比如,临床上很难将双瘫和四肢瘫进行区别;双瘫原则上应为痉挛型,但也有不随意运动型;早期见到的单瘫,可能实际上是偏瘫。[①]

5. 临床表现

无论哪种类型脑瘫,临床表现多以肌张力异常、运动障碍、姿势异常、原始反射延迟消失、立直反射和平衡反应延迟出现为主,但不同类型脑瘫临床表现各有其特点。现归纳如下:

(1)痉挛型。主要特点是肌张力增高。由于累及部位不同而可表现为双瘫、偏瘫、四肢瘫等不同类型。典型表现为:上肢屈曲、内旋、内收,拇指内收,握拳,两上肢后背;躯干前屈、拱背坐;髋关节屈曲,膝关节屈曲,下肢内收、内旋、交叉,尖足,剪刀步,足外翻;肢体发展迟缓;动作较为缓慢,不灵活,难有大幅度的运动;平衡反应迟钝;常有关节变形发生。本型最为常见,约占脑瘫患者的 $60\%\sim70\%$。

(2)不随意运动型。特点是肌张力不稳定且会改变,表现为难以用意志控制的不随意运动。典型表现为:常有不随意运动出现,以末梢为主,难以控制自己的动作,呈现非对称姿势,肌张力变化(静止时减轻,随意运动时强),对刺激反应敏感,表情奇特,挤眉弄眼,头、颈部控制很差,平衡反应很差,构音与发音障碍,流涎,摄食困难;婴儿期多表现为肌张力低下;可伴有舞蹈征。本型约占脑瘫患者的 20%。

(3)强直型。特点是肌张力显著增高。典型表现为:肢体僵硬,活动减少;肌张力呈铅管状或齿轮状增高,且为持续性;被动运动时屈曲或伸展均有抵抗;抵抗在缓慢运动时最大。本型较为少见。

(4)共济失调型。特点是肌张力不稳定且随时会改变,但变化不大,表现以平衡功能障碍为主的小脑症状。典型表现为:运动笨拙不协调,专心做某一动作时手部及头会颤抖,可有意向性震颤及眼球震颤;平衡障碍,站立时重心在足跟部,基底宽,走路时呈醉汉步态,身体僵硬,肌张力可偏低,运动速度慢,头部活动少,分离动作差。指鼻试验、对指试验、跟-膝-胫试验都难以完成。本型不多见,多与其他型混合。

(5)肌张力低下型(又称为弛缓型、低张型)。特点是肌肉张力过低。典型表现为:头、颈部软弱无力;仰卧位呈蛙状体位,W 状上肢;坐位时对折;动作缓慢无力;平衡反应很差;因为背部肌肉无力,有时会有脊柱侧弯。本型常为脑瘫婴儿早期症状,幼儿期以后多转为其他型,尤其是不随意运动型。

(6)混合型。同一个患儿有两种或两种以上类型的症状同时存在,以痉挛型与不随意运动型的症状同时存在为多见。两种或两种以上类型的症状同时存在时,可能以一种类型的表现为主,也可以大致相同。

6. 脑瘫的其他问题

(1)由于脑的其他部位损伤而产生的其他障碍。如智力障碍、癫痫、视觉障碍、听觉障碍、语言障碍、心理行为障碍等。

(2)由于脑瘫所致运动和姿势障碍而产生的其他问题。由于运动和姿势障碍可继发身

[①] 李树春,李晓捷.儿童康复医学[M].北京:人民卫生出版社,2006:182.

体虚弱(免疫力低下)、牙齿牙龈问题、消化困难(咀嚼吞咽困难)、发育障碍、社交障碍、个性发育问题、各类感染、呼吸困难、矫形器以及矫形外科所致问题等。

(二)诊断

婴幼儿期的脑处于发育最旺盛时期,脑的可塑性强,代偿能力强,接受治疗后效果好,因此早期发现异常、早期干预和治疗十分重要,但不等于过早或急于诊断脑瘫。

1. 早期诊断

(1)早期诊断的时间。一般认为出生后6~9个月作出诊断为早期诊断[应特别慎重,多诊断为中枢性协调障碍(ZKS)],最迟应在1岁左右就要作出诊断。

(2)早期症状。一般是指患儿在出生后6~9个月内表现出来的脑性症状,常有:易激怒,持续哭闹或过分安静,哭声微弱,哺乳吞咽困难、易吐,体重增加缓慢;肌张力低下,自发运动减少;身体发硬,姿势异常,动作不协调;反应迟钝,不认人,不会哭;痉挛发作;大运动发育滞后,出现手握拳、斜视等。

(3)中枢性协调障碍(ZKS)。ZKS是西德学者沃伊特(Vojta)博士提出的用于早期诊断脑瘫的代名词,多用于1岁以内的婴儿(有脑损伤病史,有脑性运动障碍等,但不能确切诊断为脑瘫)。实际上ZKS是姿势反射异常的小儿,是脑瘫危险儿或脑瘫的脑损伤儿。

(4)常用的早期诊断方法——Vojta姿势反射检查。婴儿身体的位置在空间发生变化时所采取的应答反应,共有七种:拉起反射;立位悬垂反射;俯卧位悬垂反射;斜位悬垂反射;Collis水平反射;Collis垂直反射;倒位悬垂反射。

日本学者家森对大量小儿进行了Vojta姿势反射检查,发现不同程度的中枢性协调障碍儿均有发生脑瘫的可能,如表6-7所示。

表6-7　Vojta姿势反射异常程度判定

ZKS程度	Vojta姿势反射异常数目	发生脑瘫百分率	诊断
极轻度	1~3	7%	ZKS
轻度	4~5	22%	ZKS
中度	6~7	80%	ZKS
重度	7+肌张力异常	100%	脑瘫

Vojta姿势反射检查可用于ZKS的早期诊断,用于早期发现运动发育落后或异常,也可用于判定脑瘫患儿的轻、重度及治疗前后对比以确定疗效。[①]

2. 诊断

脑瘫的诊断主要依靠临床表现、体征、病史、实验室检查、功能评定等。

(1)诊断依据(5条):有引起脑瘫的原因(即高危因素);有脑损伤的发育神经学异常,包括姿势异常、反射异常、肌张力异常等;有不同类型脑瘫的临床表现(早期症状及不同类型表现);并发损害;辅助检查。

(2)诊断标准(6个要素):运动发育落后或异常;肌张力异常;肌力异常;姿势异常;反射发育异常;辅助检查的异常。其中前5项是脑瘫诊断的必备要素。

---

① 李树春.小儿脑性瘫痪[M].郑州:河南科学技术出版社,2000:216-220.

3. 鉴别诊断

需要与一过性运动障碍或发育迟缓、颅内感染性疾病、脑肿瘤、脑白质营养不良、脊椎损伤、脊椎肿瘤、脊椎先天畸形、进展缓慢的小脑退行性病变、智力低下、进行性肌营养不良、先天性肌迟缓、良性先天性肌张力低下、各类先天性代谢性疾病等相鉴别。

（三）预防

脑瘫的病因复杂，所以预防比较困难，要针对其多方面的病因采取相应的预防措施。脑瘫的预防，要考虑到母子各种危险因素的因果关系。例如，妊娠中毒症是导致脑瘫的原因之一，要清楚知道妊娠中毒症除本身因素外，还会引起胎盘早剥和胎盘功能不全而致胎儿无氧性脑损害，而且有时会导致生后低血糖等，所以预防脑瘫不能单独针对妊娠中毒症，还要注意到上述的诸多因素，针对其采取多种预防对策。

（四）高危儿的早期干预

近年来，随着有关脑的可塑性及环境对脑发育影响的大量研究结果问世，脑瘫的防治被认为应从高危儿入手，建立高危儿追踪随访制度，定期检查，对于可疑或脑瘫早期患儿，进行积极的规范的早期治疗，同时指导家长正确防治。通过控制源头，减少或减轻脑瘫的发生和残疾程度。此项工作需要康复医学科、儿科、儿童预防保健科及家长等共同协作完成。

（五）脑瘫的康复治疗

脑瘫的康复治疗需要通过综合性康复手段（包括医学、教育、职业、社会康复），即在确定康复目标的基础上，遵循康复原则，采用物理治疗、作业治疗、矫形器、辅助器具和假肢应用、语言治疗、心理行为治疗、特殊教育等，辅以必要的药物治疗、手术治疗、传统康复治疗等方法。

1. 康复目标

（1）最大限度地改善运动功能。尽可能减少继发性残损（如关节挛缩），达到最佳状态。

（2）提高日常生活自理能力。改善生活质量。

（3）提高交流能力。增加参与社会活动的能力和机会。

（4）提高社会适应能力。使之能重返家庭、重返社会，实现平等享有权利，参与、分享社会和经济发展成果的目的。

2. 康复原则

（1）三早原则。早期发现、早期诊断、早期康复，以达到最佳效果。

（2）遵循儿童发展与成长规律。训练个别化，但不过于强求一项活动达到标准后再进行另一项训练。

（3）综合性康复。功能训练为主，尤应注重医教结合。

（4）结合日常生活活动和游戏。提高训练的趣味性，发展患儿的实用性功能。

（5）提供安全环境。加强合作关系，确保动作正确、训练量适宜。

（6）注重家长参与和家庭康复。保证充足的康复治疗时间和指导家长家庭康复技术。

（7）持之以恒。切勿半途而废。

3. 物理疗法

物理疗法包括运动疗法和物理因子疗法。运动疗法是以徒手或应用器械针对患儿的运动功能进行训练,目的在于改善功能,抑制异常的姿势、诱导正常的运动功能,或防止继发性功能障碍,治疗中应注意遵循儿童运动发育规律。很多进行治疗的患者尚处儿童阶段,活泼好动,主观配合意识差,往往导致治疗效果不理想,所以在训练中还应运用儿童喜欢的游戏及体操,激发患儿的兴趣,取得他们信任和喜爱,可以使治疗的过程轻松而有效。

(1) 运动训练要点。训练时,首先必须掌握正常儿童的发育规律,其次必须掌握各正常运动的条件,找出运动异常的原因,然后才能确定如何训练。以下大体按照人体运动正常发育顺序来介绍训练要点:

① 头部控制训练。良好的头部控制需满足以下几个基本条件:上肢的支撑和保护性伸展;仰卧位、俯卧位和坐位的平衡反应的建立;脊柱的对称性伸展;体轴回旋;从仰卧位到坐位到四爬位的姿势变换;拥抱反射消失。

上述条件实现的方法:促进肘支撑;促进抬头;抑制头背屈的手技;促进脊柱伸展的手技;促进体轴回旋;促进头部活动及抵抗重力保持立直;从仰卧位拉至坐位;仰卧位、俯卧位、坐位平衡反应的促通;抑制异常姿势反射,促 Moro 反射消失。[1]

② 翻身训练。翻身完成的条件有:躯干立直反射出现;紧张性颈反射、紧张性迷路反射等原始反射消失;髋膝关节屈曲;躯干回旋运动良好;四爬位的实现。

上述条件实现的方法:抑制非对称性 ATNR 姿势;抑制 TLR 姿势;手、口、足协调的促通;躯干回旋运动的促通;被动翻身运动。[2]

③ 爬行训练。爬行完成的条件有:两手支撑的完成(两肘支撑和抬头是两手支撑的前提);四爬位的实现;立直和平衡反应的进一步完善;从腹爬位到四爬位再到腹爬位姿势变化的能力;四肢交互运动模式的完成;侧卧位单肘支撑的完成。

上述条件实现的方法:两手支撑训练;四爬位及脊柱、骨盆分离运动训练;立直和平衡反应的促通;侧卧单肘支撑姿势;对于姿势变化调节能力的训练;下肢交互运动的促通;四爬训练;高爬训练。[3]

④ 坐位训练。良好的坐位控制需满足以下几个基本条件:以上肢将身体支起到坐位的高度;从四爬位独自进行体轴的回旋;坐位平衡反射出现;躯干肌群的连锁反应。

上述条件实现的方法:独坐是四爬运动出现以后不久就可出现的运动机能,所以一切适用于不会爬行治疗的方法和手技,都适用于不会坐的治疗。关于异常坐位姿势的矫正,可使用正常的坐位姿势进行(直腰、盘腿、两手按在膝盖上)。[4]

⑤ 立位训练。独站的条件是:四爬运动完成,站位立直及立位平衡反应出现。

上述条件实现的方法:爬行还不完善时要先进行爬行的训练和治疗;立位平衡反应促通,予以扶助促进正确站立,然后前后左右移动重心,诱发患儿主动保持平衡;跪位平衡反应促通;促进正确站立,如抓住关键部位,抑制膝过度屈曲或反张,抑制尖足交叉等异常姿势,

① 刘振寰,戴淑凤.儿童运动发育迟缓康复训练图谱[M].北京:北京大学医学出版社,2007:28-44.
② 同上书:45-53.
③ 同上书:65-72.
④ 同上书:54-65.

促进正确站立姿势。[①]

⑥ 步行训练。独行需满足以下几个基本条件：两下肢有持重能力及立位平衡反应；立位动态平衡反应及两下肢交互伸展能力；四爬运动完成良好。

训练方法：如果四爬运动已很好完成，说明持重能力、下肢交互运动及动态平衡已有良好基础，独走是必然会实现的，即会爬就会走。所以在治疗时首先要看四爬运动是否完善。其治疗原则与方法，与不会站的治疗基本相同。另外，步行要求有一定的动态平衡能力，即重心转移能力，同时要有很好的上、下肢协调能力。而脑瘫儿童常常有这些方面的功能障碍，因此，必须通过训练来改善。还要重视异常步态的矫正。[②]

（2）常用的物理治疗方法

① 神经生理疗法：主要包括 Bobath 疗法、Vojta 疗法、上田法、PNF 法、Rood 法等。

② 恢复关节活动的训练：包括主动运动、被动运动、助力运动、关节功能牵引法、持续被动运动（CPM）、关节松动术。[③]

③ 肌力训练：对一些肌力较弱的肌肉，可根据情况选择意念疗法、被动活动、助力活动、去重力活动、抗重力活动等。

④ 平衡协调训练：训练方法有很多，如平衡板训练法、Frenkel 操等。

⑤ 步行训练：可从步行的条件角度分析，有选择地进行步行前六部曲训练：双腿支撑靠墙挺髋；患腿支撑靠墙挺髋；健腿支撑，患腿上下台阶；患腿支撑，健腿上下台阶；左腿左侧侧方迈步；右腿右侧侧方迈步。

⑥ 骑马疗法：马与人的步态比较接近，在前进过程中伴随着骨盆的运动，如骨盆的左右倾斜。患儿坐在马上，骨盆随着马的运动而被动地运动，再现了步行动作的主要成分，这些往往是脑瘫患儿所缺少或不足的。所以骑马可改善患儿的运动模式，还可促进患儿的平衡、协调功能和肌力，降低肌张力，提高肺活量等，使患儿从中获得自信、自尊。

⑦ 文体治疗：体育和文娱活动不但可以增强肌力和耐力，改善平衡和运动协调能力，还能增强患儿的信心，使其得到娱乐，从而改善患儿的心理状态。

⑧ 物理因子疗法：神经肌肉电刺激治疗中的功能性电刺激，可以防止瘫痪肌肉的萎缩，促进瘫痪肌肉功能的恢复，适用于低张型、不随意运动型患儿。电脑中频疗法可以用来解除肌肉痉挛，恢复肌肉疲劳、止痛、消肿，用途较广。生物反馈治疗适用于年龄较大儿童，让其学会控制肌电信号，能够自我放松或加强肌肉收缩。水疗有利于解除患儿的肌痉挛，消除其在地面上活动的紧张心理，水中浮力减轻了身体的负重，容易矫正患儿的异常姿势。采用的水温因人而异，一般为 34～38℃。

4. 作业疗法

作业疗法是将治疗内容设计为作业活动，患儿通过完成这些有目的性的作业活动，达到治疗目的，包括增大关节活动范围，掌握实用性动作，促进运动功能发育（主要是促进上肢功能发育）；改善及促进感知觉及认知功能的发育；提高日常生活活动能力；改善精神心理状

① 刘振寰，戴淑凤.儿童运动发育迟缓康复训练图谱[M].北京：北京大学医学出版社,2007：83-96.

② 同上书：96-110.

③ 马诚，成鹏.康复治疗技术[M].上海：第二军医大学出版社,2005：64.

态,促进情绪、社会性的发育。

作业治疗的内容如下:

(1)基本的作业方法——促进运动发育的作业治疗。在治疗过程中,采取综合措施来发展保持正常姿势的能力和上肢功能。

① 保持正常姿势:是进行各种随意运动的基础。姿势包括俯卧位、仰卧位、坐位、立位等体位下的姿势。

② 促进上肢功能发育:上肢功能包括上肢粗大运动功能和手的精细运动功能。[①]

(2)日常生活能力训练。主要内容有进食训练、穿着训练、梳洗训练、如厕训练、沐浴训练、社交技能训练等。

(3)职前训练。在患儿受教育的同时,及早为其将来就业作准备。主要提高患儿手的技巧和灵活性,改善功能,为将来回归社会、走向就业打下基础。可以提供一些职业性教育的内容,如学习电脑打字、接听电话、整理文物、编制、缝纫、木工、烹饪等职业技能训练。

5. 感觉统合训练

感觉统合最早是由美国南加州大学爱尔丝(Aryes)博士在 1969 年提出的一个研究观点,他将脑神经学与发展心理学相结合,发展所谓的感觉统合理论。爱尔丝认为,人体的运动、感觉与认知功能发展,是与脑成熟进程并进的。来自人体的内外刺激,经过感官接受,先由脑干担任主要统合任务,继而逐渐由大脑皮质统合,发展学习能力。基本方法是运用感觉统合训练器材,进行平衡统合训练、触觉统合训练、本体感统合训练、视觉和听觉统合训练。感觉统合训练在临床上应用的年龄范围是以 4~12 岁的患儿为主,每次训练约一个小时,训练持续至少半年。[②]

6. 引导式教育

引导式教育,就是通过教育的方式使功能障碍者的异常功能得以改善或恢复正常。基本方法是由引导员、患儿及其家长组成教育小组。引导式教育中要安排一系列作业,其中包括一种或多种运动作业或目标性功能性作业,引导患儿去设定准确的目标并努力完成,运动作业可分成几个部分让患儿完成。

7. 康复工程

采用先进的科学技术来恢复、代偿或重建患儿减退与丧失的功能,即为康复工程。在脑瘫康复治疗中常配合使用矫形器以及其他辅助的装置,以达到限制关节异常活动、提高稳定性、协助控制肌痉挛、保持肌肉长度、预防畸形、辅助改善运动功能等目的。对于患儿肌痉挛或肌无力引起的功能丧失或肢体畸形,可以采用矫形器治疗。对于伴有严重残疾的患儿,影响到下肢的行走,可用拐杖辅助行走,不能行走可用轮椅代步。

8. 中国传统康复疗法

按中医的理论将针灸、推拿、气功、武术、药膳等治疗手段合理地、综合地应用于康复治疗中,根据"虚则补之,实则泻之"原则,对本病补益为主、泻实为辅。

9. 语言治疗

针对某些有语言言语障碍的脑瘫患儿进行治疗。通过评价,明确诊断,决定康复治疗的

① 李树春,李晓捷.儿童康复医学[M].北京:人民卫生出版社,2006:123-127.
② 陈旭红.图解脑瘫康复技术与管理[M].北京:华夏出版社,2007:147.

方针和具体的计划。对于鉴别出的言语障碍如构音异常、声音异常、言语异常或流畅度异常等，可分别选用构音结构和发音器官练习、单音刺激、物品命名练习、读字练习、会话练习、改善发音等方法恢复其语言交流能力。脑瘫患儿常见语言障碍类型为构音障碍，由发音器官肌张力异常引起，常合并吞咽、咀嚼不协调，全身肌张力的调整有助于改善发音。除此之外，注意力是学习语言的先决条件，故亦可包括在治疗的范围内。

10. 药物治疗

常用的药物有抗癫痫药、肌肉松弛剂等。药物治疗只有在必要时才使用，它不能替代功能性训练。抗癫痫药是针对癫痫现象，避免脑部再度受损；肌肉松弛剂是针对肌张力高的现象，降低肌张力。对于全身多处痉挛的患儿，可采用口服肌肉松弛剂（如巴氯芬）治疗，但是，这些药均有副作用。近年来，巴氯芬通过植入泵进行有规律的鞘内给药被证明对肌张力广泛升高并干扰了功能的患儿非常有效，且副作用小，比口服巴氯芬更加安全高效，还能改善吞咽、言语和日常生活活动能力。

11. 手术治疗

严重的肌肉痉挛和肌腱挛缩等可考虑此治疗方法，目的是改善肌痉挛和矫正畸形。如对下肢肌肉广泛痉挛且肌力基本正常的患儿，可采用选择性脊神经后根切断术的方法。对于一些严重的肌痉挛、肌挛缩和畸形，可以采取肌腱延长、关节松解或融合、畸形矫正手术。在考虑采用此方法的同时，必须确保手术后提供适当的功能训练，否则会失去手术的意义。

12. 康复护理

在物理和作业治疗室，对患儿的治疗时间是有限的。因此，康复护理工作越来越受到重视。康复护理不同于一般的治疗护理，而是在一般的治疗护理基础上，采用与日常生活活动有关的物理疗法、作业疗法等，提高患儿的生活自理能力，如在病房或家中训练患儿利用自助具进食、穿衣、梳洗、排泄，做关节的主动、被动活动等，许多内容是一般治疗和护理工作中所没有的。

13. 环境和用具的选用与改造

对环境进行相应的改建，选用适当的矫形器和辅助器具，有利于提高和保持康复治疗效果，改善患儿的活动和生活。如无障碍设施设置——坡道便于轮椅上下。

14. 教育与特殊教育

应由康复和社会教育机构共同提供针对患儿各年龄段的连续性服务。患儿应该像正常儿童一样，享有受教育的权利，不少患儿尽管有脑瘫，但智力发育正常，他们渴望学习，获得知识。0～3岁可送到残疾儿童服务中心进行幼儿期教育，3～6岁可在弱能康复训练班接受教育，6岁以上的患儿，教育部门应根据其自身能力和需要的特殊设备，制定特别的课程和采用不同的教学方式进行特殊教育，让他们尽早接受教育。注意对他们在学习上、精神上、思想品德上的指导，给他们创造一个方便活动与交流的环境，鼓励他们与正常儿童的交往，同时学校和家长应密切配合，拿出更多的时间和精力共同关心患儿的教育。如果是多重残疾，视情况接受相应的特殊教育。

15. 心理行为治疗

患儿常见的心理行为问题有认知、注意力、记忆力、意志等发育问题以及易产生脾气暴躁、自卑感、抑郁的情绪等。健康的家庭环境，增加与同龄儿交往，以及尽早进行心理行为干预是防治心理性疾患的关键。心理治疗师通过观察、实验、谈话和心理测试(性格、智力、意欲、人格、神经心理和心理适应能力等)对患儿进行心理学评价、心理咨询和心理治疗。常用的心理治疗有精神支持疗法、暗示疗法、催眠疗法、行为疗法、松弛疗法、音乐疗法等。

16. 社会康复

首先应对患儿的社会适应能力包括生活理想、家庭成员构成情况和相互关系、社会背景、家庭经济情况、住房情况、社区环境等进行了解和评定,然后评价患儿对各种社会资源如医疗保健、文化娱乐和公共交通设施的利用度。通过评价制定出相应的工作目标和计划,以帮助患儿尽快熟悉和适应环境,正确对待现实和将来,向社会福利、服务、保险和救济部门求得帮助,并为康复小组的其他成员提供患儿的社会背景信息。

17. 职业康复

通过对年龄较大的患儿的职业兴趣、个人习惯、动作速度、工作机能、作业耐久性以及辅助器具应用的可能性等职业适应能力的评价,制定出康复治疗、训练、安置和随访等一系列工作目标和计划,为患者选择一种能够充分发挥其潜能的最适宜项目,进行职业康复治疗,为回归社会打下基础。

18. 康复教育

加强对脑瘫的宣教,以预防为主,防止脑瘫的发生,是提高人口素质、减轻家庭和社会负担的根本方法;同时也应尽可能地做到早期发现、早期治疗、早期康复;在康复治疗过程中,应对脑瘫患儿的家长进行家庭康复训练的教育,提供一些家庭训练的指导方法,使脑瘫患儿在日常生活中得到正确的指导和训练,从而提高患儿的独立能力。

二、小儿麻痹后遗症[①]

从 20 世纪 50 年代末期,普遍推广疫苗预防以来,小儿麻痹症发病率已大大降低。但许多小儿麻痹症患儿却为其后遗症所累,造成终身残疾。瘫痪者约占感染者的1%～2%,其特征为除无瘫痪型临床表现外,尚有脊髓前角灰质、脑或脑神经的病变,可致肌肉瘫痪。

(一) 小儿麻痹症

1. 定义

小儿麻痹症是由脊髓灰质炎病毒引起的急性传染病,通过粪便和咽部分泌物传播,主要侵犯脊髓前角中运动神经细胞,出现受累脊髓节段的局限或广泛的、不对称或对称的、无感觉障碍的、弛缓性的肢体瘫痪,又称"脊髓灰质炎",好发于儿童。

2. 临床表现

患病初期可有轻微症状如发烧、头痛、喉咙痛、烦躁不安、呕吐、腹泻或便秘等。小部分会出现肌肉疼痛和四肢及面部的肌肉无力,严重者甚至会发生呼吸困难,危及生命。

多种因素可影响疾病的转归,如劳累、受凉、局部损伤或刺激、手术、妊娠、预防接种,以及免疫力低下等,均有可能促使瘫痪的发生。年长儿和成人患者病情较重,发生瘫痪者多,儿童中男孩较女孩易患重症。

3. 治疗

治疗的目的在于控制症状,以期感染自然消退。症状性的治疗有止痛药、物理治疗、支

---

① 香港复康会世界卫生组织复康协作中心.儿童常见的残疾教学参考资料[M].香港:香港复康会世界卫生组织复康协作中心,2005:25-29.

具及矫形鞋,甚或要动手术来促进肌肉功能的康复。当病严重时,可能需要依靠辅助仪器进行呼吸,以确保性命。

一般来说,伤残比死亡更普遍。结果会因不同病状(瘫痪或无瘫痪)和受影响的部分有所不同。有九成以上的病例,脑部及脊髓不受影响,故多可完全康复。

4. 后遗症

如果小儿麻痹症没有完全恢复,很可能发展为小儿麻痹后遗症。如患病后肢体出现肌肉萎缩、关节畸形、两下肢一长一短、行走困难等。一般来说在发病两年以后,仍有后遗症称为小儿麻痹后遗症。

(二) 小儿麻痹后遗症

1. 定义

小儿麻痹后遗症是脊髓灰质炎急性期所出现的瘫痪未得到完全恢复所造成的肢体终生残疾,以受累肌群明显萎缩,肢体变形,骨骼发育受阻为主要特征,又称脊髓灰质炎后遗症。

2. 临床表现

如图 6-9 所示,主要表现为肢体瘫痪,下肢瘫痪比上肢瘫痪多见。肢体瘫痪没有一定的规律性,可以造成各种各样的肢体畸形残疾。这些残疾的主要表现为:肢体肌肉萎缩无力、肢体变形、上下肢活动困难、关节不稳定、双侧肢体不等长等。另外,身体其他处也可发生畸形,如上肢的畸形、脊柱的弯曲畸形、骨盆的倾斜畸形等。

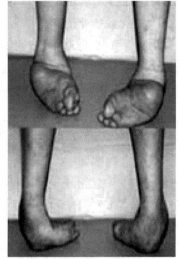

图6-9　小儿麻痹症的表现

3. 预防与治疗

小儿麻痹疫苗可保障大部分人免受感染(有效性达90%以上)。疫苗分为口服及注射两种。婴儿期便应开始接受预防接种。最基本要接受三剂,更佳为四剂(于此病流行的地区,可能需要更多剂次)。一般情况下应该在儿童期常规完成防疫接种。

小儿麻痹后遗症的残疾在很大程度上是可以预防其发生或者减轻其危害程度的。预防措施可以从以下几个方面去努力:

(1)在患病以后要及时看病,不能拖延。配合做好各种治疗和训练。比如按摩、针灸、肢体运动功能练习等。

(2)休息时肢体保持在良好的位置上,并且要经常变换姿势和位置,以避免形成畸形,比如患儿长期围坐在床上就容易造成脊柱弯曲、双下肢关节伸不直、腿弯曲、脚变形等残疾,为避免这些残疾就不应该让患儿长坐不动。

(3)经常活动患肢的关节。患儿的肢体长久不动会慢慢变细,严重时肢体还会弯曲变形。防止的办法是经常活动患肢。家人可以帮助患儿活动患肢关节,最好是把关节活动到最大限度,这样反复训练,可以防止患肢的关节变硬、变形。

(4)避免不良姿势的站立和行走。比如小腿弯曲、外翻变形,患儿在这种姿势下勉强站立和行走,可加重下肢的畸形,所以应该防止这样不良的活动。正确的方法是用夹板把小腿摆直固定好再练习站立和行走,这样就可以防止畸形的发生。

(5)合理地使用夹板、支具和石膏等物品,保持患肢在正常位置,纠正和防止畸形。

(6)必要时可以对患肢施行手术,矫正已发生的畸形,并防止畸形发展或加重。

三、其他

引起肢体障碍的疾病除了脑瘫和小儿麻痹后遗症外,还有很多,其中意外伤害和化脓性骨髓炎我们也不能忽视其和肢体障碍的关系。

(一)意外伤害

意外伤害可导致多种残疾,但其中最常见的是肢体残疾,由于意外伤害所导致的肢体残疾约占此类残疾的 26.1%,据此估计,因意外伤害所致肢体残疾者,全国约有 252 万。较为常见的意外伤害为工伤、交通事故及其他外伤。

(二)化脓性骨髓炎

化脓性骨髓炎是由化脓性细菌引起的骨膜、骨质和骨髓的炎症。本病多发生于儿童,常见致病菌为金黄色葡萄球菌,约占 75%;其次为溶血性链球菌,约占 10%;其他如肺炎双球菌、大肠杆菌、伤寒杆菌、绿脓杆菌等均能引起骨髓炎。

慢性化脓性骨髓炎(附骨疽)是因急性骨髓炎治疗不当或不及时,使病情发展的结果,常有:一个或多个瘘管,时愈时发,经久不愈,反复排出脓液或死骨,瘘管周围皮肤色素沉着及瘢痕增生。如果脓液引流不畅,局部肿胀疼痛加剧,出现发热和全身不适等症状。经年日久局部肌肉萎缩,全身体形瘦弱,面色苍白,神疲乏力,食欲减退,畏寒肢冷,盗汗头晕,腰酸膝软,身体倦怠,舌质淡,苔白,脉细弱等脾肾阳虚及气血虚症状。X 射线摄片表现为骨质不规则增厚和硬化。有残留的骨吸收区或空洞,其中可有大小不等的死骨,有时看不到骨髓腔。慢性骨髓炎可并发病理性骨折、肢体畸形、关节强直、癌变等并发症。

预防化脓性感染的关键是及时治疗体内的化脓性感染,防止化脓性病灶的血行转移。

 本章小结

人体骨骼肌收缩,以关节为枢纽,牵动骨改变位置而产生运动。骨骼肌受一定的神经支配,执行一定的功能,支配肌的神经受损伤或病变,肌肉则会发生瘫痪;肌肉血液供应受阻,可引起肌肉变性坏死;肌肉长期不活动,则萎缩或退化。

对于不同的肢体障碍的患儿,通过反射、肌力、肌张力、关节活动度、平衡能力、协调能力、日常生活活动能力等评定的方法,可以准确地判断出肢体障碍的部位、范围、程度、种类、性质等,同时有利于功能康复目标的制定以及疗效的判定。例如,脑瘫儿童由于脑损伤或脑发育异常,出现运动功能障碍,临床表现为姿势异常、反射异常、肌紧张异常等不同类型早期症状,通过评定、辅助检查,及早采用综合性康复手段(包括医学、教育、职业、社会康复),使其最大限度地改善运动功能,提高日常生活自理能力、交流能力、社会适应能力,从而达到早期康复,重返家庭,重返社会的目的。

思考与练习

1. 关节的基本构造和辅助装置各有哪些？
2. 神经系统包括哪几部分？为什么说神经系统是机体内的主导系统？
3. 大脑的机能定位区如何？
4. 根据 Lovett 6 级分级法对上肢和下肢的主要肌肉进行徒手肌力评价。
5. 利用关节活动度测量仪测量人体四肢主要关节的关节活动范围。
6. 如何理解脑瘫的 3 个特征？
7. 脑瘫康复的原则有哪些？

第 7 章　智力障碍的医学基础

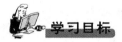学习目标

1. 掌握智力障碍的概念定义。
2. 理解影响智力发育的因素。
3. 了解对智力障碍的诊断和评估。
4. 了解智力障碍的研究现状。

智力障碍是对智力有缺陷者的一种称谓,始见于 1987 年全国残疾人抽样调查领导小组制订的《全国残疾人抽样调查方案》。它指人的智力明显低于一般人的水平,并显示出适应行为的障碍。它包括:在智力发育期间(18 岁之前),由于各种有害因素导致精神发育不全或智力迟缓;智力发育成熟后,由于各种有害因素导致的智力损害或者老年期的智力明显衰退。它通常与智力残疾、智力落后、智力缺陷等概念通用。本章从智力障碍概述、智力障碍的常见疾病和智力障碍的诊断与评估来阐述智力障碍的医学基础,同时还介绍了智力障碍的研究现状及展望。

第 1 节　智力障碍概述

人类最早对智力障碍的研究起源于 17 世纪以前的欧洲,那时的通用词是 idiots,在希腊语中的意思是不参加大众生活的人。近代对智力障碍的用词很多,最常见的是智力落后、智力损害、智力低下、智力缺陷、一般性发展障碍等。英国用"低能",日本则用"低能或精神薄弱"来形容研究对象。以上这些词都是外来语,在我国古代用"白痴"、"下愚",近代则以"呆子"、"傻子"、"低能儿"称之。智力障碍较为客观又不含贬义,也有利于对研究对象的界定和理解。

一、智力障碍的定义

对智力障碍的研究最早是从医学和生物学开始的,其焦点主要集中于对智力障碍病因的探究。这类研究人员均不约而同地把智力障碍当成一种机体的器质性缺陷,即人体解剖生理、神经系统或生物化学方面的异常。早期的学者主要是以器质性缺陷为标准来给智力障碍下定义的。例如,智力落后教育的创始人塞甘(Seguin,又译谢根)认为,白痴是一种大脑中枢神经系统的紊乱。1877 年阿尔兰(Ireland)认为,白痴是一种出生前或心智官能发展前神经中枢营养不良或疾病所引起的智能不足或极度愚蠢的现象。特德高尔德(Tredgold)则把个体智力的缺陷看成是大脑不完全发育的结果,其伴随症状是社会无能。1941 年杜尔(Doll)则归纳了智力落后的 6 个重要特征:"我们认为,在陈述智力落后的定义或说明其含义时,一般认为有 6 个标准对这个恰当的定义和概念是很重要的。它们是:① 社会天能;② 智力低常;③ 智力低常发生在发育时期;④ 在成熟时期定型;⑤ 起源于体质的原因;⑥ 无法

医治。"

20世纪50年代以来,仍有不少学者把智力障碍个体与中枢神经系统的缺陷联系在一起。1952年真维斯(Jervis)在一篇名为《智力缺陷的医学观点》的文章中写道:"从医学的观点来看,智力障碍也许可以定义为由于遗传或青少年前大脑受损或疾病导致的智力发育不全或阻断的状况。"苏联学者鲁利亚(Luria)认为,智力障碍儿童在母亲子宫或儿童早期的时候,患有严重的大脑疾病,这影响了大脑的正常发育,并使儿童的智力发展产生严重异常。鲁宾什坦(Rubinstein)也有类似的观点:"由于大脑器官的损伤而引起的认识活动的持续性障碍的儿童叫做智力障碍儿童。"他认为,在智力障碍定义中如果只是讲到认识活动方面的特征,而没有大脑损伤的特征,那就不能把这些儿童看做是智力障碍。为了判断儿童具不具备智力障碍所包含的全部特征,至少要有精神神经科医生和病理心理学家或缺陷教育教师两类专家的结论。前者是关于儿童中枢神经系统状况的结论,后者是关于儿童认识特点的结论。

据泰简(Tarjan)估计,智力障碍人群中大约有20%存在某种程度的器质性缺陷。而中度以上的智力障碍者可以说几乎都或多或少有器质性的损伤。上述定义从临床诊断的角度将智力障碍定义为个体的一种生物学的缺陷状况(如大脑损伤、中枢神经系统病变等),在解释重度、极重度智力障碍者和某些特殊类型智力障碍者的病因和行为时,这种基于生物学的理解应该说是可行的,因为从这类儿童身上我们可以找出明显的器质性损伤的症状;而在解释多数轻度智力障碍后者的病因和行为时,生物学的解释就会显得势单力薄,力不从心,因为从这类儿童身上很难找到明显的病理异常。随着生理学、医学、心理学等学科的研究不断进步,人们一方面可以直接检查和测量中枢神经系统的病理状况,另一方面还可以测量它的行为后果。因此,人们需要更多的理论和概念,需要从更多的角度来理解和解释人类的智力障碍。

2006年,我国第二次全国残疾人抽样调查的残疾标准将智力障碍定义为:指智力显著低于一般人水平,并伴有适应行为的障碍。此类残疾是由于神经系统结构、功能障碍,使个体活动和参与受到限制,需要环境提供全面、广泛、有限和间歇的支持。智力障碍包括:在智力发育期间(18岁之前),由于各种有害因素导致的精神发育不全或智力迟滞;或者智力发育成熟以后,由于各种有害因素导致有智力损害或智力明显衰退。

 知识小卡片

智力障碍分类分级

2006年我国第二次全国残疾人抽样调查对智力障碍的分级如表7-1所示。

表7-1　智力障碍分级标准

级别	分级标准			
	发展商(DQ) 0~6岁	智商(IQ) 7岁以上	适应性行为 (AB)	WHO-DAS 分值
一级	≤25	<20	极重度	≥116分
二级	26~39	20~34	重度	106~115分
三级	40~45	35~49	中度	96~105分
四级	55~75	50~69	轻度	52~95分

智力障碍又可依据不同的学说划分为不同的类型。有依据医学——生物学进行的分类，有依据社会——心理学进行的分类，有依据教育学进行的分类。以上几种分类虽侧重点不同，但也有许多相似之处，如表7-2所示。

表7-2　智力障碍等级比较表①

传统称呼	级别	心理测验（水平）	标准差	智商比纳量表（SD＝16）	韦氏量表（SD＝15）	教育学	适应行为
白痴	一级智力障碍	极重度	−5.01以下	20以下	25以下	需监护	极重度适应缺陷
愚笨	二级智力障碍	重度	−4.01～−5.00	20～35	25～39	需监护	重度适应缺陷
痴呆	三级智力障碍	中度	−3.01～−4.00	36～51	40～54	可训练的	中度适应缺陷
鲁钝	四级智力障碍	轻度	−2.01～−3.00	52～67	55～69	可训练的	轻度适应缺陷

为了便于理解上述标准，具体作如下分析：

1. 一级智力障碍（极重度）

（1）智商。IQ值在20或25以下。

（2）适应行为。适应行为极差，面容明显呆滞；生活完全不能自理，终生生活全部需要由他人照料；运动感觉功能极差；情绪反应原始，表情愚蠢，有时傻笑，对外来伤害不知防卫。如通过行为矫正，有一部分人可以学会自己吃饭，自己控制大小便，但仍不会穿衣，基本不会讲话也不懂话，最多只能发出个别单音节的生活用词，没有什么意识。

（3）生理特点。这部分儿童往往有严重的脑损伤，从外观上也可以看出来，他们的身体、头颅往往是畸形。

（4）比例。在整个智力障碍领域中，这部分人约占1.5％。

2. 二级智力障碍（重度）

（1）智商。IQ值在20～35或25～39之间。

（2）适应行为。适应行为差，生活能力即使经过训练，也很难达到自理，仍需要他人照料；会说话，但语言能力有限，只有简单的交往能力。如通过行为矫正和训练，他们能学会自己吃饭、穿衣、大小便等自助技能。

（3）生理特点。这部分人往往有先天性的问题和较重的脑损伤。

（4）比例。在整个智力障碍领域中，这部分人约占3.5％。

3. 三级智力障碍（中度）

（1）智商。IQ值在36～51或40～54之间。

---

① 柳树森. 全纳教育导论[M]. 武汉：华中师范大学出版社，2007：118.

　　（2）适应行为。适应性为不完全，如生活能部分自理，能学习简单的手工技能，能做简单的家务劳动；具有初步的卫生和安全常识，但阅读和计算能力差，对周围环境辨别能力差，能以简单的方式与人交往。智能发展极限约为7～8岁，通过教育训练，在青年晚期大约只能学会小学四年级的课程。

　　（3）生理特点。这部分人大多数有脑损伤或其他神经障碍。

　　（4）教育特点。需要接受以生活自理和社会技能为主的特殊教育和训练。

　　（5）比例。在整个智力障碍领域中，这部分人约占6%。

　　4. 四级智力障碍（轻度）

　　（1）智商。IQ值在52～67或55～69之间。

　　（2）适应行为。适应行为低于一般人水平；具有相当的实用技能，如能自理生活，能承担一般的家务劳动或工作，但缺乏技巧和创造性；一般在指导下能适应，如经过特殊教育，可以获得一定的阅读和计算能力，不过他们的学习速度很慢，知识需多次重复才能掌握；对周围环境有较好的辨别能力，能比较恰当地与人交往；通过教育训练，到青年晚期大约可以学会小学六年级的课程。

　　（3）生理特点。这部分人一般无脑损伤和神经病理症状，只是脑功能有障碍，由于无明显的病理表现，幼儿期不易发现，上学后才逐步被辨认出来。

　　（4）教育特点。不能从一般教学中得到充分发展，需要给予符合身心特点和具体情况的特殊教育。

　　（5）比例。在整个智力障碍领域中，这部分人约占89%。

二、智力障碍的出现率

　　对智力障碍出现率的估计是为了知道：有多少智力障碍者需要提供特殊服务？有多少学龄前、学龄期和学校后的智力障碍者？不同智力障碍程度的人数有多少？他们的地区分布、城乡分布如何？要回答这些问题或其他类似的问题，我们需要进行出现率的调查。出现率的估计能够给教育行政部门、民政部门的宏观决策提供科学的依据。

（一）出现率的定义

　　智力障碍者的出现率是指在某一特定时间内或某一个特殊地区智力障碍者的数量与这个地区总人口的比率。有时候，出现率也称为现患率，较容易和发病率相混淆。发病率是指在一段时期内新出现的病例的数量，而出现率则是一特定时间内已有的病例的数量。

　　1. 智力障碍发病率

　　也称智力障碍发生率。一定时期在一定地区人口中被确认为智力障碍的人所占的百分比。与患病率密切相关。两者都受到一定地区的社会、经济和健康状况，以及向居民提供教育、发展和康复服务的资源的明显影响。在不发达国家，由于生活条件差，婴儿死亡率高，智力障碍发病率可能较高，而患病率可能较低；发达国家则相反。因为生育事故较少，先进的医疗及其他辅助性服务能明显地提高儿童成活率及人的估计寿命，使发病率和患病率都较高。从美国估计的发病率推算，每年约有123000个新生智力障碍儿。调查统计表明，我国儿童先天出生缺陷发病率为 15%。如果以每年新出生 1700 万儿童计算,一年将有 25 万左右残疾儿童降生。

2. 智力障碍出现率

表示在特定时间某一人群中智力障碍患者所占比例。按智力常态分布曲线计算应为 2.27%。实际调查研究范围受定义、方法、地区状况及年龄诸方面差异的影响所得结果很不一致。如美国约 3%,英国约 1.2%,苏联约 0.6%,日本约 2.07%。1987 年中国残疾人抽样调查结果为 0.965%。另据 1988 年 11 月公布的中国 0~14 岁儿童智力障碍出现率为 1.07%。根据 2006 年我国第二次全国残疾人抽样调查数据推算,全国各类残疾人的总数为 8296 万人。按照国家统计局公布的 2005 年末全国人口数,推算出本次调查时点的我国总人口数为 130948 万人,据此得到 2006 年 4 月 1 日我国残疾人占全国总人口的比例为 6.34%。智力障碍 554 万人,占 6.68%;其中 6~14 岁智力障碍儿童 76 万人,由此推算出 6~14 岁学龄儿童智力障碍出现率为 0.87%。[①]

(二)影响出现率的因素

要想推算出一个智力障碍出现率的精确数据是非常困难的,因为很多因素会对数据的统计产生影响。这些因素包括智力障碍不断变化的定义、学校不愿给轻度智力障碍儿童贴标签的心理、轻度智力障碍的学龄儿童不断变化发展的情况等。如果仅仅以 IQ 分数作为推算智力障碍出现率的标准,而忽略其他几项评价智力障碍的重要指标,即适应能力的缺陷以及支持辅助需要的程度,则出现率会较高;如果在估算出现率时把智力水平和适应性行为综合起来考虑,那么智力障碍出现率会明显下降。美国专业人士估计:如果按前者计算的出现率为 2.3%,则后者可使出现率下降到 1%。

三、影响智力发育的因素

人类神经系统的发育是从胚胎第 3 周末开始的,从此时直至妊娠前 3 个月末,是胎儿神经系统大脑结构形成的关键期。出生前的前 3 个月直到出生后 7~8 个月,是大脑急剧发育的关键时期,神经细胞进行分裂、增殖与分化。1 岁以后虽然大脑细胞的数目不再增加,但是细胞的突起却由短变长、由少变多,神经纤维也在逐步髓鞘化。神经细胞就像小树苗,逐渐长成一棵枝繁叶茂的大树。细胞的突起就好像自树干长出的树枝,一棵树的树枝和其他的树相互搭着建立起复杂的联系;髓鞘就好像树皮,它使神经传导信息的速度大大加快,也使神经信息的传导更集中、精确。如果在以上过程中的任何一个环节受到干扰、阻塞、抑制或损害,即可影响大脑的发育,造成智力障碍。

尽管造成智力障碍的原因繁乱复杂,人们还是从不同的角度将目前已明确引起智力障碍的病因进行了分类。世界卫生组织把造成智力障碍的病因分为十大类:① 感染和中毒;② 外伤和物理因素;③ 代谢障碍或营养;④ 大脑疾病(产后的);⑤ 由于不明的产前因素和疾病;⑥ 染色体异常;⑦ 未成熟儿;⑧ 重性精神障碍;⑨ 心理社会剥夺;⑩ 其他和非特异性的原因。有人从医学的角度出发将智力障碍的病因分为两大类:① 伴有医学异常的智力障

---

① 第二次全国残疾人抽样调查领导小组. 中华人民共和国国家统计局简报第 63 期:2006 年第二次全国残疾人抽样调查主要数据公报及说明.

碍病因;② 不伴有医学异常的智力障碍病因。依照人体发育阶段将智力落后的病因分为:① 出生前因素;② 出生后因素。不论怎样划分,智力障碍的病因都可以分为生物医学因素以及社会环境因素(社会的、行为的、教育的原因)。而且在导致某一个体智力障碍的过程中,生物医学因素与社会环境因素却总是相关联、相互影响的。

在一项针对 13 项流行病学研究进行的回顾当中作者指出:在轻度智力障碍者当中,约有 50% 的病例病因不明;而在重度智力障碍者当中,约有 30% 的病例病因不明。尽管如此,我们还是不能放弃对智力障碍病因的探索,因为它不仅对于减少智力障碍出现率有着积极的作用,同时对智力障碍儿童早期干预的开展也有重要指导意义。

(一)生物医学因素

1. 遗传因素

智力是一种多基因遗传。遗传为个体智力的形成和发展提供了最初步、最基本的条件。

一般情况下,健康父母所生的孩子,大脑结构虽然不完全相同,彼此差异不是很大。只要是儿童具有正常的脑发育,其智力都能按正常的规律发育。若由于遗传缺陷造成脑发育不全,往往导致智力障碍。另一方面,遗传还是造成人们智力差异的最初基础。遗传决定了个体神经过程的基本特征,如条件反射或分化形成的速度、巩固性,以及动力定型形成的速度和改造的难度等,而这些在很大程度上影响一个人对事物的感知和认知。许多研究表明,儿童与亲生父母的智商相关度高于与养父母的相关度。一些文学世家、音乐世家、体育世家、书法世家、科学世家等的特殊能力的发展,很大程度受遗传因素的影响,是因为他们充分利用和发挥了遗传所提供的有利条件,取得了事半功倍的效果。

2. 疾病因素

脑机能可以受到各种致病因子的直接损伤作用;另一方面疾病过程中的高温、低血糖、缺氧等在影响着全身代谢的同时也影响着脑的代谢与功能。许多疾病可引起惊厥,惊厥时脑的代谢率急速加快,对氧和各种营养物质的消耗极大增加,干扰酶系统的正常功能,不仅引起暂时的脑功能障碍,而且可造成脑不可逆性的病变。脑损伤与惊厥持续时间的长短有密切关系,惊厥反复发作或者惊厥发作持续 30 min 以上者,可发生缺血缺氧性脑损伤,出现脑的结构的改变。脑损伤与惊厥发生的年龄关系也很密切。年龄越小,惊厥性脑损伤的发病率越高。由于婴幼儿时期大脑的发育尚未完善,脑组织代谢活跃、细胞分化和髓鞘形成旺盛,当惊厥发生时,可干扰脑内 DNA 的合成,使脑的发育障碍,从而导致智力障碍。

3. 产前因素

综合征指的是同时发生的一系列症状及特征,而这些症状及特征就是用来定义某一特定疾病或症状的,一些综合征是导致智力障碍的常见产前因素。如:唐氏综合征、胎儿酒精中毒综合征、脆性 X 染色体综合征、先天性睾丸发育不全综合征、苯丙酮尿症、帕德维利综合征(俗称小胖威利)、威廉姆斯综合征(高钙血综合征)。

母亲的一些感染性疾病,宫内感染以妊娠前 3 个月受感染时影响最为明显。因为妊娠前 3 个月,是胎儿器官形成时期,最容易受环境中致畸因素的影响,而使成形有误,发生畸形。如巨细胞病毒、风疹、弓形体病、梅毒、单纯疱疹病毒等。

(二) 社会环境因素

支持辅助需求程度属于间歇性或有限的轻度智力障碍者,占到智力障碍总人数的85%。在这部分人中,绝大多数人都没有明显的器质性异常——即没有脑部损伤或其他生物医学上的缺陷。当智力障碍者没有明显的器质性异常时,我们便可以把病因推测为社会心理处境不利,即该儿童早期所生活的社会和文化对他的成长不利。

1. 营养因素

脑发育状况是影响智力活动的物质基础。而营养水平又是影响脑发育的关键因素之一。胎儿从受精到出生,从仅重 0.0005 mg 的受精卵发育到体重 3000 g 的新生儿,历时不过280 天,充分说明了胎儿期对营养物质的需求量之大。研究表明,神经系统的生长,包括了神经细胞的数量的增多和神经细胞体积的增大两个阶段。第一个阶段在出生后的一年左右完成,此后神经细胞的数量便不再增多。此阶段如果营养不足,影响脑细胞的数量而影响其智力,且这种影响是不可逆的;1 岁以后脑的生长主要是脑细胞的体积增大,神经纤维增长、增粗以及分支的形成。充分的营养使脑细胞得到正常的发育,从而为智力发展提供良好的物质基础。否则就会因为营养不良而使正在生长发育的脑产生缺陷。研究发现,妊娠后期及出生时患有营养不良的胎儿或新生儿,在学龄期间有 30%患有神经和智力方面的疾病。因此,"智力是吃进去的"说法是有一定道理的。

2. 环境因素

地理环境条件对人的智力有很大的影响。如缺碘地区,水和农作物也缺碘,人体摄碘量不足将引起智力障碍。随着城市人口密集,工业发展,能源利用,生活和生产中的废弃物大量投入环境,人为地造成环境的污染,如水质污染、大气污染、农药污染、重金属污染、电离辐射以及噪音污染等。国内曾有报道,母亲于整个孕期每天接触强度在 100dB 以上的噪音,所生的子女儿童期的智商低于对照组。

大脑功能的发育成熟不但需要充分的物质营养,还需要丰富的环境信息营养。智力在大脑中不但有特定的位置,而且由特定的细胞来表达。大脑通过不断接受和储存信息进行分析综合形成智力。如果一个人自幼同人类社会隔绝,不接触任何事物和任何人,长大后就不会有人类的智力,印度狼孩就是大家所熟悉的例子。克雷赤(krebs)等人把许多同胎雄鼠任意分成两组,甲组鼠生长在刺激丰富的环境中,光线充足,周围热闹,每天可外出游玩一个半小时,并以糖果作为奖励进行各种训练。乙组鼠单独关在暗淡、安静的笼子里,不与别的老鼠接触,也不接受任何训练。两组老鼠的伙食标准相同。150 天后对老鼠的脑进行了一系列的形态学和生物化学的分析,结果显示:接受丰富刺激的甲组鼠的大脑皮层面积大、沟回深、重量重,神经细胞的胞体和核增大,树突增多、增长,神经胶质细胞增多,皮层血管增粗,酶系统活性低,神经细胞体积小。实验重复几十次,结果一致。可见,早期良好的环境刺激对于促进脑结构与机能的发育是至关重要的。

3. 文化家族因素

文化家族因素对孩子智力的影响是肯定的。家族人群的不良文化水平对孩子造成极为不利的作用。一份辅读学校调查报告显示,在 117 个家庭中,父亲小学文化以下者占

46.15%（对照组为19.55%），而母亲占60.68%（对照组为19.91%）。该数据说明：父母文化水平低者，孩子出现智力障碍的比例明显高于对照组。由于多胎、贫困而受不到教育的婴幼儿产生智力障碍虽多为轻度，但由于得不到良好的教育与训练，往往加重智力障碍的程度。

四、智力障碍的预防

智力障碍是一个涉及国家的政治、经济、文化、医疗、卫生等许多方面的问题，因而预防智力障碍不仅仅是卫生部门的工作，而且还要依靠全社会的力量才能达到预防的目的，所以是一项复杂的综合性社会工程。

（一）智力障碍的一级预防

又称智力障碍的初级预防或病因预防。是针对各种可能的致残原因，采取各种有效措施，防止智力障碍的发生。这是预防智力障碍的最关键的环节，也应该是最有效的途径。进行一级预防主要有两条途径：其一是大力开展调查研究，搞清楚造成智力障碍的病因；其二是针对病因采取相应的措施。例如，如果母亲在怀孕的前3个月感染了风疹，那么将有10%～40%的胎儿因此受到严重的危害。1962年风疹疫苗的研制成功及使用，如果育龄妇女在怀孕之前注射风疹疫苗，那么这一导致智力障碍的病因将完全有可能被消除。

（二）智力障碍的二级预防

二级预防就是早发现、早诊断、早治疗。我们知道，造成智力障碍的病因是复杂的，而且常常是多因素并组成病因链。虽然不能直接对必需病因有所作为，但可以通过切断薄弱处而收到预防效果。采用产前诊断、健康普查或定期健康检查等可早发现、早诊断，一旦确诊采取措施早治疗。随着医疗科学领域的发展，医生们已经有能力鉴别那些与智力障碍息息相关的遗传因素了。要在妇女怀孕间检测出胎儿是否患有遗传性疾病，主要可以通过以下两种类型的检测：筛查性程序以及诊断性测验。筛查性程序主要针对那些所谓的高危孕妇，也就是所怀胎儿有可能存在先天性残疾的孕妇，医生为她们提供非侵害性的筛查程序，诸如超声波检查以及母体血清 α-胎甲球蛋白检测等，通过一系列生化指标的检测，可鉴别出唐氏综合征、脊柱裂等疾病胎儿。侵害性的诊断测验 可以用来对各种病症的存在进行确诊，如羊膜穿刺术以及羊膜绒毛取样法等。

（三）智力障碍的三级预防

三级预防就是妥善教养、减少痛苦，积极康复，延长生命。三级预防特别强调社会、心理及教育措施的实施。这些措施可以由医生、护士、语言矫正老师、社会工作者、心理工作者和特殊教育教师完成。但更需要家长的积极参与和配合。通过家庭和特殊学校的教育和训练，提高智力障碍儿童的生活自理和参与社会活动的能力，掌握参与社会的本领；提供智力障碍者的生活就业指导及心理、参与社会方面的咨询，从而使智力障碍者能积极参与社会，做到残而不废。

知识小卡片

羊膜穿刺术和绒毛取样法

1. 羊膜穿刺术需要从胎儿周围的羊膜囊取出一定的羊水样品,这一步骤会在妊娠的第四到第六个月内进行(通常在妊娠的第 14 周到 17 周之间)。将胎儿的细胞从羊水中取出,放入细胞培养基中培养 2 周左右。2 周之后,对这些细胞进行染色体以及酶等情况的检查分析,从而诊断出胎儿是否存在异常。通过羊膜穿刺术能够在胎儿出生之前就监察出大约 80 种特定的先天性疾病,而这些疾病大多数都与智力障碍有关,如唐氏综合征。

2. 绒毛取样法这种产前诊断测验也许能够最终代替羊膜穿刺术。只要取少量的绒毛组织(即胎儿发育成胎盘的组成部分)进行检测就可以了。与羊膜穿刺术相比,绒毛取样法最显著的优势在于它能够更早地检测出胎儿的异常(在妊娠的第 8 周到第 10 周内)。因为在绒毛膜内胎儿的细胞数量相对较大,足以立即对其进行分析而不需要 2~3 周的时间等待他们生长。尽管绒毛取样法已经越来越多地被运用到产前检查中来,但是在每 1000 个接受该检查的孕妇中却会有 10 个出现流产(相比之下,羊膜穿刺术的流产率只为 2.5‰)。因此,绒毛取样法至今仍处在实验阶段。

🪶 第 2 节　引起智力障碍的常见疾病

大约有 2/3 的重度和极重度的智力障碍者被认为是由某些特定的生物医学因素导致的。但是值得注意的是,医学上没有一项病因代表的是智力障碍。许多症状、疾病以及综合征等确实都与智力障碍存在着普遍的联系,但是它们有可能导致智力功能的缺陷以及适应性能力的缺陷从而造成智力障碍,也完全有可能不造成任何智力障碍的现象。"智力障碍的原因是任何导致这种功能障碍的因素。一项生物医学上的危险因素可能与智力障碍同时存在,但并不一定就是它导致了智力障碍"。任何危险因素,比如出生低体重或者 21-三体综合征,只有在导致智力功能以及适应性能力的障碍并且达到诊断智力障碍标准时,才算是其导致了智力障碍。

一、苯丙酮尿症

本病由挪威化学家弗林(Folling)于 1934 年首先报道,因发现尿液中含苯丙酮酸而命名为苯丙酮尿症(PKU),又称高苯丙氨酸血症。PKU 是一种以智力障碍为特征的先天性代谢缺陷,分经典型和非经典型两类。

(一)病因及发病机制

经典型是由苯丙氨酸羟化酶(PAH)缺乏所致。非经典型是由于 PAH 辅酶-四氢生物蝶呤(BH_4)缺乏所致,包括 6-丙酮酰四氢蝶呤合成酶(PTPS)缺乏、GTP 环水解酶缺乏和二氢蝶啶还原酶(DHPR)缺乏。不同国家和地区及不同人群中,PKU 的发病率不同。我国对

12 个城市的新生儿筛查结果中,平均发病率为 1/16500。北方城市较南方城市发病率高,广州地区很低,约为 1/10 万。美国白人 PKU 的发病率约为 1/8000,黑人发病率约为白人的 1/3。

苯丙氨酸羟化酶是催化苯丙氨酸羟化成酪氨酸的酶,由于苯丙氨酸羟化酶的缺乏导致血苯丙氨酸堆积,并经替代途径产生过多的苯丙酮酸和苯乙酸。苯丙酮酸可抑制脑组织中丙酮酸脱羟酶,导致鞘磷脂形成缺陷,产生智力障碍。高苯丙氨酸竞争抑制酪氨酸羟化酶导致多巴和黑色素形成减少,表现为皮肤和头发色素减低,排泄含苯丙氨酸代谢物——如丙酮的"鼠尿"味尿液。

(二)早期发现

新生儿筛查,是经典型苯丙酮酸尿症早期发现的最佳方法,如果在新生儿早期严格限制饮食中苯丙氨酸摄入,可降低血浆中苯丙氨酸水平,防止出现明显的智力障碍。Guthrie 实验基于观察 β-2-噻吩丙氨酸可抑制枯草杆菌的生长,加入苯丙氨酸后共抑制作用被解除。从新生儿(出生 3 天)身上采集一滴血滴在一张滤纸上干燥,将含有干血斑的纸片放在含有噻吩丙氨酸和枯草杆菌的琼脂上。如果不含苯丙氨酸,细菌的生长将被噻吩丙氨酸抑制;在纸片周围有细菌生长,说明血样中存在足够的苯丙氨酸来解除抑制。该试验可用含有已知苯丙氨酸的纸片来定量;通常苯丙氨酸及酪氨酸的浓度来确定 PKU 的诊断。每 20 个 Guthrie 试验阳性结果中,只有一个新生儿患有本病,酪氨酸水平超过 20mg/dL(正常值低于 2mg/dL)、血浆中酪氨酸低水平的典型 PKU。这些孩子必须尽可能地长期严格限制苯丙氨酸的摄入以预防智力障碍的发生。非经典型苯丙酮酸尿症不能通过限制苯丙氨酸摄入的方法来预防严重智力障碍的发生。

二、半乳糖血症

本病为常染色体隐性遗传。半乳糖代谢涉及半乳糖激酶、半乳糖-1-磷酸尿苷转移酶和尿苷二磷酸半乳糖-4-表异构酶,这三种酶均检出有遗传性缺乏。

(一)病因及发病机制

半乳糖血症 I 型为典型半乳糖血症,系由于半乳糖-1-磷酸尿苷转移酶遗传性缺乏所致。由于半乳糖-1-磷酸尿苷转移酶缺乏,致使半乳糖-1-磷酸在脑、肝、肾等处累积,导致损伤而致病。白内障的产生是由于半乳糖累积在晶体内,在醛糖还原酶的作用下转变成半乳糖醇,后者改变晶体渗透压,使水分渗入晶体,致使晶状体变性。

患儿出生后喂乳汁(母乳、牛奶、羊奶等)后几天即出现呕吐、拒食、倦怠、腹泻、失重,1周后可表现出现肝损害症状和黄疸、肝肿大、腹水。1～2 个月内可出现白内障。如不控制乳汁摄入,几个月后患儿出现智力障碍,肝损害更为严重,使凝血酶原缺乏而出血,低蛋白血症使全身水肿,还有生长发育障碍、蛋白尿和氨基酸尿。血和尿中半乳糖含量增高,而血糖低下。最终因肝脏功能衰竭或感染致死。症状较轻者可以存活,而在出生 3 周后即可出现白内障,在 6 个月内可因门脉高压而导致肝脾肿大。少数病人智力正常,但有肝硬化和白内障。婴儿出生后第一周末或第二周出现黄疸,伴有拒食或呕吐和肝脾肿大,应即怀疑患有本症。

（二）早期干预

新生儿期筛查，尿糖阳性者选用纸色谱法鉴定糖，如为半乳糖即可确诊。饮食控制疗法。立即停止喂乳汁和乳制品，用豆类、谷类（大米粥、糕干粉等）、水果、蛋类、肉类等喂养，可酌加维生素、矿物质。饮食疗法开始越早，治疗效果越好。饮食控制至少需要 3 年。年龄较大时，对半乳糖的耐量可逐渐增加，可给予一般饮食，包括少量奶类，可不出现症状。白内障可采取手术治疗。

三、21-三体综合征

又称先天愚型、伸舌样痴呆、唐氏综合征。在引起智力障碍的染色体病中，本病处于首位。是最先得到公认和最常见的严重染色体疾病之一。

（一）病因及发病机制

通常由 21 号染色体的一个多余拷贝，即 21-三体型所致，常被称为先天愚型。它的临床特征包括生长发育迟缓，不同程度的智力低下和包括头面部特征如脸部和枕骨扁平、双眼上斜、内眦赘皮、巨舌和小耳在内的一系列异常体征。另外，唐氏综合征患儿通常肌肉松软或肌张力低下，40% 有明显的先天性心脏病（通常是房室通道缺损），5% 有严重的胃肠畸形，包括十二指肠狭窄。他们有高于正常人 15～20 倍的白血病发病风险，增高的感染易感性，增高的白内障和甲状腺功能低下的发病率以及成熟前衰老的征兆。随着医学治疗的改进和合理态度的改变，唐氏综合征患者的平均生存期已从 1930 年的 9 年上升至今天的差不多 60 年。95% 的唐氏综合征患者的染色体基础都是继发于减数分裂是染色体不分离所致的 21 三体性。通过 DNA 多态性分析，能够在大部分家庭中判定不分离发生在双亲的哪一方以及发生在减数分裂的哪一步。在 95% 的病例中，这条多余的 21 号染色体来自于母亲。人们很早就认识到母亲的年龄与其生育 21-三体患儿的风险率之间有很强的关联，然而这种关联的基础仍属未知。

21 号染色体是最小的染色体之一，含有大约 1.7% 的细胞总 DNA 和大约 1500 个基因。通过对一些仅是 21 号部分三体性患者的研究，人们认为只要 21 号染色体长臂远端 1/3，出现一个多余的拷贝就可以引起唐氏综合征。目前，大量的基因已被定位于 21 号染色体的这一区域，并且在这些基因中有几个在 21-三体性中存在基因剂量效应。

（二）早期发现

20 世纪 70 年代开始，我国对先天愚型进行产前诊断，通常是抽取胎儿的羊水或绒毛做染色体检查，由于技术难度较大，进行孕妇普查比较困难。20 世纪 90 年代，美国开始采用测查孕妇血清甲胎蛋白和绒毛膜促性腺激素的方法来诊断本病。在怀孕 14～20 周是抽取孕妇的静脉血检查甲胎蛋白和绒毛膜促性腺激素两项生化指标，即可推断出本病的高危孕妇（可靠性大约为 85%），筛查出的高危孕妇再做进一步确诊，最终得到妥善处理。如今这种方法已成为美、欧、亚洲许多国家的常规医疗服务项目，我国也已开始采用。

四、脆性 X 染色体综合征

简称脆性 X 征，在引起智力障碍的染色体疾病中，本病发病率仅次于先天愚型。该病在男性中发病率为 1/1000～1/1500，在所有男性智力障碍患者中 10％～20％为该病所引起。

（一）病因及发病机制

脆性位点是一种在染色体特定位置上出现的断裂点，但是它并不完全断裂，而是呈一裂隙的现象，即在此断裂点还可见有一细丝相连或者有不着色的染色体相连接。断裂位点是在一定条件下出现的，如缺乏叶酸的培养剂或加入 5-氟脱氧尿核苷（FUdR）阻碍了脑神经发育所必需的 FMR-1 蛋白的生成。大多数男性患者在儿童时期表现为中度智力障碍，而到了成年期则呈现出中度到重度的缺陷。女性患者有可能将携带的 X 脆性染色体遗传给下一代，但是相对于男性来讲，女性受到此影响的几率较小。

1969 年在一个家族性 X 连锁智力发育障碍家庭中发现了第一例脆性 X 染色体，此后，萨瑟兰（Southerland）证实脆性位点位于 X 染色体长臂 2 区 7 带（Xq27）。如今人们把在 Xq27 处存在脆性位点而导致的疾病称为脆性 X 染色体综合征，由于马丁（Martin）和贝尔（Bell）在 1943 年首报该症家系，因而该症也称为 Martin-Bell 综合征。

（二）临床表现

主要表现为中度到重度的智力低下，其他常见的特征尚有身长和体重超过正常儿，发育快，前额突出，面中部发育不全，下颌大而前突，大耳，高腭弓，唇厚，下唇突出；另一个重要的表现是大睾丸症。一些患者还有多动症，攻击性行为或孤僻症。20％患者有癫痫发作。在男性中，有 16％的患者有极重度的弱智，29％的患者有重度的弱智，46％的患者有中度的弱智，7％的患者有轻度的弱智，其他则处于边缘性或正常的智商状态。而在女性中，具有弱智的患者的比例较低，极重度和重度的弱智为 8％，中度和轻度弱智的为 30％左右，其他大部分的 X 染色体有突变的女性都在边缘状态或正常的智商。除此之外，脆性 X 染色体综合征的患者往往对于由声音为媒介的抽象复杂信息的处理能力较低，而对于物体图像的记忆能力较强。大部分脆性 X 染色体综合征的患者都能说话。但是，他们常常会不断地重复同样的语词和话题，说话较快而含糊不清，因而往往较难为他人所理解。不少时候，他们还会发出一些没有意义的声音。由于许多脆性 X 染色体综合征的患者都有多动的倾向，所以他们在实际的语言交流过程中，往往难以用统一个话题而展开对话讨论，同时在交谈中常常易于冲动和缺乏必要的克制问题。

（三）治疗和预后

勒琼（Lejeune）认为叶酸缺乏是脆性 X 染色体综合征智力低下的原因，用大剂量叶酸治疗患者获得了良好的效果，但其他作者未能证实叶酸的疗效。新近一些作者认为中枢神经兴奋剂疗效较好，但副作用大。其他有用可乐定、心得安者，据称可减轻多动症。

五、呆小病

生长发育时期由于甲状腺功能不足引起的疾病称呆小病，又称克汀病。它的发病率在我国是活产婴四千至五千分之一，个别地方的发病率还要高。呆小病最常见的病因是胎儿时期由于种种的干扰或伤害，甲状腺发育不好，不能产生足够的甲状腺激素，影响了小孩大脑和体格的发育。脑发育有一个时期叫易损期，即妊娠开始到生后 2 年，这段时间大脑的生长速度最快，如果缺乏甲状腺激素，就会造成大脑不可逆转的损害，甚至痴呆。

（一）病因与分类

呆小病从不同的病因来分可分为以下两类：

（1）散发性呆小病。患儿先天性甲状腺发育或甲状腺素合成障碍（酶系统缺陷，与遗传有关）。

（2）地方性呆小病。由于饮食中缺碘造成。

（二）特点

特殊面容，眼距宽，鼻梁宽而平，鼻翼肥大，舌大而宽厚、经常伸出口外。生长发育迟缓，身材矮小四肢短而躯干相对较长，头大，颈短，至年长时身体上部量与下部量仍然保持婴儿期的特点。卤门闭合晚，体态呆笨，出牙迟。青春期生殖系统发育以及第二性征出现较晚。神经发育延迟，智力低下，对周围事物反应迟钝。生理功能低下，体温低，脉搏、呼吸慢，血压低，进食少，基础代谢低下，常便秘。皮肤粗糙，皮下组织细胞间积聚粘蛋白及水分而有黏液性水肿，面呈黄色，头发稀少而干枯。

无论什么病引起的呆小病，治疗主要是终身服用甲状腺片以代替补充甲状腺激素分泌不足。出生后半岁之内及时治疗，智力可不受影响，治疗过晚，可产生智力永久性低下。地方性呆小病的病因虽然是缺碘引起的，但出生后用碘治疗效果不好，甲状腺片只能改善某些症状，故预防是重要而有效的措施。

（三）智力元素——碘

碘缺乏病是由于自然环境中缺乏碘而引起。由于土壤、饮用水、食盐、蔬菜和粮食中的含碘量低，以致机体摄碘量不足，长期处于缺碘状态。据1990年第43届世界卫生大会报告，全球至少有130个国家的16亿人生活在碘缺乏的环境中。2005年中国卫生部完成的碘盐监测结果显示：我国是碘缺乏病严重的国家之一，我国生活在缺碘地区的人口达7亿多人。

世界卫生组织研究表明，碘缺乏是目前已知导致人类智力障碍的主要原因，妇女和儿童是主要的受害者。因此有人称碘是智慧元素。

妇女在怀孕期间，一方面要满足自身的生理需要，另一方面又要供给胎儿生长，因而对碘的需要量猛增，如果孕妇得不到充足的碘供应，除了对自身的影响外，更重要的是累及胎儿的健康发育。对胎儿的损害程度视缺碘的多少而定。轻度缺碘时，可使胎儿神经系统和骨骼发育受到阻碍，生后的先天不足又不能及时补充足够的碘，往往造成终生缺陷，主要表现为身体矮小、智力障碍，称呆小病（克汀病）。由于对骨骼发育的影响以长骨最为明显，因而患儿身材矮小的特点是四肢短而躯干相对较长。中度缺碘时，胎儿发育严重受阻，可以出现死胎、流产和早产。在1岁以前，给呆小病患者及时补充甲状腺激素，脑机能可能恢复正常；若1岁以后，即使大量补充甲状腺激素，也不能使其机能恢复正常。

碘缺乏导致学龄儿童智力下降、学习困难十分明显。有人对缺碘地区的儿童进行测验，结果表明：亚克汀病儿童综合反应能力以及灵敏度较低，学习成绩较差，有的甚至极差，上课时注意力不集中，记忆力差，对知识的吸收率和理解力低，反复留级。

碘缺乏造成的损害是广泛且严重的，而预防起来是简单、易行、有效的。常用的方法有：

（1）加碘食盐。加碘食盐是最普遍使用的补充碘不足的方法。我国碘盐含碘浓度应不低于30 mg/kg（盐场加碘浓度），到居民住户的碘盐浓度不低于20 mg/kg。碘元素怕热，易挥发,做菜时宜后加盐或拌凉菜食用。保存时应存放在密闭避光干燥凉爽之处,不能用碘盐爆锅,以保证碘的有效含量。

（2）高碘食物。高碘食物主要是海产品。其中紫菜含碘最多,海带次之,鱼、虾、蟹等均较其他动植物食品含碘量多。

（3）碘化食物。在牛奶、面包等食品中加碘,通过每日饮食摄取碘。碘化食物在国外有些地区推行多年。我国有些城市也开始在食物中加碘。

（4）碘油制剂。碘油制剂可分为两种:一种是肌肉注射,注射一次有效碘在体内可维持2年。另一种是口服碘油,每次有效期为 $1\sim1.5$ 年。在食盐加碘不易展开以及高碘食物不丰富的地区,要注意辅佐以碘油制剂,尤其对育龄妇女和婴幼儿要加以重视。

在西藏等少数民族地区,还采取在茶中加碘的方法。

联合国儿童基金会前任主席詹姆斯(James)先生曾有一"警世名言":"地方性克汀病是如此容易预防,因此今后如再有一个新的地方性克汀病发生都是一种犯罪。"每一个公民都要了解缺碘对人体,尤其是对后代的严重危害;每一位家长都应保证孩子坚持使用碘盐;每一对将为人父母的年轻夫妇,应保证自己每天的碘摄入量不少于 $100\sim200\,\mu g$ 。

六、胎儿酒精中毒综合征(FAS)

FAS 是导致智力障碍的重要因素之一,它的出现率甚至比唐氏综合征及脑瘫还要高。

（一）病因及诊断

母亲在怀孕期间嗜酒过度对胎儿产生毒性作用,从而造成胎儿身体的缺陷以及发育迟滞。该综合征的诊断标准为:儿童具有两处或两处以上的颅面部缺陷,并且身高及体重的发育水平要落后于 90% 的儿童。严重的胎儿酒精中毒综合征表现出眼睑短小、人中平、嘴唇薄、下颚去平、眼小畸形、产前产后发育不良、小头、发育迟缓。

胎儿酒精中毒综合征只能在如下情况中确诊:母亲有酗酒史;发展或行为异常的儿童同时表现出发育不良或明显的面部畸形特征。其发病率最高为 $1.9:1000$ 。轻度胎儿酒精效应的影响尚未可知。酒精的致畸效应导致了 8% 的轻度智力落后。

（二）特点

除了认知缺陷以外,一些孩子还会出现睡眠不安稳、运动系统功能失调、应激性过度、具有攻击性以及一系列行为问题。尽管 FAS 在妇女怀孕的前 3 个月对胎儿的影响最大,但是怀孕的妇女应该在孕期的任何时候都避免饮酒。

七、其他染色体病

在染色体病中还有 13-三体综合征[47,XY(XX)+13];18-三体综合征[47,XY(XX)+18];猫叫综合征(又称 5 部分单体综合征,简称 5q-综合征,即第 5 号染色体短臂部分缺失)都可引起严重的智力障碍。

各类染色体病的共同临床特点是:特征性外貌与体征,智力低下并伴多发性畸形。

知识小卡片

多重残疾

多重残疾,早期又称综合残疾,指兼有两种以上残疾的儿童。"综合残疾"一词始用于1987年第一次全国残疾人抽样调查,并根据残疾的不同类型的组合,分为二重残疾、三重残疾、四重残疾、五重残疾。

1. 二重残疾

二重残疾指个体身体或心理上,同时出现两种残疾的状况。1987年,我国残疾人抽样调查的类型有:视力残疾兼听力语言残疾;视力残疾兼智力残疾;视力残疾兼肢体残疾;视力残疾兼精神残疾;听力残疾兼智力残疾;听力语言残疾兼智力残疾;听力语言残疾兼肢体残疾;听力语言残疾兼精神残疾;智力残疾兼肢体残疾;智力残疾兼精神残疾;肢体残疾兼精神残疾。在0～14岁综合残疾儿童中,二重残疾儿童占81.21%,其中94.18%兼有智力残疾。

2. 三重残疾

三重残疾指个体身体或心理上,同时出现三种残疾的状况。1987年,我国第一次残疾人抽样调查的类型有:视力、听力语言、智力障碍;视力、听力语言、肢体残疾;视力、听力语言、精神残疾;听力语言、智力、肢体残疾;智力、肢体、视力残疾;听力语言、肢体、精神残疾;肢体、精神、视力残疾;视力、智力、精神残疾;肢体、智力、精神残疾;智力、听力、精神残疾。在0～14岁综合残疾儿童中,三重残疾儿童占16.8%,其中99%兼有智力残疾。

3. 四重残疾

四重残疾指个体身体或心理上,同时出现四种残疾的状况。1987年,我国残疾人抽样调查的类型有:视力、听力语言、智力、肢体残疾;听力语言、视力、肢体、精神残疾;视力、智力、肢体、精神残疾;视力、听力语言、智力、精神残疾;听力语言、智力、肢体、精神残疾。在0～14岁综合残疾儿童中,四重残疾儿童占1.74%,全部兼有智力残疾。

4. 五重残疾

五重残疾指个体身体或心理上,同时出现五种残疾的状况。1987年,我国残疾人抽样调查的类型有:视力残疾、听力语言残疾、精神残疾、肢体残疾、智力障碍者,这种情况及其少见,约占我国综合残疾总数的0.11%。

2006年第二次全国残疾人抽样调查在残疾分类中对多重残疾重新做了定义并确定了分级原则:"存在两种或两种以上残疾为多重残疾。多重残疾应指出其残疾的类别。多重残疾分级按所属残疾中最重类别残疾分级标准进行分级。"

◎ 第3节 智力障碍的诊断与评估

要确定一个儿童是不是智力障碍儿童,是哪一类智力障碍,有什么特殊教育需要,需要提供什么样的特殊服务等是一件既严肃又复杂、细致的工作。对智力障碍儿童的诊断与评估是为其后续的支持工作提供切实有效的依据。

一、智力障碍儿童的诊断与鉴别标准

对智力障碍儿童的诊断鉴别,目前国内一般采取以下3条标准:

(1) 智力功能显著低下,在个别施测的标准化智力测验中,其智商(IQ)在70分以下。

(2) 有适应性行为方面的缺损或障碍,即在下列十项技能中至少有两项存在缺损或障碍:沟通、生活自理、居家生活、社会技能、使用社区、自我管理、功能性学科技能、工作、休闲活动、健康与安全。

(3) 在18岁以前发病。

二、儿童智力障碍的评估

为了将智力障碍儿童从正常的儿童中区分出来,并确定其智力障碍的状况、程度,分析造成残疾的可能原因,制订补偿方案,必须对智力障碍儿童作一个多方位、全面的评估。

(一) 评估流程

对智力障碍儿童的评估完整的流程包括转介、筛选、临床评估、专业团队的评估和决策。

1. 转介

由家长或教师转介个案到专门的诊断机构。根据教师、家长或其他有关人员的观察和学业考核的结果,将怀疑为有缺陷的儿童送往专门的诊断机构,请求进一步的鉴定和诊断。一般而言,中度以上智力障碍儿童在学龄前由家长或医生就可以很容易发现,而轻度智力障碍儿童则往往要到入学后,由于学业成绩显著落后,才能由教师发现。因为这类儿童仅仅从他们的外表和行为表现上很难判断。

2. 筛选

由专科医生或专门的诊断人员进行。筛选是在各领域对个案的状况作出初步判断的一种快速、经济的方法。在筛选阶段不能正式确认智力障碍,筛选的结论只能是这一个案不是智力障碍或者可能是智力障碍,在正式判断前还须作进一步的评估。

这一阶段的工作包括以下3个方面:

(1) 检查被筛选出的学生的出生史、成长发育史、病史、各科成绩和有关文字记录。

(2) 和有关教师、家长、看护者等进行谈话。了解儿童各方面的实际表现。

(3) 有目的、有计划地观察儿童的日常行为表现,看看他的适应性行为水平。如果通过实地观察和一般性测试,发现被筛选出的儿童不存在智力障碍症状,那么评估过程到此结束;如果智力障碍症状被肯定,则进入下一个步骤。

3. 临床评估

专科医师将疑似个案进一步转介到智力障碍门诊(或联合门诊),由专业人员对儿童进行诊断性测验。这种评估应包括神经检查、言语语言评估、听力检查、智力测验、社会适应能力检查等,这是临床评估的一个重要方面。通过综合评定,以确定该个案是否存在智力障碍,若是,应确定智力障碍的性质、程度及造成智力障碍的原因等。

4. 专业团队评估

专业团队由心理专家、语言治疗师、社工师、职能治疗师、物理治疗师、特殊教育老师等组成。对诊断出的智力障碍儿童身心各方面发展的实际状况进行各种诊断性测验,包括各种智力测验和适应性行为测验等,以便提供一个合适而有效的个别化教学方案。

5. 决策

由教师、学校领导、家长、心理学工作者、社会工作者和其他有关人员参加的决策会议,确认评估的合法性、公正性,解释和分析评估的结果,评估儿童的特殊需要,作出教育安置决定,并制订出具体的教育和训练方案。

智力障碍儿童的评估工作是一项非常严肃和复杂的工作,不但要求诊断人员有熟练的专业技能,而且要求有科学的态度和高度的责任心。因为不适当或不正确的评估,不仅无益于智力障碍儿童的教育与训练,而且会贻害无穷。所以,评估工作必须严格按程序进行。

(二)评估项目

在整个评估流程中,需要对智障儿童进行较全面的分析,因此评估项目和内容的确定尤为重要。目前常用于评估的项目和内容如表 7-3 所示。

表 7-3　智力障碍儿童评估项目与内容[①]

评估项目	评估内容
1. 生理评估	(1) 儿童从其母亲妊娠到现在的身体的、智力的发展史、病史及治疗过程等。 (2) 身体外表是否异常、有无异常行为、目前的身体状况等。 (3) 视力、听力、神经系统的检查及内分泌机能检查等
2. 智力评估	(1) 丹佛智力发育量表(DDST)。 (2) 儿童智力筛查量表。 (3) 绘人测验。 (4) 学前儿童 50 项智能筛查测验。 (5) 中国比内智力测验(BS)。 (6) 盖塞尔发育量表。 (7) 皮博迪图片词汇测验(PPVT)。 (8) 托尼非语文智力测验(TONI-2)。 (9) 瑞文标准推理测验。 (10) 韦氏儿童智力测验(WISC-R)
3. 社会适应能力评估	(1) AAMD 适应行为量表。 (2) 文兰社会成熟量表(VSMS)。 (3) PEP 发展量表。 (4) 儿童适应行为量表。 (5) 社会适应能力评定量表。 (6) 婴儿—初中学生社会生活能力量表。 (7) 社会行为评估系统。 (8) 独立行为量表

---

① 王辉.特殊儿童教育诊断与评估[M].南京:南京大学出版社,2007:32-33.

续表

评估项目	评估内容
4. 教育评估	(1) 在幼儿园和学校各方面的表现。 (2) 与同学的交往情况。 (3) 各科学业成绩、学习兴趣、类型和习惯。 (4) 教师的教学态度和教学方法。 (5) 教材的难度
5. 家长访谈及行为观察	(1) 了解家庭的基本情况,如家长的职业、家长的文化程度、家庭经济状况、家庭是否和睦、家长对孩子的骄阳态度、教养方式、对孩子的教育投入了多少时间和精力、父系和睦系三代中有无神经和精神疾病以及智力低下者等等。 (2) 收集儿童的基本数据,了解儿童的出生和生长发育史,如疾病史、诊疗史、教育史、曾做过的测验等。 (3) 了解家长提出一些建议,如是否安排个别智力测验或发展测验、是否安排专业训练或支持协助等

第4节　智力障碍研究现状及展望

当今智力障碍领域所面临的问题主要是围绕以下两个方面展开的:一是有关智力障碍不断变化发展的定义;一是提高智力障碍群体被社会接纳的程度。

一、我国智力障碍定义的演变

1987 年我国首次残疾人抽样调查结果颁布对智力障碍的定义为:智力障碍,是指人的智力明显低于一般人的水平,并显示出适应行为的障碍。智力障碍包括:在智力发育期(18 岁之前),由于各种有害因素导致的精神发育不全或智力迟缓;智力发育成熟以后,由于各种有害因素导致的智力损害或老年期的智力明显衰退。

这一标准采用了当时 WHO 公布的关于智力障碍的统一概念,而这一概念来自美国智力障碍协会(AAMR) 1983 年提出的智力障碍定义。该定义包括以下基本含义:首先,这一概念包括了"智力"和"社会适应"两个要点。1983 年的概念明确指出,智力障碍者具有显著的智力障碍(智力商数 IQ 低于 70 或 75 分,即低于平均智力水平两个标准差),同时在日常社会生活中表现出明显的适应障碍。第二,将智力商数与适应行为障碍程度作为分类的标准。每当智力商数降低一个标准差,同时适应障碍也降低一个等级(如减少一个标准分),从而将智力障碍分为轻度、中度、重度和极重度四个等级。第三,在病源学上,1983 年系统将智力障碍分为临床类和非临床类型,前者牵涉到中枢神经系统的病理原因;后者则缺乏生理病症或临床实验证据,其智力上的轻度障碍大多归因于社会经济条件的不利。以上关于智力障碍的概念与标准在我国特殊教育和残疾人康复实践中产生了广泛的影响,也是我国制定相关智力障碍相关政策和法律条文的专业依据。

2006 年我国第二次残疾人抽样调查结果颁布对智力障碍的定义为:智力障碍,是指智力显著低于一般人水平,并伴有适应行为的障碍。此类残疾是由于神经系统结构、功能障碍,使个体活动和参与受到限制,需要环境提供全面、广泛、有限和间歇的支持。智力障碍包括:在智力发育期间(18 岁之前),由于各种有害因素导致的精神发育不全或智力迟滞;或者智力发育成熟以后,由于各种有害因素导致智力损害或老年期的智力明显衰退。

我国关于智力障碍定义的变化受过去的 20 年中美国智力障碍协会关于智力障碍的概念发生的两次重要变化的影响:智力障碍 1992 年系统及 2002 年新系统。1992 系统的理论模式认为,一个人的功能状况取决于一个人的能力与环境之间的互动的结果。一个能力方面比较弱的人,可以通过改变环境和提供辅具等,实现与常人一样的功能。并且一个人的功能还可以通过得到支持而实现。1992 年定义的另一重要变化就是用支持程度替代原来根据残疾程度的分类。间歇的支持:视需要而定的短暂支持;有限的支持:在某些方面经常性的短期支持;广泛的支持:在某种环境中经常持续的支持;全面的支持:在多种环境中都需要提供的持续性支持(甚至终生需要)。一个智力障碍者需要支持程度并不等同于他的残疾程度。"功能"和"支持"成为 1992 年系统的核心概念之一。2001 年美国智力障碍协会的技术核心组对 1992 年系统做了新的修订和调整。新的定义于 2002 年 5 月发布。根据有关文献,新的智力障碍定义保留了 1992 年系统的以下方面:继续使用"智力障碍"这一术语;1992 系统的功能性取向、强调支持;智力障碍的诊断标准保留了智力测验、适应行为和发病年龄三个方面;保留了按支持强度建立分类系统的方式。在 1992 年系统与 2002 年系统均采用了支持的概念,从而使其成为这两个定义的核心理论。

二、提高智力障碍群体被社会接纳的程度

从 20 世纪 70 年代早期开始,正常化的原则就介入到了智力障碍的相关领域。作为相关概念的基础,正常化也为智力障碍者生活水平的提高提供了衡量标准。正常化所表述的理念是:无论一个智力障碍的人具有什么程度、什么类型的残疾,我们都应该尽可能地从物质环境及人文环境两个方面接纳他,使他能够最大限度地融入社会的日常生活中来。正常化的原则走到今天,确实已经帮助很多智力障碍个体参与到了普通的学校、社区以及工作环境当中,但是这种物理空间层面上的参与并没有能使他们获得公众的认可以及真正的平等参与。社会角色激发提出既是正常化原则的补充同时也是其发展的结果:正常化原则最显著的终极目标,必定是帮助那些受到社会贬低的人们创造、支持并且保护他们理应受到尊重的社会角色。

想要在目前的特殊教育领域中寻找正常化以及社会角色激发等概念的痕迹,最明显的大概就是针对智力障碍个体的自主决策能力进行培养的教育潮流了。自主决策不但是个体生活中最主要的行为动机,也是在脱离过度影响及干预的情况下为提高自身的生活质量而做出选择和决定的能力。帮助智力障碍者找到自己的目标,并提供适当的支持与指导从而使他们有能力追寻自己的目标。如果我们的教育者和大众都开始越来越多地支持智力障碍者的社会角色激发,并更有力地支持他们进行自主决策,那么,这些智力障碍者必定会在不久的将来享受到来自学校、社区以及雇用单位的真正意义上的接纳和福利。

案例:自主决策与社会角色激发

2000 年瓦格纳(Wagner)在为美国智力落后协会做主席陈词时为自主决策与社会角色激发之间存在的关系提供了实例:要提高智力落后的社会角色认同,我们究竟该如何开始实现这样的梦? 不管怎样,现实生活中确实已经有一些人实现了这样的梦。他们所获得的

受人尊重的社会角色实在值得我们庆贺。现在就让我来说说我的英雄们吧……其中有一个孩子叫做克莉丝蒂娜（Christina）。她有着许多伟大的梦想。而克莉丝蒂娜之所以与别人不同，是因为她的那些梦想确实很棒。大约在6年以前，她进入了一所规模较大的普通高中随班就读。那所高中是在路易斯安那州中部。她刚刚到那儿就决定要使自己成为一名拉拉队队长，并成功当上了拉拉队队长。然后又过了几年，当她已经是一个高三学生的时候，她又做了一个决定，她要成为毕业舞会上的皇后。尽管患有唐氏综合征，但她并没有觉得这会是什么障碍。她就是要去当毕业舞会的皇后，接下来呢，你们瞧，她真的去争取了，也真的成功了。克莉丝蒂娜就是我所说的有着大梦想的英雄。她并没有因为障碍的存在而放弃寻找梦想的方向。我想这样的事实也证明，那所高中同样也没有让缺陷成为她发展道路上的障碍。

 知识小卡片

生物反馈技术简介

　　生物反馈是采用电子仪器准确测定神经——肌肉和自主神经系统正常和异常的生理电信号，这些生理电信号能反映人体的生理和心理状况，生物反馈设备把这些生理电信号选择性地放大成听觉或视觉信号，然后反馈给病人。达到治疗和预防特定疾病的目的。生物反馈可以反馈给人的信息包括肌肉的紧张程度、皮肤的表面温度、脑电波活动、皮肤的导电量、血压、心率等。

　　生物反馈技术最早是根据巴甫洛夫（Pavlov）的经典条件反射理论而发展起来的。经斯金那（Skinner）箱实验及米勒（Miller）箭毒鼠等实验研究发现由中枢神经系统调节的经典条件反射的建立，不仅仅是对随意肌有效，对自主神经系统所控制的内脏功能，如血管、气管肠道平滑肌紧张度、呼吸、脉搏的节律以致脑电形态和节律同样有效。生物反馈仪器能把我们一般认为不能感知的内脏器官的活动放大成听觉、视觉信号，让我们更直观的察觉我们的内脏器官的机能状态和矫正过程的变化情况。在治疗的过程中我们对好的信号给予强化，对不好的信号给予抑制，从本质上说生物反馈技术是强化学习的过程。

　　生物反馈可以提取的生理信号：脑电（EEG-Z）、肌电（EMG）、皮电（SC）、皮温（TEMP）、心电（EKG）、呼吸（RESP）、血容量搏动（BVP）。

脑电工作原理

　　EEG传感器能够采集和放大由脑细胞产生的微弱电信号，与肌纤维类似，不同位置的神经元细胞产生不同节律的波形。通常所有的EEG波形在1~40Hz。EEG传感器采集到原始的脑电信号，并转化为数字信号以便进行分析。单位是 μV。

肌电工作原理

　　EMG通过检测和放大肌纤维产生的微小电信号来评估肌肉的活动，肌纤维收缩的数量与完成运动所需要的力量有关，正因为这样，电极所采集到的信号幅度大小能够反映收缩力量的大小。显示出来的反馈信号能使患者亲身体验到什么情况下肌电升高了，什么情况下肌电降低了，经过反复的体验训练即能掌握调节肌肉紧张程度的方法，其测量的单位是 μV。肌电反馈常用与松弛肌肉和加强肌肉收缩能力的训练，通过松弛来减除紧张、焦虑，通过加强肌肉收缩的训练来恢复瘫痪肌肉的功能达到康复的目的。

皮电工作原理

皮电反馈仪是通过皮肤电传导来测量皮肤的传导能力,通常在一个手的两个手指之间,通过两个电极加一个微小的电压,以便评估这个导电回路中的电阻变化。情绪紧张、恐惧或焦虑情况下汗腺分泌增加,皮肤表面汗液增多,引起导电性增加而致皮电升高;情绪平静时汗腺分泌减少,皮肤导电性降低,引起皮电降低。因此,皮电的高低能反映情绪的变化情况。主要用于缓解紧张情绪,治疗与焦虑有关的多种精神上的障碍。

皮温工作原理

皮温反馈仪是测量并记录局部皮肤温度变化的装置,以皮肤温度作为反馈信号输入到反馈仪中并转换成视、听反馈信号,根据反馈信号训练患者学会调控皮肤温度。一般测量手指的温度。其原理是当交感神经兴奋时,皮下血管的平滑肌收缩,局部血流量减少,皮肤温度即下降;相反,当交感神经兴奋性降低时,皮下血管平滑肌松弛,局部血流量增加,皮温升高。因此皮温的高低能反映出情绪的变化,皮温反馈主要用于治疗与皮温有关的疾病,如偏头痛、焦虑等。

心电工作原理

EKG 信号类似于 EMG,传感器采集和放大由心肌收缩产生的微小电信号。心电测量的单位是 μV,通常临床是常用的测量指标是:心率(HR)和心跳间期(IBI),心率的测量单位是 c/s,IBI 的测量单位是毫秒(ms)。常用作放松治疗。

血容量搏动工作原理

BVP 传感器发出的红光照射到皮肤表面,可以计算反射红光的大小。反射红光的大小将会随着皮肤血流的变化而变化。每一次心跳,皮肤的血流增加。血流反射红光而吸收其他颜色的光线,就会有更多的红光被反射,在两次心脏搏动的间期,血流减少,更多的红光被吸收。这个指标提示血管的舒缩反应和交感神经的兴奋。

BVP 信号是一个相对的指标,它没有标准单位。从 BVP 信号软件可以计算心率和搏动间期(IBI),BVP 的波幅变化也可以用于评估。

BVP 传感器可以使用指环或胶带固定在手指的皮肤上,常在放松治疗的时候使用。

呼吸工作原量

呼吸传感器对拉伸很敏感,当带子绑在受试者的胸部时,随着胸部的扩展和收缩,信号通过传感器传到主机显示在屏幕上。一般成人带子绑在腹部,妇女、儿童绑在胸部。

呼吸信号是测量胸部的扩张和收缩,能够计算呼吸的频率和呼吸的幅度。主要用于放松训练。

生物反馈的已有方案

儿童注意力缺陷及多动症、抽动症、儿童情绪障碍、学习困难。

本章小结

　　智力障碍是指智力显著低于一般人水平,并伴有适应行为的障碍。此类残疾是由于神经系统结构、功能障碍,使个体活动和参与受到限制,需要环境提供全面、广泛、有限和间歇的支持。智力障碍包括:在智力发育期间(18 岁之前),由于各种有害因素导致的精神发育不全或智力迟滞;或者智力发育成熟以后,由于各种有害因素导致有智力损害或智力明显衰退。对智力落后出现率的估计和调查能够给教育行政部门、民政部门的宏观决策提供科学的依据。影响智力发育的因素可分为生物医学因素和社会环境因素。依靠全社会的力量建立智力障碍的预防体系才能达到预防智力障碍的目的,这是一项复杂的综合性社会工程。

　　大约有 2/3 的重度和极重度的智力障碍者被认为是由某些特定的生物医学因素导致的。但是,医学上没有一项病因代表的就是智力障碍。许多症状、疾病以及综合征等确实都与智力障碍存在着普遍的联系;但是它们有可能导致智力障碍功能的缺陷以及适应性能力的缺陷从而造成智力障碍,也完全有可能不造成任何智力障碍的现象。任何危险因素,只有在导致智力功能以及适应性能力的障碍并且达到诊断智力障碍标准时,才算是其导致了智力障碍。多重残疾通常伴有智力障碍。

　　为了将智力障碍儿童从正常的儿童中区分出来,并确定其智力障碍的状况、程度,分析造成残疾的可能原因,制订补偿方案,必须对智力障碍儿童做一个多方位、全面的评估。

　　当今智力障碍领域所面临的问题主要是围绕以下两个方面展开的:一是有关智力障碍不断变化发展的定义;二是提高智力障碍群体被社会接纳的程度。随着各种新技术的引入,对智力障碍的研究将更加适应这类人群的特殊需要。

 思考与练习

　　1. 了解各国关于智力障碍的定义及演变。

　　2. 怎样解释"经济越发达,智力障碍发生率会越高"这一现象。概述影响智力发育的因素。

　　3. 试述智力障碍的早期发现及其意义。

　　4. 试述对"智力元素"的认识。

　　5. 试述智力障碍儿童评估项目与内容。

第8章 精神、神经性障碍的医学基础

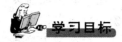 **学习目标**

1. 熟悉神经元活动的物质基础。
2. 掌握神经递质的分类。
3. 掌握儿童常见的精神、神经性疾病的诊断标准和治疗。

近几十年来,随着人类的社会变革,生活条件的改善,受教育程度的提高,生活方式的改变,孕育方式和养育模式也悄然发生变化;心理学的蓬勃发展,研究手段的日新月异,对疾病干预治疗模式及内容等都发生了诸多变化,这些变化对人类自身的影响也在逐渐显现。对我国来说,特别是近 30 年来,极为显著。与此同时,儿童精神障碍发病率显著提高,据 WHO 估计,2020 年以前,全球儿童精神障碍会增长 50%,成为最主要的 5 种致病、致死和致残的原因之一。因此 WHO 提出"儿童和青少年精神卫生是全民健康的一个重要组成部分",需引起我们足够重视。目前,对于儿童精神障碍的研究涉及多个领域,取得成果各不相同,主要集中在病因学和临床治疗两个方面。

神经系统是人体最重要的构成部分,也是精神活动的物质基础;神经元是神经系统的结构和功能单位;神经递质是神经元活动的物质基础。目前人们对神经系统的结构、生化等有了更多的认识,并在一些精神、神经系统疾病的发病机制等方面取得了一定的研究进展。结合本学科特点、丛书的使用范围等因素,本章着重阐述以下内容:神经元活动的物质基础——神经递质的概念及分类,儿童期常见的精神性疾病、神经性疾病等。

第1节 神经递质与发展障碍概述

神经递质是神经系统活动的物质基础之一,也是精神活动的物质基础,具有传递信息的重要作用。神经递质由神经元末梢分泌并储存,其中一部分游离在神经元之外,传递信息。因此,有必要首先认识神经元。

一、神经系统的结构和功能单位

神经元是高等动物神经系统的结构单位和功能单位。如图 8-1 所示,神经元形态与功能多种多样,但结构上大致都可分成胞体和突起两部分。胞体包括细胞膜、细胞质和细胞核。突起又分树突和轴突两种。轴突只有一根,往往很长,直径均匀,开始一段称为始段,离开细胞体若干距离后始获得髓鞘,成为神经纤维。习惯上把神经纤维分为有髓纤维与无髓纤维两种,实际上所谓无髓纤维也有一薄层髓鞘,并非完全无髓鞘。

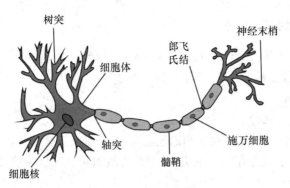

图 8-1　神经元结构

胞体的大小差异很大,小的直径仅 $5\sim6\ \mu m$,大的可达 $100\ \mu m$ 以上。突起的形态、数量和长短也很不相同。树突多呈树状分支,它可接受刺激并将冲动传向胞体;轴突呈细索状,末端常有分支,称轴突终末,轴突将冲动从胞体传向终末。通常一个神经元有一个至多个树突,但轴突只有一条。神经元的胞体越大,其轴突越长。神经元之间相互作用的方式有两种:一是突触传递,另一是缝隙连接。

二、神经递质的定义与分类

神经系统通过化学物质作为媒介进行信息传递,这类化学物质就是神经递质,主要是在神经元中合成,并存在突触前囊泡内,传递信息时释放,作用于下一级神经元的突触后膜,产生生理效应。

(一)神经递质的定义

神经递质是指在化学突触信息传递中担当信使的特定化学物质,简称递质。一般认为,一个化学物质被确认为神经递质,应符合以下条件:① 在突触前神经元内具有递质的前体物质和合成酶系,能够合成这一递质。② 递质贮存于突触小泡以防止被胞浆内酶系所破坏,当兴奋冲动抵达神经末梢时,小泡内递质能释放入突触间隙。③ 递质通过突触间隙作用于突触后膜的特殊受体,发挥其生理作用,用电生理微电泳方法将递质离子施加到神经元或效应细胞旁,以模拟递质释放过程能引致相同的生理效应。④ 存在使这一递质失活的酶或其他环节(摄取回收),或成为灭活机制。⑤ 用递质拟似剂或受体阻断剂能加强或阻断这一递质的突触传递作用。因此,严格地讲,目前我们所称的神经递质多数是满足其中主要的大部分要求。

(二)神经递质的分类

神经递质最早分为中枢神经递质和外周神经递质,随着神经生物学的不断发展,陆续在神经系统中发现了大量神经活性物质,如神经肽等。而且,目前对神经肽的研究进展成绩斐然,正式报道的神经肽多达几百种,但是其分类的方式和命名等不能统一。经典中枢神经递质主要有:(1)胆碱类:乙酰胆碱(Ach)。(2)单胺类:① 儿茶酚胺:如多巴胺(DA)、去甲肾上腺素(NE)、肾上腺素(E);② 吲哚胺:5-羟色胺(5-HT)。(3)氨基酸:谷氨酸、门冬氨酸、甘氨酸、g-氨基丁酸。(4)其他:前列腺素。

三、递质的合成、释放和失活

作为信使的神经递质，从开始到信息传递完成，历经合成、释放和失活三个阶段。但由于神经递质种类较多，原料来源不一，也各有差异。

（一）递质的合成

递质的合成有以下几种：

（1）乙酰胆碱的合成。是由胆碱和乙酰辅酶 A 在胆碱乙酰移位酶（胆碱乙酰化酶）的催化作用下合成的。由于该酶存在于胞浆中，因此乙酰胆碱在胞浆中合成，合成后由小泡摄取并贮存起来。

（2）去甲肾上腺素的合成。以酪氨酸为原料，首先在酪氨酸羟化酶的催化作用下合成多巴，再在多巴脱羧酶（氨基酸脱羧酶）作用下合成多巴胺（儿茶酚乙胺），这两步是在胞浆中进行的；然后多巴胺被摄取入小泡，在小泡中由多巴胺 β 羟化酶催化进一步合成去甲肾上腺素，并贮存于小泡内。

（3）多巴胺的合成。多巴胺的合成与去甲肾上腺素合成的前两步是完全一样的，只是在多巴胺进入小泡后不再合成去甲肾上腺素而已。

（4）5-羟色胺的合成。以色氨酸为原料，首先在色氨酸羟化酶作用下合成 5-羟色氨酸，再在 5-羟色胺酸脱羧酶（氨基酸脱羧酶）作用下将 5-羟色氨酸合成 5-羟色胺，这两步是在胞浆中进行的；然后 5-羟色胺被摄取入小泡，并贮存于小泡内。

（5）γ-氨基丁酸的合成。谷氨酸在谷氨酸脱羧催化作用下合成的。

（二）神经递质释放的主要特点

由 Ca^{2+} 内流触发突触囊泡与突触前膜融合，进而释放神经递质。当神经冲动抵达末梢时，末梢产生动作电位和离子转移，Ca^{2+} 由膜外进入膜内，使一定数量的小泡与突触前膜紧贴融合起来。然后小泡与突触前膜黏合处出现破裂口，小泡内递质和其他内容物就释放到突触间隙内。突触前膜释放递质的过程，称为出胞或胞裂外排。在这一过程中，Ca^{2+} 的转移很重要。如果减少细胞外 Ca^{2+} 浓度，则递质释放就受到抑制；而增加细胞外 Ca^{2+} 的浓度则递质释放增加。这说明，Ca^{2+} 由膜外进入膜内的数量多少，直接关系到递质的释放量；Ca^{2+} 是小泡膜与突触前膜紧贴融合的必要因素。一般认为，Ca^{2+} 可能有两方面的作用：① 降低轴浆的黏度，有利于小泡的移动。② 消除突触前膜内的负电位，便于小泡与突触前膜接触而发生融合。小泡破裂把递质和其他内容物释放到突触间隙时，其外壳仍可留在突触前膜内（也可与突触前膜融合，成为突触前膜的组成部分），以后仍旧可以重新恢复原样，继续合成并贮存递质。

（三）神经递质失活的方式

进入突触间隙的神经递质作用于突触后膜发挥生理作用后，就被酶水解而破坏，从而失去作用，这一过程称为失活。递质的失活通常以酶降解、自突触间隙转运至神经元或胶质细胞（重吸收）和被动扩散 3 种方式进行。其中，重吸收约占总量的 3/4，是神经递质失活的主要方式，这一失活方式的优点较为突出：灵活、经济（再利用）。氨基酸递质在发挥作用后，能被神经元和神经胶质再摄取而失活。肽类递质的失活是依靠酶促降解，例如通过氨基肽酶、羧基肽酶和一些内肽酶的降解而失活。

四、递质共存

原认为一个神经元只合成一种递质,但近年来发现一个神经元内可合成两种以上的经典递质或两种以上的神经肽,一个神经元也可合成经典递质和神经肽,人们把这种现象叫递质共存。共存递质的释放主要是神经元末梢内存在有两种大小不同的囊泡,经典递质储存在大、小两种囊泡里,而递质共存是共同储存在大囊泡里。低频率信息可使小囊泡释放,高频率信息则使大囊泡释放。这样经典递质和神经肽共同释放,共同传递信息,可起相互协同作用或拮抗作用,有效地调节细胞或器官的生理功能,还可通过突触前互相调节来改变递质的释放量,有利于加强或减弱作用强度。

🌀 第 2 节　神经、精神障碍的常用检查方法

神经精神疾病检查方法较多,并涉及其他系统疾病检查的原理部分,相对较为复杂。本文仅从与儿童神经精神系统相关的角度阐述常用检查方法。

一、神经系统常用检查方法

神经系统检查是临床神经内科医生最常用最重要的基本技能之一,检查所获得的体征是诊断的重要依据。主要包括以下几个方面。

(一)一般检查

是针对患者一般状况进行检查评估,如意识、精神状态、头颈部、躯干四肢。

1. 意识状态　评价患者意识是否清醒及意识障碍的程度。通常分为以下 5 级:

(1)嗜睡。是意识障碍的早期表现,表现出精神萎靡,动作减少,持续或较长时间处于睡眠状态,能被唤醒,正确回答问题,配合检查,但在刺激停止后,很快进入睡眠状态。

(2)昏睡。有意识障碍的运动和言语抑制,清醒水平较嗜睡低,在高声叫喊或强烈刺激的情况下方能唤醒,但醒后表情茫然,回答问题简单含混,在刺激停止后立即进入睡眠。

(3)浅昏迷。意识活动与精神活动丧失,但对强刺激(如按压眶上神经)可有反应,不能被唤醒;瞳孔对光反射正常,深、浅反射存在,可有较少无意识自发动作,生命体征无明显改变。抑制水平达到皮层。

(4)中昏迷。患者对疼痛感觉完全消失,四肢处于瘫痪状态,腱反射减弱,病理反射呈阳性,呼吸及循环功能基本稳定,但光反射、吞咽反射减弱。抑制水平达皮层下。

(5)深昏迷。患者眼球固定,瞳孔散大,光反射等生理反射均消失,病理反射也消失,呼吸、循环和体温调节等功能出现障碍。抑制水平达脑干。

2. 精神状态　检查认知、情感、意志行为能方面是否异常,并根据患者理解力、计算力等检查判断是否有智能障碍。

3. 头颈部　通过视触扣听一般检查手段,检查头颈部是否有畸形、色素沉着、肿块、疤痕、活动是否受限等,局部有无压痛、隆起、凹陷等,是否闻及血管杂音等。

4. 躯干四肢　脊柱四肢有无畸形、强直、压痛等,肌肉有无萎缩等。

(二)脑神经检查

对神经系统疾病的定位诊断有重要意义。12 对脑神经均有不同的检查方法及定位手

段,与儿童神经精神疾病相关的脑神经检查主要有:

1. 前庭神经检查

该神经联系广泛,受损时可出现眩晕、呕吐、平衡障碍等。可以通过诱发试验来观察和判定前庭功能状况,常有温度刺激试验和加速刺激试验。

2. 视神经检查

主要检查视力、视野、眼底。

(1)视力。是指视网膜分辨影像的能力,能比较精确反映视觉功能。常有近视力和远视力两种检查方式。

(2)视野。眼睛固定不动正视正前方时所能看到的空间范围。常用较为精确的检查方法是视野计法。

(3)眼底检查。使用眼底镜检查,直接观察眼底视乳头、动脉、静脉情况。观察内容主要有形状、大小、色泽,有无充血、出血、色素沉着、动脉硬化等。

3. 运动系统检查

对儿童来说主要是肌营养、共济运动、姿态和步态等。

(1)肌营养。观察比较双侧对称部位的肌肉外形和体积,判断有无萎缩和假性肥大。

(2)共济运动。与日常行为密切相关,如吃饭、穿衣、系扣、取物、书写、站立与步态等均需要共济运动来实现和完成。常用的有指鼻试验、跟-膝胫试验、快速轮替试验等。

(3)姿态与步态。先观察患者卧、坐、立、行时有无姿势和步态的异常。常见的异常步态有:感觉性共济失调步态、小脑性步态、慌张步态等。

4. 感觉系统检查

特点是主观性强,容易产生误差,避免暗示,可重复检查,以获得较为准确的临床资料。包括浅感觉检查,如痛觉、触觉、温度觉;深感觉检查,如运动觉、位置觉、震动觉;复合感觉检查,如定位觉、两点辨别觉、图形觉。

5. 反射检查

反射是指在中枢神经系统的参与下,人和动物体对体内和外界环境的各种刺激所发生的规律性的反应,是神经调节的基本方式之一。检查内容包括浅反射、深反射、阵挛和病理反射。

(三)辅助诊断

借助于实验室、影像学、神经电生理、放射性同位素、病理学活组织检查和基因手段等实现对疾病进一步明确诊断的方法。

1. 脑脊液检查

主要检查脑脊液的常规压力测定、性状学检查为无色透明的液体、细胞数及内容物的测定等。

2. 目前神经影像学检查

主要有 CT、MRI、数字减影血管造影等。特别是 MRI,是一项新的影像学诊断技术,也是诊断颅内和脊髓病变最重要的检查手段,发展和临床使用迅速,逐渐取代传统的平片检查。

3. 神经电生理检查

(1)脑电图是神经电生理检查的常用技术之一,通过测定自发的有节律的生物电活动以了解脑功能状态。儿童脑电图以慢波为主,随年龄增加,慢波逐渐减少。(2)脑诱发电位是中枢神经系统在感受体内外各种特异性刺激所产生的生物电活动,以了解脑的功能状态。常用有脑干听觉诱发电位、躯体感觉诱发电位、视觉诱发电位、运动诱发电位、事件相关电位。

4.放射性同位素检查

包括单光子发射计算机断层脑显像(SPECT)、正电子发射断层扫描、局部脑血流量测定等。其中单光子发射计算机断层脑显像主要是了解脑血流图和脑代谢情况,比较适用于颅内占位性病变,阳性率及可信度均较高。目前,有学者运用到自闭症患儿的脑代谢等功能测定上。

5.基因诊断

是近年来研究较多领域的诊断方法,运用分子生物学和分子遗传学方法检测基因结构及其表达功能,直接或间接判断致病基因的存在,从而对遗传性疾病做出诊断。

二、精神障碍常用检查方法

对于精神疾病的诊断,一般分两步,第一步是确定是否患病,第二步是确定患有什么疾病,诊断主要依靠精神检查,运用心理学方法,通过观察和交谈来发现精神状态的变化,目前尚不能通过理化等辅助检查方法来测定。精神现象经常变化不断,需要检查者多次交谈,逐渐深入,善于引导,才能把病情摸清楚。由于检查者对精神症状认识标准的不一致,容易产生主观性,而致诊断意见分歧。

(一)交谈

既是了解病史、检查患者,同时也是治疗的开始。交谈的目的是要获取所需的资料,建立良好的医患关系。交谈的成功与否直接影响到患者和家属对医生的信任与合作。交谈的场所有较为严格的要求,安静、独立、避免干扰的房间是最好的选择。交谈有自身的基本原则,态度上应尊重、平等、和蔼、可亲,情感上要把握尺度。从形式上看,交谈一般有三种方式,一般性交谈、开放式交谈、询问式交谈。一般性交谈多出现在见面之初,目的是稳定患者情绪,获取大致资料和初步印象,使得交谈深入下去,获得更多实质性的资料。

交谈原则上有记录,可以当场记,也可以事后记。记录按格式记,如实描述,层次分明,以供参考。交谈需要注意以下几点:① 保密,尊重患者隐私权,恪守职业道德。② 注意安全,部分精神病人有冲动等异常行为。③ 总结交谈,明确话题,及时修正错误。

(二)采集病史

要求应从患者和家属多方面采集,相互印证,提高真实性、可靠性。为诊断和治疗打下坚实的基础

1.内容

主要包括以下几项:

(1)一般资料。如姓名、性别、年龄、职业、籍贯、婚姻状况、家庭住址、工作单位、电话等,以及供史人姓名、与患者关系、对患者和病史的了解程度。

(2)主诉。就是患者就诊的理由,主要精神症状和病程。

(3)现病史。按照时间的先后顺序描述疾病起始与发展的临床表现。主要包括:发病因素,即发病环境以及与患者有关的社会、心理、生理因素,以了解在什么情况下发病,发病

形式及缓急。病情的演变过程，主要是指发病症状的轻重程度及变化。既往的诊疗情况对治疗方案具有十分重要的参考价值。

（4）个人史。从母体妊娠到发病前的整个过程，对首次发病的年龄及情况要重点询问。对青少年患者要重点询问养育史、生活习惯、情绪状态、学校及学习教育情况、父母关系、性别和婚恋观等，对精神障碍的发生发展有重要影响。

（5）家族史。主要包括双亲的年龄、职业、人格特点，家庭结构、经济情况、社会地位、双亲关系、重大生活事件等，一部分患者有家族史。

2. 注意事项

采集病史应尽可能全面、客观、准确，为避免病史采集的片面性，应从以下几个方面询问：人际关系情况，有无特殊的生活习惯，兴趣爱好是否广泛、有无特殊偏好，情绪是否稳定，对事物的态度和评价。记录要简明扼要、条理清楚，能切实反应疾病发生发展特点，以及疾病本身的精神症状特点。

（三）精神状况检查

是指医生通过与患者交谈和对患者观察来查明患者精神活动是否异常及存在的精神症状。

1. 精神检查的内容

主要内容有以下几点：

（1）一般表现。① 外表与行为，包括体格、体质状况、发型、装束、衣饰等。② 面部表情，能反映出患者就诊时所处的情绪状态。③ 活动情况，多注意活动的质和量，能反映出患者是躁狂、抑郁还是焦虑等。④ 社交，了解患者主动接触及被动接触的能力、合作程度如何，以及对周围事物的态度等。⑤ 日常生活自理情况如何，如饮食、睡眠、大小便等是否正常。

（2）认知活动。① 定向力，对时间、地点、人物、周围环境及自我的定向能力。② 意识状态，根据定向力、注意力以及其他精神状态来判断是否存在精神障碍及精神障碍的程度。③ 智能，根据患者的文化程度进行相应的提问，目的是检查患者对一般常识的了解，包括一般常识、专业知识、计算能力、分析综合能力、抽象思维能力等。④ 注意力，是精神活动有选择的指向某一事物的能力并集中程度。⑤ 记忆力，主要是即时记忆、短时记忆和远记忆的能力，了解有无记忆力的增强、减退，有无遗忘，有无虚构、错构等现象。⑥ 自知力，需要判断自己自知力的完整性以及对诊断和治疗的态度，通过对自己整体精神情况做出判断，以推断患者的自知力。

（3）情感活动。主要从客观表现和主管体验两个方面来进行检查。面部表情、姿势和动作，以及面色、呼吸、脉搏、出汗等均是情感活动的客观表现。主观体验可通过患者自诉及询问内心体验加以判断情感活动及强度。

2. 特殊情况下的精神状况检查

主要是针对不合作患者，以及意识障碍的患者。

（1）对不合作者精神状况检查。首先要了解不合作的原因，其次是尽可能鼓励、促成患者说话，同时要注意患者躯体状况的检查。部分患者或因为过度兴奋、过度抑郁、对医生有敌意而拒绝合作。检查内容主要包含：① 一般表现，患者的意识状态、衣着、步态、合作情况、饮食、睡眠、生活自理情况等。② 言语的多少、连贯程度、问答是否切题、有无自言自语，有无模仿、刻板语言等。③ 表情有无愉快、痛苦、忧愁呆板等，有无凝视、倾听闭目等，对家人及医护人员的表情反应情况。④ 动作行为,有无动作的增多或减少,有无怪异行为,有无刻板、模仿动作等,动作的目的性如何,有无攻击、自伤、冲动等行为,适当约束攻击、自伤等行为。有无怪异姿势。

（2）对意识障碍患者的精神检查。对有意识障碍的患者,应先稳定患者,估计危险程度,采取相应措施,促使意识清醒。检查内容从定向力、注意力、思维连贯性等几个方面进行评估,明确意识障碍的有无、程度、内容、范围等。

（四）躯体检查和特殊检查

躯体检查对精神病人的临床检查较为重要,精神疾病与神经疾病长相互影响,有检查的必要。实验室检查主要局限在病因学发病机制等方面的检查,症状上多偏于"功能性"障碍,目前缺乏有效检查手段。脑电图不仅对癫痫具有较强的诊断价值,也对区分精神症状是器质性还是功能性有重要意义。此外,电子计算机断层扫描（CT）、磁共振成像（MRI）、脑诱发电位检查、正电子发射断层扫描术等在神经科疾病中主要用于科研,尚未广泛应用于临床诊断。

（五）量表评估

目前,各种量表被广泛应用于精神科的临床与研究领域中,用以评定正常心理功能及异常心理的特殊辅助检查工具。量化人的心理活动,并评估障碍的严重程度。

精神科使用量表较多,也比较复杂,分类方法不一,常用量表根据量表本身测查目标分类有症状量表、诊断量表、智力测试表、人格特点测试量表及其他。常用量表如下:

（1）SCL-90。是当前使用最为广泛的精神障碍和心理疾病门诊检查的症状自评量表,也是世界上最著名的心理健康测试量表之一。共有 90 个自我评定项目,9 个因子,分别为:躯体化、强迫症状、人际关系敏感、抑郁、焦虑、敌对、恐怖、偏执及精神病性。目的是从感觉、情感、思维、意识、行为直到生活习惯、人际关系、饮食睡眠等多种角度,评定一个人是否有某种心理症状及其严重程度如何。

（2）抑郁自评量表（SDS）。能全面、准确、迅速地反映被试抑郁状态的有关症状及其严重程度和变化。本测验为短程自评量表,操作方便,容易掌握,不受年龄、性别、经济状况等因素影响,应用范围颇广,适用于各种职业、文化阶层及年龄段的正常人或各类精神病人。

（3）汉密尔顿抑郁量表（HAMD）。是临床上评定抑郁状态时应用最为普遍的量表。测查项目所涉及的症状有 7 类因子结构,适应于有抑郁状态的成年人,可用于多种疾病伴有抑郁症状的评定,尤其适用于抑郁症。

（4）焦虑自评量表（SAS）。含有 20 个项目,是一种分析病人主观症状的相当简便的临床工具。能够较好地反映有焦虑倾向的精神病求助者的主管感受。适用于具有焦虑症状的成年人,具有广泛的应用性。

（5）儿童感觉统和能力发展评定量表。共 58 个问题组成,由儿童的父母或知情人根据儿童最近 1 个月的情况认真填写。适用于 6～11 岁的学龄儿童。对儿童感觉统合能力的发展和感觉统合失调严重程度进行评定,以此作为临床儿童心理学、教育心理学研究及感觉统合治疗前后疗效比较的科学工具。

（6）Yale 综合（大体）抽动严重程度量表。是通过一系列量纲（如数字、频度、强度、复杂性和干扰）评估抽动症状总的严重程度。量表的评定者需要具有多发性抽动障碍诊治的临床经验，最终评定是基于全部现有的资料并反映出临床医生对每一评定项目总的印象。

（7）生活质量综合评定问卷。含 74 个项目，是评定我国社区各种人群生活质量的综合性问卷。主要作为社区普通人群生活质量的评估工具，考察包括躯体功能、心理功能、社会功能、物质生活状态在内的 4 个维度的 20 个因子。

（8）儿童行为量表。主要用来筛查 4～16 岁儿童的社交能力和行为问题，评估时按男女性别和年龄分档。目的是获取一般信息、社交能力、行为问题等 3 个方面信息。

（9）明尼苏达多项个性调查量表。题目达 566 道，13 个分量表。全面、更细致地分析人的个性特征，鉴别和诊断人的心理疾病及精神疾病。广泛应用在医疗和心理咨询领域。该量表不但可以帮助医生和心理咨询人员分析正常人的个性特征、个性偏离，还可以对心理疾病和精神疾病进行鉴别和诊断。在司法领域、教育、职业选拔等方面也有广泛应用。

（10）卡特尔 16 种人格因素量表。有 A、B 两套等值的测题，每套 187 个项目，分配在 16 个因素中。能在约 45 分钟的时间内测量出 16 种主要的人格特质。适用于初中以上文化程度的人员。

（11）瑞文智力测验。非文字，有 60 道题目，适用范围较宽，年龄在 5 岁以上，不受文化、种族、语言等限制，可以单独或团体施测。它是早期广泛使用的智力量表，用于智能诊断和人才的选择与培养。

（12）韦氏儿童智力量表。是一组采用个别施测的方法，评估 6 岁至 16 岁儿童智力水平的智力测验工具。包括 6 个言语分测验，即常识、类同、算术、词汇、理解、背数；6 个操作分测验，即图画补缺、图片排列、积木图案、物体拼配、译码、迷津。

（13）简明精神病评定量表。共 18 项，按 5 类因子进行记分。是一个评定精神病性症状严重程度的量表，适用于具有精神病性症状的重性精神病患者，尤适宜于精神分裂症患者。

此外，尚有诸多心理卫生评定量表和精神科症状、诊断量表在临床、生活和工作中使用。

第 3 节　儿童精神、神经系统常见疾病

儿童神经系统疾病多和遗传基因异常、发育障碍、先天畸形、感染等因素有关，与成人相比，病因较为明确。年龄上处于发育、发展时期，症状变化也较迅速，部分疾病如能及时发现，早期治疗，效果较好。

儿童精神疾病的症状和成人有所不同，这是由于他们的生理特征及其社会实践不同所决定的，症状通常表现在情感、认知和行为等方面异常，一部分伴有注意力不集中。以下具体探讨儿童期常见的精神、神经系统疾病。

一、自闭症

自闭症又名儿童孤独症，在我国香港、澳门、台湾等地区及日本又常称为自闭症。根据现代研究将其归类为广泛性身心发育障碍性疾病，临床上以社交功能障碍、言语障碍以及刻板行为和（或）兴趣为主要特征。约 70％的患儿同时伴有精神发育迟滞。

（一）流行病学资料

国外对本病的认识始于 1943 年,科纳(Kanner)最早对自闭症作了描述。据北美、欧洲和亚洲学者的流行病学研究,估计自闭症患病率为 0.02%～0.13%。国内是在 1984 年由陶国泰首次报道 4 例儿童自闭症。最近几年各地进行流行病学调查结果不一,概率也相差甚远:福建省在 10802 名 14 岁以下儿童中,确诊患儿 3 人,患病率 0.28‰;天津市和平区 2001 年 6 月 1 日零时作为调查时点,调查全区现住人口中 0～6 岁儿童 5000 人,最后确诊为自闭症的患儿 5 名,患病率为 1‰。到目前为止,世界各国对自闭症的患病率报道大致每万名儿童 2～13 人。

男女发病有明显差异,多数报道为 4∶1～5∶1,我国报道为 6.5∶1～9∶1。近有证据表明本病对女孩的影响较为严重,且有认知障碍家族史者也较多。性别差异在正常 IQ 的自闭症中最为明显。但是,在极重度智力低下的自闭症患者中,男女比例相近。

（二）致病因素及发病机理

自闭症产生的病因至今不明,国外不少学者从家庭特征、社会心理、生理解剖、生物化学、遗传等诸方面进行了广泛研究,但均无肯定结果。目前对该病病因的研究主要集中在以下几个方面:

(1) 社会心理因素。儿童生长发育和成长的家庭和社会环境等因素都会影响儿童的言语、社会技能的获得和发展。不良的家庭环境,如父母不和、分居、离异,以及教养方式不当,如过分保护、溺爱、惩罚及母爱剥夺等,都会使情绪和行为障碍的发生率明显增加,使自闭症患儿的沟通与交往障碍更加突出,亦是患儿预后的不利因素。早先认为自闭症患儿的父母享受高等教育者多,经济条件较好,从事科技、行政、工商企业、教师等方面的职业,但此说尚无足够证据。现代研究认为这可能与父母知识水平较高、经济条件好者,能较早识别患儿的问题并能及时求医有关。

(2) 生物学因素。自闭症儿童脑电图异常者亦较多。综合各研究报道,异常率为 10%～83%。大多数表现为广泛性异常,表现为慢波增多,无特殊性。2001 年舒明跃研究发现,自闭症患儿存在局部脑血流灌注和(或)细胞功能障碍,主要集中在额叶、颞叶的皮质,以左侧额叶。它们在临床上表现出的认知、言语和情感障碍在大体解剖的功能定位上是一致的,其病理意义及诊疗价值值得进一步探讨。

(3) 生化因素。5-羟色胺系统异常是解释儿童自闭症病因的主要神经生化假说之一。过去不少研究一致提出约 1/3 自闭症患者有高 5-HT 血症。但有些重度精神发育迟滞患儿也存在这种现象,故缺乏特异性。

(4) 遗传因素。有研究发现,精神病患者家中自闭症患者较一般家庭中多。有人证实,单卵孪生子的同病率高于双卵孪生子,说明部分患儿有遗传倾向,但也有同病率均较低的报告,因此遗传学根据也不充分。

(5) 围产期因素。在围产期内,胎儿宫内窒息、婴儿出生窒息和新生儿在出生 7 天内出现一些疾病都有可能造成儿童智力障碍。另外,在婴儿出生时,由于孕妇难产、婴儿受到脐带影响缺氧缺血,也可能造成儿童今后的智力问题。而新生儿刚出生的几天里患脑膜炎等其他脑部疾病,或者是营养性疾病,都有可能造成智力障碍。

此外,还有报道产妇异常分娩及儿童的父母一方有精神病史,会增加儿童患自闭症的发病风险。

（三）临床表现

一般来说，儿童自闭症通常在 3 岁以前起病，社会交往障碍、语言交流障碍、刻板行为是自闭症的 3 个主要症状，也称为是 Kanner 三联征，同时在感知觉、智能和情绪等方面也有相应的特征。发病年龄一般在 1 岁半左右，家长会逐渐发现自己的孩子与其他儿童存在不同。

1. 社会交往障碍

社会交往障碍是自闭症患儿的核心症状。正常婴儿出生后，通过条件反射、学习、模仿等，逐渐接受社会规范、调节自己的行为，从而逐渐实现社会化，从一个自然人向社会人转变。正常个体在完成社会化初期过程后，多数行为能够适应社会规范，即达到适应社会。自闭症患儿却不能全部完成这些，社会交往障碍主要有以下表现：

（1）缺乏社交凝视、微笑和依恋。自闭症患儿的一个重要特征是缺乏眼对眼的凝视。他们目光不注视对方甚至回避对方目光，平时目光游移不定，看人时常眯着眼，斜视或用余光看等，很少正视。

出生后 4～6 周的婴儿对人脸作出微笑反映，这是最初形成的"社交性微笑"。自闭症患儿在婴儿早期就表现出一些特别：如对人脸缺乏兴趣，而更多的注意一些无生命的小物品；当母亲抱起他和哺乳时不会出现期待性兴奋，极少以笑容来应答别人的笑容，亲吻他们时不会引起快乐的情绪反应。

6 个月是婴儿对亲人依恋的形成期，正常的儿童面对母亲的离去会表现出非常伤心、尖叫、大哭及搜寻行为等分离性焦虑，对陌生人表现出警觉、恐惧和躲避行为。自闭症患儿难以形成正常的依恋关系，他们对母亲的离去没有反应，当母亲回来时，也不会要求拥抱，没有亲昵的行为和要求，出现"亲人不亲"的表现。

（2）交会性注意障碍。交会性注意是近年来研究的重点之一。所谓交会性注意，是指对周围人、物、事注意的协调分配，儿童调整注视点，并和成人的注意力会聚在同一个注意对象上，其实质是和成人共享周围信息，即相依性认知。自闭症患儿无法自主完成这一注意。

（3）不能进行正常游戏。正常儿童在 1～2 岁为练习性游戏，是对各种动作的简单重复。1 岁半左右出现了象征性游戏，又称想象性游戏。自闭症患儿的游戏一般停留在练习性游戏阶段。学龄前期儿童的游戏进入社会戏剧性游戏阶段，这种游戏完全出自想象，而且可以由几个游戏者共同完成。自闭症患儿对合作性游戏缺乏兴趣，他们往往拒绝玩集体游戏，亦不懂得游戏规则，往往不能融入其他儿童。

（4）不能遵守社会规则。自闭患儿没有规则的意识，游戏时随心所欲，不根据游戏的规则来进行。过马路不知道"红灯停、绿灯行"这一交通规则，会旁若无人地穿越马路。不能遵守课堂纪律，上课时会大喊大叫，我行我素等。集体游戏时，自闭症儿童常常只能跟着跑，只有少数智能较好的自闭症儿童才可能进行按规则的复杂游戏。

（5）不能建立伙伴关系。自闭症儿童几乎从不主动找小朋友玩，总喜欢自己单独活动，自己玩，对别的小伙伴的邀请置若罔闻。有的患儿虽然表现不拒绝别人，但不会与小朋友进行交往，即缺乏社会交往技巧，通常他的动作只是一个动作，好像不是为了找人联系而发出，或者说只存在一个接触的形式，而无接触人的内容和目的。

若在儿童在 18 个月时还不能表示需要、用视线来表达信息、进行想象性游戏等，需要进一步观察、咨询、测查以排除自闭症。

2．语言交流障碍

这是大多数自闭症患儿就诊的主要原因,语言障碍可以表现为多种形式。

(1) 语言表达障碍。约25％～50％的自闭症儿童可能终身失语或只能说极有限的字词。约25％的自闭症儿童有正常的语言发展阶段,然后慢慢出现语言功能倒退,甚至失语。当他们有所需求时,一般不用言语,而是倾向以手势或其他动作表达自己的愿望和要求,约有一半患儿终身保持缄默。即使有语言能力的患儿,可见到其将语言用于许多和正常儿童不同的途径。常见的语言表达障碍主要有:

言语刻板、重复及模仿。自闭症儿童常见模仿语言,仅仅是模仿,没有实质性的意义或表达性的内容,言语十分机械、刻板,总是重复固定的几个单词,对别人的问题一律做简单的是或否的反应,不会用自己的语言来进行交谈,一般不会提问。可表现为即刻模仿或延迟模仿。

代词错用。自闭症儿童在进行语言交流时还常常表现出代词运用的混淆颠倒,如常用"你"和"他"来代替他自己,不理解代词究竟是代指谁。

(2) 语言理解障碍。自闭症患儿在陌生环境中,未辅以手势时则表现出理解困难。他们不能同时执行两个以上方位的指令,也很难理解一些含义微妙的语言,如幽默语或双关语。

(3) 缺乏实际意义的语言交流。自闭症患儿的语言缺乏意义,不能正确运用语言进行需求等表达,因此也不能理解他人的语言表述,只是简单地重复等,缺乏沟通。

(4) 自语乱语。常见自闭症患儿一个人在自言自语,声音一般不高,见人也有时候不停止,但他人听不清或听不懂。

(5) 非语言交流障碍。自闭症患儿症病儿常有手势、姿势等非语言交流发展的延迟或缺乏,患儿很少用点头或摇头表达某种需要和要求,其他面部表情也较同龄儿童简单机械。

3．刻板行为

自闭症儿童常表现兴趣范围狭窄,此外也表现出重复行为。

(1) 兴趣范围狭窄或非同一般。自闭症患儿常常对一般儿童所感兴趣的玩具、游戏缺乏兴趣,而对某些特殊的物品特别感兴趣甚至迷恋,如喜欢玩所有圆形的并会旋转的东西。

(2) 刻板重复的动作。自闭症患儿活动量特别大或特别安静,喜欢反复来回跑、转圈、踮着脚尖走,反复看手或摆出特殊的姿势等。

(3) 强迫、固定的行为或仪式。有的自闭症患儿不能接受日常生活的形式或环境中的细微改变,有的患儿对饮食的内容十分挑剔,只吃固定的食物。

4．感知觉的异常

自闭症儿童各种感知觉表现为过弱、过强或不寻常。如:对痛觉的感受迟钝;触觉的敏感和异常,不愿意用手或脚接触到沙子、泥土或水,反复触摸光滑的物体;听觉上对很强烈的声音感觉迟钝,但对某些特定的声音却很敏感;视觉上喜欢看光亮的或旋转的物体;味觉上经常用舌去舔某些物品,偏食明显;有的喜欢用鼻子来探索周围的世界,不论给他们什么东西都要先闻一闻;有的患儿平衡能力特强,怎么转也不晕。

5．智能

约3/4的自闭症患儿智力落后。50％以上IQ低于50,边缘智商和正常智商仅占10％～

20%。其中,操作性智商较语言性智商高。机械记忆和空间视觉能力较好,甚至由于代偿的原因,其发育特别好。例如:某些自闭症儿童对日历、地图的记忆力十分好。

6. 其他

多动和注意力分散行为在大多数自闭症患儿身上表现较为明显,常常被误诊为儿童多动症。此外发脾气、攻击、自伤等行为在自闭症儿童中均可以看到。

(四) 诊断

1. 诊断要点

通常在 3 岁以前起病,本质特征表现为社会交往出现质的损害,常常被家长发现并就诊的因素为患儿语言交流障碍(质的损害),并出现狭窄、反复、固定僵化的行为、兴趣和活动。

2. 相关量表

主要有:有自闭症行为量表(ABC)、儿童自闭症评定量表(CARS)、自闭症诊断观察量表(ADOS-G)和自闭症诊断访谈量表修订版(ADI-R)等等。量表具有一定的参考意义。

在进行诊断的过程中,应严格按照美国精神障碍诊断统计手册第四版(DSM-IV)自闭症诊断标准,或者是自闭症诊断标准中国的标准(CCMD-3),或者是国际疾病分类第 10 版(ICD-10)。

需要特别强调的是,自闭症的早期诊断较为困难,尤其在两岁以前,其原因主要有:患儿的表现在两岁以前可能尚不明显,不能支持自闭症的诊断;多数家长认为孩子的行为异常和语言落后会随着年龄增大而好转而忽视;非儿童精神专业的医务人员对本病认识不足。

(五) 治疗与康复

1. 治疗

(1) 药物治疗。是 20 世纪中期治疗自闭症的主要手段之一,后临床证实效果欠佳,对疾病的本质改善意义不大,目前基本上停用。在个别情况下,使用药物控制患儿的攻击、自伤等行为。具体药物治疗如下:

① 西药治疗。在所有治疗手段中为最不被家长接受的一种,通常是由于病因不明确,疗效不确切,副作用较明显,对自闭症患儿的发育的影响还有待于进一步评估。常用的药物治疗种类有:针对智力发育退滞的药物治疗(如脑复康、脑复新、脑活素等);抗精神病药(如:氯丙嗪、舒必利、氟哌啶醇等);抗抑郁药(如氯丙咪嗪、丙咪嗪和 5-羟色胺再摄取抑制剂等);拮抗吗啡药(如纳曲酮);情绪稳定剂(如丙戊酸钠、卡马西平、碳酸锂、心得安、氯硝西泮等);中枢兴奋剂(哌甲酯、匹莫林);维生素和镁盐;多巴胺(DA)拮抗剂;中枢 α 受体拮抗剂(盐酸可乐定)。

② 中医药治疗。中药针灸治疗均有临床报道,但可重复性较差,疗效尚不确切。

(2) 饮食治疗。个案报道较多,可行性较差,仅是一种个别家长发现的治疗方法,效果待定,没有标准,也容易导致儿童偏食,营养不良等。慎重选用此方法。

2. 康复训练

目前对自闭症患儿有明确效果的在康复训练领域。其优点是安全性高,操作方便,不受时间和地点的限制,代价相对较低,尽管不能根治,但效果较为明显,被患儿家长广泛接受。常用的方法有:

(1) 应用性行为分析法(ABA)训练。是目前比较成熟的一种康复训练方法,主要采用教学、训练相结合的方式,也叫回合式教学。是一种具体的训练技术。其特点:将每一项要教的技能分成小的步骤,然后一步步地练习;强化性教学,反复训练每个步骤;使用提示帮助孩子做出正确的反应;使用强化物及强化手段。

过程包括多种"操作",每项"操作"都有明确的开始和结束,具体过程是由三环节组成:给孩子发出指令或要求;促使孩子对指令或要求的回答或作出反应;结果(对孩子的反应强化或提示加强化)。一个操作的这三个环节完成后,稍微停顿后再给出下一个指令(开始新的操作)。训练内容包括多种类型的操作。如模仿,理解和表达语言,认知概念,社会交往,生活自理,玩(游戏)能力,大动作,精细动作,通过用回合式教学(DTT),来教会他们最基本的能力。

(2)感觉统合训练。

在儿童早期视、听、嗅、味、触、前庭平衡和本体感觉在受到相应的内外刺激后不断地发展,并且相互影响,在感觉中枢相互联系,形成复杂的网络关系。大脑将从身体各器官传来的感觉信息进行多次组织分析、综合处理作出正确决策,使整个机体和谐有效地运作,这个过程称为感觉统合。

各种原因使感觉刺激信息不能在中枢神经系统进行有效的组合,使整个机体不能和谐有效地运作形成了感觉统合失调。自闭症儿童很多行为凸显了这一失调。通过输入触觉、前庭平衡、本体感觉、视觉等各种感觉刺激,使儿童能够重新组织、协调、统合这些感觉,促进脑神经生理功能的发展,以对外界环境进行适应性反应,这一训练过程就是感觉统合训练。

目前,感觉统合及失调概念不十分清楚,机制尚在探讨,训练过程有机械性特点,有的学者持有异议。训练中见效,在争议中前行。

(六)教育及亲子关系校正

1. 教育

由于医学领域对本病的治疗效果不显著,康复有一定的效果,但距离家长的要求及孩子自身发展的需求还有很大距离,而且患儿处于生理发育的年龄阶段,教育作为一种重要和有益的补充手段显得尤为重要,通常是教育和康复相结合。事实上,在很多患儿的康复教育和训练的过程,起到了明显的效果。相对医学治疗来说,教育通过培养、管理等方式塑造患儿,无药物带来的毒副作用,更易被家长接受。当然也存在另外一些观点,认为这样的训练模式是一种机械式的操作,孩子并不了解动作、语言等其中的意义。

目前,教育的手段主要集中在 ABA 训练。此外,还有认知教育训练、语言教育训练、社交教育训练,等等。方法上比较灵活,并且这样教育康复相结合的班级及机构比较多,尽管不同机构提供的训练方法不一样,教育康复的原理和内容基本相同。内容主要集中在智能、语言、行为和社会交往四大领域,但有层次和程度的不同。

2. 行为疗法

是以减轻或改善患者的症状或不良行为为目标的一类心理治疗技术的总称。具有针对性强、易操作、疗程短、见效快等特点。是自闭症行为矫治的重要方法之一。常用具体操作方法有:

(1)暂停强化法。又称做隔离法。指每当一种不适当的行为出现时,就把他从强化物边移开一个确定的时间,或把强化物移开一段时间。暂停强化法可用于消除各种不适当行为,如自伤、冲动等。

(2)惩罚。指用厌恶性刺激作为手段消除不适当行为。

（3）强化适当行为。指用强化物增强适当行为出现频率。强化适当行为常与教导适当行为相结合。此方法可用于帮助自闭症学习语言、学习社会化技巧、学习好的饮食和排便方式等。

（4）塑造。指先强化与目标行为稍有相似的行为，然后再强化与目标行为更相似一点的行为，最后逐步引向目标行为。

（5）链条法。指把一个要教给自闭症儿童的动作分解成一系列局部动作，然后一一教会他并强化他。此法适于教自闭症儿童一些实用的自助技能，例如教孩子穿脱衣服。

尽管行为疗法在治疗自闭症上有一定效果，患儿在行为上的确有一些改善，但有学者认为仅仅是一种机械性改善，无法达到自闭症的完全治愈，效果有限。

3. 亲子关系的校正

关于亲子关系的不恰当对自闭症患儿的影响报道逐渐增多，被诸多临床医生、教师发现并承认的。有报道：婴幼儿自闭症患者对养育者的依恋类型主要属淡漠型和混乱型依恋，安全型依恋较少；患儿自闭症严重性程度是其安全型依恋形成与否的影响因素。

此外，隔代养育所带来的问题越来越引起全社会的重视，对自闭症儿童的确切影响尚有待于进一步观察。

父母与孩子之间有效沟通也存在一定的问题，需要对家长做一定的培训。很多地方开始尝试家长学校，教育家长学会正确处理亲子关系，客观地要求和养育自己的孩子。

二、注意缺陷多动障碍

注意缺陷多动障碍（ADHD）是儿童期常见的一种行为障碍，患病率在 $1\%\sim10\%$ 之间。表现为在认知参与的活动中，注意力不集中、注意缺乏持久性，活动量多且经常变换内容，行为冲动、唐突、不顾及后果、角色管理失控行为为主要特征的行为情绪综合症候群。通常起病于 6 岁以前，学龄前症状明显，随年龄增大逐渐好转，部分病例可延续到成年期。近年来关于 ADHD 的研究已成为一个热点。

（一）流行病学

国内外的报道发病率明显不一致，且相差甚远。国外报告本病的发病率约占学龄儿童的 $3\%\sim10\%$，国内报告为 $1.5\%\sim12\%$。同时，同一国家不同地区之间相差也很大。现患病率调查结果悬殊除了有国家和地区间实际存在的患病差异外，可能与所用调查诊断方法和量表不一致有关。我国注意缺陷多动障碍流行病学调查地区很广，次数很多，所得的现患病率的差异也很大。若以学龄儿童为对象，按 DSM-IV 诊断标准，在学龄儿童中较公认的患病率为 $3\%\sim5\%$。男女发病之比为 $9:1\sim4:1$。这与男孩多动症状突出，伴冲动、攻击行为和品行问题较多有关。女孩的发病较少有攻击、冲动品行方面的问题，具有较强的隐蔽性。本病之所以受到社会的广泛关注，有以下几个原因：较高的患病率，患儿常伴有学习困难，病因较多，涉及家庭、学校、社会、遗传、养育、心理等诸多因素和学科。心理行为矫正和药物治疗在部分儿童能收到较好的效果，从而吸引医学、教育、心理、社会等诸多领域研究，形成了多学科的交叉。

（二）致病因素

注意缺陷多动障碍的病因和发病机制尚不确定，由多种生物因素、心理和社会因素致病的一种综合症候群。

1. 遗传和神经生化因素

从家系研究、收养研究、双生子研究、基因水平、分子遗传学等角度来研究病因,显示 ADHD 有极强的遗传倾向。性别比例显示男性明显多于女性,可以认为 ADHD 是来自于父亲。近亲中同时患病的家族聚集现象也提示 ADHD 与遗传因素有关。以下 ADHD 儿童基因变异率高于正常儿童:多巴胺 D4 受体(DRD4)基因第 3 外显子上 48bp 重复多态性,多巴胺转运体(DAT1)基因 480bp 重复多态性,儿茶酚胺氧位甲基转移酶(COMT)基因 158 密码子上多态性,X 染色体上 DXS7 基因座突触体维系蛋白-25(SNAP-25)基因多态性等,也反映了本病的遗传是多基因病。神经生化因素为 DRD4 基因突变使其对多巴胺的敏感性下降,而 DAT1 基因突变则加速了多巴胺的消除速率,使多巴胺在与神经元上的受体结合之前就被清除,从而引起了脑内输出-输入环路的异常。即多巴胺等中枢神经传递介质的不足易导致小儿活动度、警觉度、心境、认知等外表行为的异常。

2. 轻度脑损伤和脑发育迟缓因素

母孕期的营养不良、疾病、接受 X 射线照射、分娩期早产、难产、缺氧窒息,生后的颅脑外伤、炎症、高热惊厥、中毒等均可造成脑损伤,尤其是额叶皮质受损可出现 ADHD 症状。但有许多患儿并无脑损伤病史,也无神经系统异常的表现,故又被认为是轻度脑功能失调。大脑发育过程中,额叶进化成熟最迟、最易受损,有学者认为 ADHD 与大脑额叶发育迟缓有关,凡影响额叶发育成熟的各种因素均可致本病。近有研究认为注意力就如同语言和运动功能一样应被看做是一个发展区域,存在注意力问题的人实际是这一功能的减弱或发育迟缓。

3. 社会心理因素

ADHD 儿童的父母文化程度多在初、中等水平。单亲家庭或父母患有精神病、酗酒和行为不端等、"温暖被剥夺"的小儿易出现 ADHD 症状。与家庭养育方式密切相关,幼年期间未能养成良好的生活和学习习惯、家庭过于溺爱,小儿会出现随心所欲、自制力差、多动等症状。上述诸多社会、心理因素虽未必是 ADHD 的直接病因,但对该病的发生、发展和预后均产生影响。

4. 脑电生理功能异常

ADHD 儿童脑电图 q 波活动增加。提示 ADHD 儿童存在觉醒不足,导致皮质中枢下活动释放而表现出多动行为。中枢兴奋剂提高大脑皮质的兴奋性,消除了觉醒不足现象而起到 ADHD 的治疗作用。ADHD 儿童脑诱发电位还显示存在脑电生理功能的异常。

5. 环境因素

也有学者称为环境毒素,存在于多种土壤、空气污染和水质中,如铅、农药、学习环境和学习用品、塑料和油漆玩具、食物和水污染等其他化学物质,以及小儿吮指癖、异食癖等,这些污染因素与 ADHD 发病的确切机理尚不明确。尽管这些病因不会影响所有儿童,但对那些生物学上易感者尤其有家族遗传倾向的儿童会有影响。

(三) 临床表现

与其他疾病的临床症状相比,本病的表现较为突出,容易被家长或老师发现。但患儿智力一般正常。

1. 活动过度

与年龄发育不相称的活动水平过高是注意缺陷多动障碍的特征表现之一。表现为多动不宁,来回奔跑,不能安静地坐下来,话多而喜欢喧闹,尤其在上课或在家做作业等需要安静的环境中表现更为突出。

部分在婴幼儿期就可能出现相关症状,表现为手脚不停乱动,过早地从摇篮或小车向外爬,显得格外活泼,以跑代步,动作很快,对周围事物触摸意愿较为强烈。玩耍缺乏持久性,多见破坏行为,玩具更换较快。家长多认为是孩子学习的过程,通常易被忽略,有一定的隐蔽性。

上课时小动作较多,常扭动,喧闹,敲打桌子,干扰其他同学学习等。平时手脚不停,喜欢碰触、撩拨他人,或特别喜欢爬高。

2. 注意力障碍

注意力容易涣散,或注意不能持久。具体表现多为:做事有始无终,虎头蛇尾,常常是一件事情没干完又去干别的事情。谈话时不望对方的眼睛,显得很失神。上课时注意力集中特别困难。在课堂上,他们的注意很容易因外界无关刺激而分散,对教师的提问,也因没有听清楚而答非所问。

3. 自控能力差

做事粗心大意,行为冲动而不考虑后果,不接受成人的管教与行为约束,容易犯错误。具体表现为:会冲上大街,而不顾来往汽车,或从高处跳下,做那些正常儿童不敢做的事。做家庭作业时,不是把书本忘在学校,就是记不得教师的吩咐,不顾做错做对,匆匆了事。平常要什么非得立即满足,否则吵闹或破坏东西。

4. 其他表现

大多数儿童由于注意力缺陷等,学习成绩低下,表现为学习困难。一些儿童可能有语言或运动发育的延迟,部分患儿伴有品行问题或情绪问题。

(四)诊断

1. 临床表现

活动过度是最容易被发现的症状,也是患儿最突出的表现。注意力不集中(缺陷)常导致学业不良,成绩下降。自控能力差,不能自我约束,破坏纪律,经常遭到老师和家长训斥。个别患儿伴有品行障碍等。

2. 量表评定

(1) Conners ADHD 量表。共有 10 个项目,由教师填写。得分超过 18~20 分的被认为有 ADHD 可能。本量表不足之处在于它过多地着重于多动而忽略了注意力不集中,也不能区别由于年龄、性别等的不同所产生的差别。

(2) 儿童期注意问题量表。总共只有 12 个症状,7 条关于注意力不集中,5 条关于多动。运用本量表是将孩子的行为与同年龄、同性别儿童相对照的一个简单方法,是由教师来完成填写。

(3) Conners 简略症状量表。这是第三种问卷,也可以用于家长,该量表既有助于诊断,又可以跟踪治疗。一共 10 条问题,根据年龄、性别计算得分。并可以转换成百分比,绘在图上显示进展,通过进展图可以明示治疗效果。

(4) Achenbach 儿童行为量表(CBCL)。适用于 4~16 岁儿童,主要用于评定儿童的社交能力和行为问题。分为家长用、教师用和自填用表(智龄在 10 岁以上儿童用),共有 113 条目,采用 0、1、2 三级评分制,具体评定统计分析可参阅心理测试手册。

（5）心理测评。常用中国修订的韦氏学龄前和学龄儿童智力量表（C-WYCSI 和 C-WISC）以及儿童适应行为评定量表等。

（五）治疗与康复

（1）药物治疗。对 ADHD 最简单有效的治疗是药物治疗。药物治疗的原则：早期、长期、全天、足量、最小副作用及耐受。常用的药物有中枢兴奋剂（如哌醋甲酯、右旋苯丙胺和苯异妥因等）、三环类抗忧郁药（如丙咪嗪）、抗精神病药（如氯丙嗪）。

（2）中医药治疗。中药对 ADHD 治疗方法较多，常有药物有重镇安神药、熄风止痉药等。

（3）饮食调理。不吃含水杨酸盐类多的食物，限用某些调味品，不吃含酪氨酸食品，不食用含铅或者被铅污染的食品，多食富含铁的食物。

（4）感觉统合训练。针对平衡觉失调、触觉失调、本体觉失调等进行训练。

（六）教育及亲子关系校正

主要是从学校及家庭两个方面着手，矫正孩子多动。参与人员主要有家长、教师、医生。以医生为中心，对家长和老师做专业的常识普及指导，家长是孩子成长第一责任人，承担对孩子成长观察、改变、促进等任务，老师担负起对孩子及家长教育和沟通的义务。通常从以下几个方面进行。

1. 家庭干预

（1）目的。提高药物治疗的依从性，对家长解释药物的副作用及治疗作用，提高治疗效果；帮助家长提高他们的行为管理能力，更有效地与患儿沟通，减少影响的家庭内部因素，如家庭压力、家庭内部系统动力等；帮助家长与老师进行有效沟通，尽可能向老师说明情况，争取老师的理解，以利于患儿区别化对待，提高疗效。

（2）途径。家庭干预途径和方式多样，目的是促进家长对患儿疾病全面认识，形成或树立正确的养育观念。

① 父母培训。让家长认识到患儿的病因、表现、治疗方法，使患儿走进家庭和学校。

② 夏（冬）令营。是一个重要的活动形式，让患儿及家长有了一个良好的互动途径，增进相互的认识。

③ 亲子沙龙。是近年来研究和实践推行较多的一种沟通方式，起到良好的沟通效果。

（3）亲子关系及行为管理。家长作为孩子第一任老师，融亲情、责任、义务、抚养养育等为一体，良好的亲子关系和宽松适度的行为管理对孩子的成长有较为积极的影响，减少 ADHD 行为的发生。

① 建立良好的亲子关系。关注患儿优势，在日常生活中寻找共同话题，参与孩子游戏娱乐，在实际生活中帮助孩子，辅助孩子解决问题。

② 与孩子建立有效沟通。家长或老师目光注视，至少有视觉的接触。可以通过肢体提示，家长或者老师发出指令应明确、简洁，最好使用陈述句。说话语调平稳，态度坚决，要是没有听到或者其他原因，要重复指令。

③ 作业要求。用左手点题目及内容，提示边点边做、边写边读等。要求家长仅仅以提示等表示，不得使用训斥等不利行为。

④ 行为管理。具体管理步骤如下：列出所有问题，确定靶目标；找出问题的关键环节；确定解决办法；行为反馈；遇到不配合或有情绪变化，要保持平静，避免冲突，这是对家长和

小儿的共同要求;就具体问题或事件分解任务;减少干扰;提高时间概念;建立常规,逐渐固定;提高社交技能。

2. 学习辅导,提高自信与自控

及时发现问题,寻找适当的学习方法,不断从实践中总结考试技巧,逐步弥补差距,注重自身的优势,扬长避短。对患儿做到家校要求统一,态度一致。遇到伴有学习障碍者要进行辅导。

3. 家长、老师、医生相互沟通

家长应坦诚告知老师真实情况,婉转表达医生建议,巧妙传递疾病知识,让老师有思想准备和积极的应对。作为家长应经常主动询问老师自己孩子在校的表现,若是孩子违规违纪应该向老师、学校诚恳致歉。老师应及时客观反馈孩子的变化,加强与家长和医生之间的沟通,促进孩子早日康复。

三、抽动障碍

抽动障碍,是以面部、四肢、躯干部肌肉复发性、不自主、快速无目的抽动,或伴喉部异常发音及猥秽语言为特征的综合征候群。1885 年法国医生妥瑞(Tourette)报告并描述疾病症状和阐述疾病本质,所以后人便称此病为 Tourette's 综合征(TS)。

(一)流行病学

一般儿童多在少年期发病,90%在 10 岁以前第一次发病。国外报道有 10%～24%的儿童在其童年的某个时期,会出现短暂的抽动。国内报道暂时性抽动障碍的患病率约为 1%～7%。各地调查结果相差较多,发病率逐年递增的趋势较为明显。

(二)致病因素

病因尚未明确,致病因素较多,总的可分为先天因素和后天因素。

1. 先天因素

(1)遗传因素。可有家庭聚集性,患儿家庭成员中患抽动障碍者较为多见,故认为可能与遗传因素有关。与精神行为异常者有血缘关系的人也易被遗传。

(2)围产期因素。特别是孕妇的精神状况、曾用药物,难产、早产、剖宫产所致的小儿颅脑外伤或缺血、缺氧等因素,其中剖宫产最多见的一个影响因素。

2. 后天因素

(1)家庭社会心理因素。儿童由于家庭生活事件如家庭不和、父母离婚、亲人死亡、学习负担过重等影响,抽动成为心理应激的一种表现。

(2)精神因素。惊吓、情绪激动、紧张、过分悲伤、看惊险及刺激性的电视、小说等。

(3)感染因素。上呼吸道感染、扁桃体炎、腮腺炎、鼻炎、各型脑炎、病毒性肝炎等。

(4)药源性因素。某些药物如中枢神经兴奋剂、抗精神病药等,长期服用可能产生抽动副作用。

(三)临床表现

主要表现为肌肉抽动,包含因肌肉抽动而引发的异常声音和其他行为缺陷,个别患儿伴强迫观念。

1. 运动抽动

(1)简单运动抽动。如眨眼、挑眉、皱鼻、伸舌、舔唇、点头、摇头、耸肩、弹指等交替发生,每次单一动作发生。

（2）复杂运动抽动。表现较完整的或较缓慢的抽动,如眼球的转动、面部的抽动而引出的某种特殊表情,肩臂或手足做出某种姿势。如突然伸手拍人、触碰家具、打自己身体或肌张力障碍姿势如旋转、蹦跳、挺身或弯曲腰腹部,常遭周围人的误解和厌恶,患儿不得不停学或不出家门,随之变得孤僻退缩,对人敌意,导致社会功能及个性障碍。

2. 声音抽动

（1）简单声音抽动。表现为快速地、无意义地单调的重复,如不断地清嗓子、咳嗽、发出"吭吭……""啊啊……"等不自主的尖叫声;

（2）复杂声音抽动。出现一些有意义的短句,或更复杂的句子,也有的表现为重复、刻板的完整语句。

3. 其他行为障碍

（1）注意缺陷。部分患儿表现为情绪不稳、学习困难、攻击行为。发作时尖叫、冲撞墙壁、威胁、攻击他人,个别患儿出现不正常的性行为或猥亵行为。

（2）强迫行为和强迫观念。表现强迫计数,强迫检查,强迫清洗等。出现较晚,但干扰儿童的正常生活,患儿较为痛苦。

（3）一般情况。患儿智商正常,但学习困难。患儿可能有轻微或不稳定的神经系统异常体征,或出现非特异性脑电图改变,而大多数脑CT检查正常。

（四）临床分型

根据抽动障碍临床症状和病程长短不同,可分为以下3种类型:

（1）短暂性抽动障碍。又称为暂时性抽动障碍、一过性抽动障碍、抽动症或习惯性痉挛,是抽动障碍中最多见的一种类型,也是最轻的类型。表现有一种或多种运动性抽动和（或）发声性抽动,可以仅有运动性抽动或发声性抽动,也可以两者相继出现,病程在一年之内。

（2）慢性抽动性障碍。又称为慢性运动性或发声性抽动障碍,是指仅表现有运动性抽动或发声性抽动,二者不兼有,病程在一年以上。抽动形式可以是简单抽动或复杂抽动;抽动部位可以是单一的,也可以是多种的。若短暂性抽动障碍症状迁延不愈,病程超过一年,即为转变成了慢性抽动障碍。

（3）多发性抽动（TS）。过去国内常称做抽动-秽语综合征,这一表述现已弃用。本类型是抽动障碍中相对较重的一型。多由慢性抽动障碍转化而来,其表现既有运动性抽动,也有发声性抽动,两者不一定同时出现,病程在一年以上。

（五）诊断

（1）短暂性抽动障碍的诊断。患儿起病于童年或少年早期,以4～5岁儿童最常见。多表现为复发性、不自主、重复、快速、无目的单一或多部位运动抽动,或发声抽动,以眨眼、扮鬼脸或头部抽动较常见。抽动能受意志短时克制（数分钟至数小时）,入睡后消失,检查未能发现神经系统障碍。抽动症状一日内出现多次,几乎日日如此,至少持续2周,但持续不超过1年。排除锥体外系神经疾病和其他原因所引起肌肉痉挛。

（2）慢性运动抽动或发声抽动障碍诊断。21岁以前起病,有反复性、不自主、重复、快速、无目的抽动,任何一次抽动不超过三组肌肉;在病程中,曾有运动抽动或发声抽动,但两者不同时存在;在数周或数月内,抽动强度不改变;能受意志克制抽动症状数分钟至数小时;

病期至少持续一年以上；排除慢性锥体外系神经系统病变、肌阵挛、面肌痉挛和精神病装相等。

（3）多发性抽动（TS）。起病于21岁以前，大多数在2~15岁之间。有复发性、不自主、重复的、快速的、无目的抽动，影响多组肌肉。多种抽动和一种或多种发声抽动同时出现于某些时候，但不一定必须同时存在。能受意志克制数分钟至数小时。症状的强度在数周或数月内有变化。抽动一日发作多次，几乎日日如此。病程超过一年以上，且在同一年之中症状缓解不超过2个月以上。排除小舞蹈症、肝豆状核变性、癫痫肌阵挛发作、药源性不自主运动及其他锥体外系病变。

（六）治疗

抽动障碍在治疗前应确定靶行为，即治疗影响患儿日常生活最大的症状。治疗原则是药物和心理并重，宣传和预防同举。本症一般愈后良好，大多数可自行好转。对于抽动症状程度轻、干扰损害少者无须特殊治疗。

（七）教育、心理及亲子关系校正

重视寻找可能相关的社会、家庭、心理因素，建立家长、老师和医生三者联系通道，由医生主导，定期会诊，给予患儿支持治疗，并给予家长和老师正确引导。目的不是直接消除症状，而是心理和知识支持、消除困扰、帮助孩子调节情绪，以适应环境。

家长应放低对孩子的期望和要求，减少责骂和唠叨，鼓励孩子多做独立性的思考和运动，促进孩子成长和内心的逐渐成熟，增加亲子关系的和谐度。能客观对待生病的孩子，不能失望、放弃等。同时，对家长进行疾病知识的宣讲，打消思想顾虑。

老师要给予患儿足够的关心，帮助患儿正确看待失败与成功，允许出现一些小错误或者失误，减少对患儿的压力，同时应教育其他同学不要取笑或歧视患儿。

培养和维护患儿的身心健康，避免过度紧张和疲劳以及其他过重的精神负担，以利于病情康复。多用行为疗法，具体的有正强化法、自我监督法、放松训练法等。

四、精神分裂症

精神分裂症是一种较为常见的精神科疾病，是一种持续、通常慢性的重大精神疾病，也是精神病里最严重的一种，临床以基本个性改变，思维、情感、行为的分裂，精神活动与环境的不协调为主要特征的一类的精神病。

（一）流行病学

儿童精神分裂症的患病率较成人为低。据国外报道15岁以下精神分裂症的患病率约0.34‰~0.14%。国内文献报道儿童精神分裂症患病率为0.08‰~0.05%，男女比率相差不多。起病于10岁以前者较少；10岁以后起病者显著增多。起病年龄最小者为3岁，一般以12~14岁少年占多数。

（二）致病因素

与成人的精神分裂症一样，迄今为止病因还不清楚。目前认为可能与下列因素有关：

（1）遗传因素。本症患儿家族中有精神病遗传史的发生率较高（16%~64%），1982年夏氏等人认为儿童精神分裂症的遗传方式以多基因遗传可能性较大，父母同患精神分裂症其子女患精神分裂症的危险性较高，可达40%；父母之一患本症，其子女发生同病的危险率为7%~17%，表明遗传因素具有重要作用。但遗传方式、途径还需要进一步探索。后天因素的诱导究竟在多大程度上影响遗传因素，也是一个不断探讨的课题。

（2）脑器质性因素。本症患儿有围生期损害史，神经系统发育成熟延迟。神经系统检查有相应的体征，脑电图异常亦较多见，头颅 CT 扫描、磁共振影像（MRI）等研究结果提示额叶基底节、颞叶损害与精神分裂症密切相关。

（3）心理社会环境因素。儿童受到强烈精神创伤，如父母离异、亲人死亡、升学未成等挫折、不良生活事件刺激，诱发精神分裂症者较为常见，而且心理社会因素对于病程的延续及预后也有重要影响。

（4）病前性格特征。患儿具有本病的易感性，病前多为内向，性格偏异或不健全基础上受到环境因素的影响增加发病的危险性。

（5）脑生物化学因素。在这方面，儿童精神分裂症研究较少。一般认为本症与中枢多巴胺能系统活动过度，去甲肾上腺素能功能不足有关，即近年来多巴胺受体功能失衡学说。有些研究发现本症患儿血浆多巴胺 β-羟化酶增高而胆碱能系统受抑制。事实上，单纯用一种递质功能改变解释精神分裂症的病理机制是不全面的。

（6）体内生化代谢。本病多发生在青春期、分娩或绝经期，因此有的学者考虑本病与内分泌失调密切相关。事实上，采用内分泌治疗未收到预期效果。

（三）临床表现

精神分裂症的基本表现为基本个性改变，思维、情感、行为分裂，精神活动与社会环境不协调，对儿童患者来说有以下特点：

（1）起病形式。缓慢起病为多，随年龄增长，急性起病逐渐增多。

（2）早期症状。儿童精神分裂症早期症状常呈现不典型发作，主要为情绪、行为改变、睡眠障碍、注意力不集中、学习困难等，容易漏诊或误诊，部分病例早期出现强迫观念和强迫行为。

（3）基本症状特征。① 情感障碍。大多表现孤僻、退缩、冷淡，与亲人及小伙伴疏远或无故滋长敌对情绪。缺乏正常人的喜怒哀乐及内心体验，无故恐惧、焦虑紧张、自发情绪波动等症状。② 言语和思维障碍。年龄小的病例常表现言语减少、缄默、刻板重复、言语含糊不清。思维改变常表现为：思维散漫、思维破裂、思维内容贫乏、思维中断、思维被剥夺、思维被插入、思维被扩散或被广播等。③ 感知觉改变。儿童精神分裂症感知障碍多较生动鲜明，突触表现是产生幻觉：幻视、幻听（言语性或非言语性）、幻嗅、幻触、本体幻觉、幻想性幻觉以及感知综合障碍（如认为自己变形、变丑等），尤以少年患儿为常见，大多是以恐怖性和形象性为特征。④ 妄想。这是精神分裂症的又一个特征性症状，常出现：被害妄想、关系妄想、夸大妄想、妒忌妄想、钟情妄想、被洞悉妄想等。⑤ 行为改变。在幻觉或妄想支配下，常表现兴奋不安、行为紊乱、无目的跑动，或呈懒散、无力迟钝、呆板少动，或出现奇特的动作或姿势，常有模仿动作或仪式性刻板动作。少数患儿表现紧张性木僵和兴奋、冲动、伤人和破坏行为。⑥ 智能活动障碍。主要见于早年起病的患儿。大多病例一般无明显智能障碍。

（四）诊断标准

在遗传生物学、生物化学等实验室检查尚未发现有特异性变化以前，主要依据病史、病程和临床表现而做出诊断。

1. **诊断标准的内容**

（1）症状标准。目前尚无诊断精神分裂的特征性症状，但有的症状具有较强的诊断提示性意义,如幻觉、幻听、思维插入、思维播散、被控制体验或行为受外部因素影响等。情感淡漠或不协调、联想散漫在精神分裂症中亦比较常见。

(2) 严重程度标准。社会功能和职业功能明显受限。

(3) 病程标准。至少 1 个月。

(4) 排除标准。先排除器质性疾病伴发或迁延的精神性症状,如:抑郁症、躁狂症和儿童孤独症等。

2.《中国精神障碍分类与诊断标准》第三版(CCMD-3)中精神分裂症的诊断标准

(1) 症状标准。至少有下列 2 项,并非继发于意识障碍、智能障碍、情感高涨或低落。单纯型分裂症另规定。

① 反复出现的言语性幻听。

② 明显的思维松弛、思维破裂、言语不连贯,思维贫乏或思维内容贫乏。

③ 思维被插入、被撤走、被播散,思维中断,或强制性思维。

④ 被动、被控制,或被洞悉体验。

⑤ 原发性妄想包括妄想知觉,妄想心境或其他荒谬的妄想。

⑥ 思维逻辑倒错、病理性象征性思维,或语词新作。

⑦ 情感倒错,或明显的情感淡漠。

⑧ 紧张综合征、怪异行为,或愚蠢行为。

⑨ 明显的意志减退或缺乏。

(2) 严重标准。自知力障碍,并有社会功能严重受损或无法进行有效交谈。

(3) 病程标准。① 符合症状标准和严重标准至少已持续 1 个月,单纯型另有规定。② 若同时符合分裂症和情感性精神障碍的症状标准,当情感症状减轻到不能满足情感性精神障碍症状标准时,分裂症需继续满足分裂症的症状标准至少 2 周以上,方可诊断为分裂症。

(4) 排除标准。排除器质性精神障碍,即精神活性物质和非成瘾物质所致精神障碍。尚未缓解的分裂症病人,若又罹患本项中前述两类疾病,应并列诊断。

儿童精神分裂症往往潜隐起病,缓慢进展,症状不典型,故诊断比较困难,尤其年小的患儿,故须细致检查和深入观察。

(五) 临床分型与量表使用

根据临床表现,主要分为以下 4 种类型:偏执型、紧张型、青春型、单纯型。

在精神分裂症的诊断中,量表不能直接构成诊断,仅仅起到辅助性诊断。但是能较好地反应症状的变化及其变化的程度,在一定程度上反应治疗的效果,因而被广泛使用。

(1) 儿童社交焦虑量表(SASC)。儿童社交焦虑不仅包括了主观上的担心、紧张,而且还包括社交回避和害怕否定。该量表主要用于儿童社交困难的评估,信度和效度较好。用于临床和科研工作时常结合焦虑评定量表和抑郁评定量表共同使用。

(2) 汉密顿焦虑量表(HAMD)。评定神经症及其他病人焦虑症状的严重程度的量表,是最经典的、由医生评定的、被广泛应用于精神科的评定量表。本量表可用于评定焦虑症和神经症的焦虑症状,能很好地衡量治疗效果,比较治疗前后症状变化。临床上常与焦虑自评量表联合使用。值得注意的是,本量表不能很好地对焦虑症和抑郁症进行鉴别,也不太适宜评估各种精神病性的焦虑状态。

（3）90项症状清单（SCL-90）。是临床应用较为广泛的症状自评量表之一，包含广泛的精神病症状学内容，如思维、情感、行为、人际关系以及生活习惯等。

（六）康复、治疗、教育及亲子关系校正

目前对精神分裂症的治疗缺乏疗效彻底的方法。早期发现、早期诊断、早期治疗是本病预后的关键，巩固治疗、维持治疗是预防复发的要素。早期发现有赖于科学普及工作开展的状况，同时也有赖于医生对分裂症诊疗知识的掌握程度。早期诊断在于专科医生对分裂症诊断标准、分型及临床水平的掌握。而早期治疗不仅仅在于及时的药物治疗及其合理应用，还在于患者家庭、环境等不利因素改变与否及改变程度、心理治疗及干预的程度和效果。诸多学者研究证明，家庭因素、亲子关系的破裂等是其中的主要病因或诱因。本病重在预防，防止复发尤为重要。

1. 家庭治疗

家庭治疗是近几十年来研究较多的领域之一，有不同的分类方法，对精神分裂症病人进行家庭干预已被普遍接受。家庭治疗也是文献研究及报道较多的一种治疗方法。对精神分裂症家庭治疗相关的治疗技术有：

（1）心理教育性家庭治疗。内容主要有两个方面，一是传授有关精神疾病的性质、发展过程和治疗等方面的基本知识，二是帮助家庭成员认识目前存在的问题及如何解决这些问题。最基本点也是最大的特点是具有较强的解释作用，和追随病因进行的各种治疗，为更有效地处理人际关系之间的问题提供建议。临床实践研究证明能明显降低复发率。

（2）家庭危机干预。根据危机干预理论而设计的方法，主要是为解决精神疾病急性期的问题而发展起来，包括病人及家属定期与医生会见，治疗者帮助家庭成员寻找可能病因或诱因，并提供切实可行的解决手段。主要目的一是解决当前存在于家庭中的矛盾冲突，二是减少社会性紧张因素。

（3）行为理论的家庭治疗。注重于训练整个家庭成员解决内部问题和相互交往的技能，并提出对精神分裂症病人的有效治疗方法，包括：关于精神分裂症的教育内容；相互交流训练，如角色扮演练习、模仿、强化；问题解决训练：指导家庭成员进行结构性解决问题方法的训练。

（4）策略派家庭治疗。从独特的思维角度出发，以鲜明的创造性与操作性发展出短期治疗的模式，诸如"矛盾处方、维持症状、奇迹提问"等以解决问题为焦点的治疗方法，解决指责、敌意或过度情感介入等，降低复发率。

（5）心理动力理论为基础的家庭治疗。有研究者报道对重性精神障碍病人也可采用心理动力模式的家庭治疗，主要原理是家庭生活的扰乱是由家庭成员之间的心理投射过程造成的，所有成员都无意识地参与了的过程，这种交互作用的过程是治疗的中心点。其效果有待于进一步的验证。

不同流派有相互融合的趋势。

2. 亲子关系校正

有学者对精神分裂症子女的行为问题及相关因素进行分析，结果显示亲子关系差是一重要因素。因此，对于大多数精神分裂症患者来说，亲子关系的校正是又一重要治疗手段。其方法较多，也比较灵活，多表现出接纳、宽容、支持、谅解等姿态，注重孩子的感受等，需要相关专业人员的专业辅导。

五、儿童癫痫

儿童癫痫是一个慢性脑疾患,它是由于大脑神经元的异常放电所引起的短暂性的中枢神经系统功能失调,最主要的表现是运动的症状和意识障碍。具有突然发生、反复发作的特点。大脑皮层神经元异常放电是各型癫痫的病理基础,任何导致大脑神经元异常放电的致病因素都可能诱发癫痫。

(一)流行病学

癫痫发病率在不同的地区和民族是不一样的,国外一般在 5‰～15‰ 之间,我国年患病率约 5‰,新增癫痫病患者 65 万～70 万人,约有 75% 的通过常规一线抗癫痫药物治疗可获得满意疗效,是神经系统中仅次于脑血管疾病的第二大顽症。发病率在儿童青少年阶段随着年龄的增长而上升,中年时达到最高峰,随后逐步下降。

(二)致病及诱发因素

儿童癫痫疾病的致病因素与诱发因素难以截然区分,主要为遗传、脑损伤、环境等因素造成。

1. 遗传

经家系、双生子及脑电图研究和流行病学调查等,结果显示特发性癫痫近亲患病率明显高于一般人群,证明原发性癫痫有遗传性。研究还表明,特发性癫痫具有不同的遗传方式,有的是单基因遗传,有的是多基因遗传,但不一定都出现临床发作现象。

2. 脑损伤

在胚胎发育中受到病毒、感染、放射线照射等原因引起的胚胎发育不良可以引起癫痫,分娩过程中产伤也是引起癫痫的一个主要原因,颅脑外伤也可引起继发性癫痫。

3. 影响发作的因素

遗传因素仅仅是可能表现致病,是基础。是否发病及发病程度还受诸多因素的影响,如年龄、内分泌、精神状况、劳累等。

(1)年龄。年龄对癫痫的发病率、发作类型、病因和预后均有影响。癫痫的初发年龄 60%～80% 在 20 岁以前。新生儿中常呈部分性发作,6 个月到 5 岁热性惊厥多见。儿童良性中央-颞棘波灶癫痫多在 4～10 岁开始,青春期后自愈。

(2)内分泌改变。性腺功能改变对癫痫有一定影响。全身强直-阵发挛性发作及部分性发作常在月经初潮期发病,有的在经前或经期发作频率增加或症状加剧。妊娠可使癫痫发作次数增加,症状加重,或仅在妊娠期发作。

(3)觉醒与睡眠周期。有些全身强直-阵挛性发作患者多在晨醒后及傍晚时发作,婴儿痉挛亦常在入睡前和睡醒后发作,失神发作多为觉醒期发作。

(4)精神因素。强烈情感活动、精神激动、受惊、计算、弈棋、玩牌等时可促癫痫发作。

(5)其他。发热、过量饮水、过度换气、饮酒、缺眠、过劳和饥饿等均可诱发癫痫发作。某些药物如美解眠、丙咪嗪、戊四氮或突然撤除抗痫药物,亦可导致癫痫发作。

(三)分类及临床表现

1. 分类

关于儿童癫痫的分类依据较多,以前主要是根据病因来分,分为原发性和继发性两大类,也称为特发性和症状性。癫痫具有多种发作形式,分类的方法很多,国际抗癫痫联盟(ILAE)在 20 世纪对癫痫发作和癫痫综合征进行了多次分类与修订。分类和相关术语的标准化,不仅利于交流,而且为临床工作和研究提供了共同的基础。经过癫痫的基础研究和临床研究,有了显著进展,人们对癫痫的认识也更为深入。其中有关癫痫发作类型的分类与表述更为具体、丰富。

2. 临床表现

各型的临床表现差异较大,根据不同的类型,有不同的临床表现,主要表现为:局部的抽动,涉及一侧面部或肢体远端如口角、大拇指、眼睑或足趾等,有时表现言语中断,各型遗忘症状,记忆扭曲等;情感异常,如无名恐惧、抑郁和不适当愉快感;幻觉或错觉,如视物变大、变小、听声变强等;言语困难和强制性思维等。典型大发作时表现为:患者突然意识丧失,常伴一声大叫而摔倒,全身骨骼肌强直性收缩,颈部及躯干角弓反张,呼吸暂停,面色由苍白或充血转为青紫,眼球上翻,牙关紧闭,大小便失禁,意识丧失等。清醒后常伴头痛、周身酸痛和疲乏,对发作全无记忆。

(四) 诊断与治疗

1. 诊断及鉴别诊断

(1) 诊断。对于癫痫的诊断必须是脑电图与临床的结合。首先是病史,其次是依据发作时表现,了解发作的过程,寻找直接、间接症状作为诊断依据,并结合不同的类型,做出相应的临床诊断。再次是脑电图,可见癫痫波型(棘波、尖波、慢波或棘慢波综合等),有一定的确诊意义。神经影像学检查可确定脑结构性异常或损伤,MRI 较为敏感。不论任何一种癫痫,在发作时均伴有脑部的痫性放电,但目前临床上所使用的常规头皮脑电图不一定都能记录到。因此,临床上诊断时一定要结合病史、体检和其他方面的内容进行综合分析。

(2) 鉴别诊断。① 晕厥。是短暂性全脑灌注不足导致短时间意识丧失和跌倒,偶尔引起肢体强直阵挛性抽动或尿失禁。② 假性癫痫发作。如癔症性发作可有运动、感觉和意识模糊等类似痫性发作症状,常有精神诱因,挥臂、踢腿等随意动作,具表演性。发作时意识不丧失,暗示可诱发或终止发作。③ 发作性睡病。可引起猝倒,易误诊为癫痫。根据突发、不可抑制睡眠、睡前幻觉及可唤醒等可以鉴别。④ 器质性脑病。大脑皮质缺血、缺氧及某些弥漫性脑病。

不同发作类型治疗及预后差别很大,应注意鉴别。

2. 治疗

癫痫是一种可治性疾病,大多数患者预后良好。治疗的目标不仅仅是要完全控制发作,还要使患者具有较高的生活质量。

(1) 手术治疗。对癫痫进行精确定位及合理是手术,可以治愈 80% 左右的难治性癫痫。

(2) 药物治疗。诊断成立后,还需确定癫痫发作类型,并及时服用抗癫痫药物。对因治疗是针对明确病因的癫痫患者的有效手段。

(3) 疗效判定标准。① 缓解。5 年无发作以及停药后 5 年未发作。② 完全控制。用药期间未再发作。③ 发作部分控制。用药期间发作次数减少或联合发作类型者某种发作类型停止发作。④ 无效。用药前后无变化。

(五) 教育及亲子关系校正

一般情况,癫痫患儿在智力和学习方面与正常孩子无差异。个别患儿可能有学习困难,主要原因有大脑病变部位损害相应的中枢,导致语言、社会交往、注意力障碍;药物的毒副作用,如嗜睡、烦躁、记忆力下降等。

家庭因素:家长的态度,难以承受而放任不管,或严加看管,影响孩子的正常生活,进而导致病情加重或恶化。因此,需要家庭辅助治疗,给家长树立正确的理念,提高对疾病的认识,了解产生疾病的因素,并应配合医生的治疗,消除家庭环境或家庭教育中的不良因素。对孩子提出合理的、切实可行的要求,塑造规律的生活,鼓励孩子克服困难。

对老师普及专业知识教育,让老师了解病情,知道诱发因素、发作时间、发作表现,掌握急救方法,在学校能适度对待学生,紧急情况下可与家长及时联系。

六、儿童焦虑性障碍

焦虑障碍主要包括三个方面:儿童分离性焦虑障碍、儿童学校恐怖症、儿童广泛性焦虑症。分离性焦虑障碍是儿童与其依恋对象分离时产生的过度焦虑情绪。学校恐怖症表现为对上学的恐怖,拒绝上学或不愿上学。儿童广泛性焦虑症与成人焦虑症类似,有典型的焦虑表现,呈泛化,持续性。

(一)流行病学

国外研究发现分离性焦虑障碍随年龄的增长而增多,在一般儿童人口中占 3.5%～5.1%。1987 年新西兰报道的患病率 3.5%。鲍文(Bowen)等 1990 年报道 12～16 岁儿童患病率 3.6%。我国缺少全国范围的大样本调查报道,2003 年苏林雁教授等对长沙市小学生焦虑状态现状调查,焦虑障碍患病率 5.66%,分离性焦虑障碍患病率 1.24%。普遍认为城市患病率高于农村,女性患病率明显高于男性,约 3:1,平均年龄大约 7.5 岁。

(二)致病因素

儿童焦虑症原因较多,多数学者认为与心理因素和易感素质有关,即与先天素质和后天环境因素有密切关系。

(1)遗传因素。父母将遗传基因不仅在体形外貌,也包括个性和情绪反应特征等遗传给子代。情绪障碍在双生儿中有较高的同病率,单卵双生子尤其明显。1999 年安徽调查遗传史达 12%。

(2)社会心理因素。儿童早期社会化过程的人格形成与塑造受父母影响,尤其受母亲的情绪与教养态度之影响。儿童的生活较成人单纯但在家庭和学校等环境中,也会遇到各种心理社会方面的应激因素,意外生活事件的惊吓、身处矛盾无法解决等均能对儿童心理活动造成不良影响,引起过分而持久的情绪反应。

(3)家庭及亲子关系不良。鲍白(Bowlby)认为,正常情况下父母应给予子女以安全而温暖的环境但又不能使他们依赖这种环境。家庭及学校不恰当的教育方式导致亲子关系不良,表现为一方面对子女态度冷淡、要求苛刻,另一方面又让子女依附于自己,使子女处于一种无所适从的矛盾境地。

(4)生活事件。通常是重大生活事件,在出现离别焦虑之前,往往会有生活事件作为诱因,常见的生活事件有与父母突然分离、不幸事故、亲人重病或死亡、在幼儿园受到挫折等。

(三)临床表现

(1)焦虑情绪。主要是表现为焦虑与烦恼,这种体验可以是毫无原因、说不出为何而担心,也可以是对未来可能发生的某件事情、自己或家人可能发生的不幸事件过分而不现实的担心。

(2)行为不安。典型的不安行为是动作行为明显增多,搓手顿足,来回走动,紧张不安。在儿童期这些焦虑体验可能不明显,或者因为表达困难而不能诉述,因此症状不典型,表现的形式是烦躁不安,年幼儿童好哭闹而难以安抚,带养困难,年龄大的儿童好抱怨,好发脾气,难交往,注意力不集中,多动不安,易与人发生冲突,甚至出现攻击性行为,逃学旷课,学习成绩下降等。

(3)自主神经功能紊乱。症状有头昏、头痛、心慌、胸闷、呼吸急促、出汗、口干、恶心、呕吐、腹痛、腹泻、尿急、尿频、睡眠异常,等等。

(四)诊断

1.儿童分离性焦虑症

(1)症状标准。至少有下列3项:① 过分担心依恋对象可能遇到伤害,或害怕依恋对象一去不复返。② 过分担心自己会走失、被绑架、被杀害,或住院,以致与依恋对象离别。③ 因不愿离开依恋对象而不想上学或拒绝上学。④ 非常害怕一人独处,或没有依恋对象陪同绝不外出,宁愿待在家里。⑤ 没有依恋对象在身边时不愿意或拒绝上床就寝。⑥ 反复做噩梦,内容与离别有关,以致夜间多次惊醒。⑦ 与依恋对象分离前过分担心,分离时或分离后出现过度的情绪反应,如烦躁不安、哭喊、发脾气、痛苦、淡漠,或退缩。⑧ 与依恋对象分离时反复出现头痛、恶心、呕吐等躯体症状,但无相应躯体疾病。

(2)严重标准。日常生活和社会功能受损。

(3)病程标准。起病于6岁前,符合症状标准和严重标准至少已1个月。

(4)排除标准。不是由于广泛发育障碍、精神分裂症、儿童恐惧症,及具有焦虑症状的其他疾病所致。

2.儿童恐惧症

儿童不同发育阶段的特定恐惧情绪。

(1)症状标准。对日常生活中一般客观事物和情景产生过分的恐惧情绪,出现回避、退缩行为。

(2)严重标准。日常生活和社会功能受损。

(3)病程标准。符合症状标准和严重标准至少已1个月。

(4)排除标准。不是由于广泛发育障碍、精神分裂症及具有焦虑症状的其他疾病所致。

3.儿童社交恐惧症

指儿童对新环境或陌生人产生恐惧、焦虑情绪和回避行为。

(1)症状标准。① 与陌生人(包括同龄人)交往时,存在持久焦虑,有社交回避行为。② 与陌生人交往时,患儿对其行为有自我意识,表现出尴尬或过分关注。③ 对新环境感到痛苦、不适、哭闹、不语或退出。④ 患儿与家人或熟悉的人在一起时,社交关系良好。

(2)严重标准。显著影响社交(包括与同龄人)功能,导致交往受限。

(3)病程标准。符合症状标准和严重标准至少已1个月。

(4)排除标准。不是由于精神分裂症、心境障碍、癫痫所致精神障碍、广泛性焦虑障碍等所致。

（五）治疗、康复、教育及亲子关系校正

治疗原则是心理治疗为主，配合使用小剂量抗焦虑药或抗抑郁剂。研究较多的是行为认知疗法，有效率达到 86％。心理治疗方法有支持性心理治疗、家庭治疗、行为治疗、游戏治疗等。

在支持性心理治疗中，首先，应当耐心倾听患者诉说自己的内心体验，对患者的痛苦适当地表示同情，指导患者去适应环境，增强克服情绪障碍的信心。其次，尽量消除环境中的不利因素，防止太多的环境变迁。家庭治疗以改变家庭成员的不良教养方式，让患者的父母尽量给予患者更多感情上的交流和支持。对于恐惧症和社交恐惧症可选用暴露治疗、系统脱敏治疗及游戏治疗等方法。

药物治疗常用抗焦虑药、抗抑郁剂等，服药时间较长，副作用较为明显，一般慎用。

🌀 第4节 儿童常见精神、神经疾病研究现状及展望

近几十年来，随着人类生活条件、生活方式、教育程度、孕育方式、养育模式、干预治疗模式及内容、社会变革、心理学等改变与蓬勃发展，研究疾病的手段等也发生了前所未有的变化，对人类自身影响也日渐显现。儿童神经科疾病得到较为充分认识和研究，临床诊断治疗效果明显。与此同时，儿童精神残疾发病率显著提高，据 WHO 估计，2020 年以前，全球儿童精神障碍会增长 50％，成为最主要的 5 种致病、致死和致残的原因之一。因此 WHO 提出："儿童和青少年精神卫生是全民健康的一个重要组成部分"，需引起我们足够重视。目前，对于儿童精神残疾的研究涉及多个领域，取得成果各不相同，主要集中在病因学和临床治疗两个方面。

一、病因学

儿童精神病病因学研究是研究的重点之一，方法多采用新技术和先进设备作为研究的主要手段。研究重点向纵深发展，分子水平上的遗传因素研究、基因及染色体的遗传信息研究，还研究神经精神发育动态变化、神经递质、生化和代谢、生物电及影像学研究等异常，取得了诸多成果。另一面，从心理和社会因素方面研究致病因素的报道却不多，报道区域比较少，相对于全国的总体来说，样本数太少，研究的内容也相对局限，很多条件不好控制。儿童精神残疾中，多动症、抽动障碍、孤独症、情绪障碍和行为问题等，无论是病因还是治疗康复的角度，涉及学科众多，如医学、社会学、心理学、教育学、生物学、环境、家庭、养育方式等，因此仍然是关注的重点。然而，由于研究方法和手段的局限性，部分因素停留在推测上，如何证实、量化等还有待于进一步研究，这些恰是病因中不可或缺的一个环节，当然也是极具发展潜力的一个研究角度。

二、临床治疗

药物治疗是儿童精神残疾的传统、经典和最佳治疗方案，在药物效果不显情况下，探索对儿童精神疾病的治疗过程中，形成综合治疗手段，早期的综合治疗局限于医学、康复学领域中。到 20 世纪 80 年代，出现教育手段融入康复治疗，极大促进部分儿童症状和认知能力的改善与

提高,随着各领域对精神病病因学研究的深入,探索新型药物、方法、方式等治疗手段的研究也逐渐增多。早期干预、医教结合、综合治疗、重在预防是治疗趋势,重点是早期干预。

儿童精神病病因学研究中发现 0～6 岁儿童的神经精神发育、营养、家庭养育、应激事件和环境变化等因素直接或间接影响儿童心身发育和成年后心理、躯体状态等。因此,对儿童期精神残疾来说,早期干预尤为重要,参与人员主要是儿童精神科医生、家长、老师及患儿本人。

许多学者在探索早期干预的模式,如医院或学校的家长课堂等,但大多数都没有形成一个有效的长效机制,也鲜见有效果评估报告。

生物学治疗有一定的进展,主要体现在选择性 5-羟色胺再摄取抑制剂在儿童中的使用,而基因和分子水平的治疗还未有实质性成果。

 本章小结

本章详细阐述了儿童常见的精神、神经性疾病的病因,发病机理,临床表现和诊断标准。简单介绍了治疗原则、教育、康复等手段和方法,以及取得的效果等,蕴含了较为新颖的"以人为本,医教结合,家校(要求)统一"的整合性理念。

 思考与练习

1. 试述神经元的结构及神经递质的概念。

2. 阐述自闭症和阿斯伯格综合征的诊断标准鉴别。

3. 根据"医教结合、家校(要求)统一"的理念,尝试设计自闭症儿童的综合教育康复训练计划。

4. 阐述注意缺陷多动障碍的临床表现。

5. 阐述儿童焦虑症概念及其分类。

6. 阐述儿童癫痫的分类。

7. 阐述癫痫大发作的临床表现及其急救常识。

8. 如何诊断儿童精神分裂症?

参 考 文 献

[1] Lolesh Guglani Improve behavior in children with behavioral problems and epilepsy[J]. J Pediatr,2005, 146(1).

[2] Keene D L,Manion I,Whiting S,et al. A survey of behavior problems in children with epilepsy [J]. Epilepsy Behav,2005,6(4).

[3] Owen M J,Craddock N O,Donovan M C. Schizophrenia: genes at last? [J]. Trends Genet,2005, 21 (9).

[4] Smoller J W,Yaaki L H,Fagerness J A,et al. The Corticotropin- Releasing Hormone Gene and Behavioral Inhibition in Children at Risk for Panic Disorder. Biol Psychiatry,2005,57(12).

[5] Srensen J B. Differential control of the releasable vesicle pools by SNAP-25 splice variants and SNAP-23 [J]. Cell, 2003,114.

[6] Stevens C F. Neurotransmitter release at central synapses [J]. Neuron,2003,40.

[7] Henderson. 精神障碍和心理社会问题的流行病学[M].孔建,译.北京:人民卫生出版社,1997.

[8] Helga V. Toriello,William Reardon,Robert J. Gorlin. 遗传性听力损失及其综合征[M].王秋菊,韩东一,等,译.北京:人民军医出版社,2006.

[9] T. D. 盖莱哈特,等. 医学遗传学原理[M].孙开来,译.北京:科学出版社,2001.

[10] Virginia Satir. 家庭如何塑造人[M].吴就君,译.台北:张老师文化事业股份有限公司,1994.

[11] Jack Katz. 临床听力学(第5版)[M].韩德民,等,译.北京:人民卫生出版社,2006:8-14.

[12] 休厄德.特殊需要儿童教育导论[M].肖非,等,译.北京:中国轻工业出版社,2007.

[13] 曹承刚.人体解剖学[M].北京:中国协和医科大学出版社,2007.

[14] 陈竺.医学遗传学[M].第2版.北京:人民卫生出版社,2001.

[15] 陈咏冲,周建华,朱文辉,等.81例儿童低视力的病因及视觉康复[J].中国康复,2007,22(3).

[16] 陈雪梅,廖瑞瑞,吴善宏,等.低视力儿童的眼底病变[J].中国斜视与小儿眼科杂志,2002,10(2).

[17] 陈旭红.残疾儿童早期康复教育及训练[J].中国康复理论与实践,2005,11(8).

[18] 陈国力,经承学,杨明华.注意缺陷多动障碍儿童家长的治疗态度的初步分析[J].广西学报. 2008.3(30).

[19] 陈阳美.癫痫治疗学[M].成都:四川科学技术出版社,2004.

[20] 崔永华,郑毅,仲崇丽.抽动障碍流行病学研究进展(综述)[J].中国心理卫生杂志.2008.7(22).

[21] 戴淑凤,贾美香,陶国泰.让孤独症儿童走出孤独(修订本)[M].北京:中国妇女出版社,2008.

[22] 冯晓,曾琼.动态脑电图在儿童癫痫诊断中的价值[J].浙江临床医学.2008.3.21-22.

[23] 葛坚.眼科学[M].北京:人民卫生出版社,2005.

[24] 顾定倩.特殊教育导论[M].大连:辽宁师范大学出版社,2001.

[25] 郭明,李建军.我国康复医学发展的新思路[J].中国康复,2005,(06).

[26] 韩德民.人工耳蜗[M].北京:人民卫生出版社,2003.

[27] 韩德民.听力学基础与临床[M].北京:科学技术文献出版社,2003.

[28] 韩德民.新生儿及婴幼儿听力筛查[M].北京：人民卫生出版社,2003.

[29] 韩德民.嗓音医学[M].北京：人民卫生出版社,2007.

[30] 韩东一,翟所强,韩维举.临床听力学[M].第二版.北京：中国协和医科大学出版社,2008.

[31] 韩济生.神经科学原理[M].北京：北京医科大学出版社,1999.

[32] 黄昭鸣,杜晓新.言语障碍的评估与矫治[M].上海：华东师范大学出版社,2006.

[33] 胡耀民.人体解剖学标本彩色图谱[M].广州：广东科技出版社,2007.

[34] 华文球,张程赪,覃宗厚.精神分裂症患者家庭负担状况调查[J].临床心身疾病杂志,2008,3.

[35] 何侃,路英智,李浒,等.儿童精神病学[M].天津：天津科学技术出版社,2007.

[36] 吉明安,李明重.精神分裂症住院患者抗精神病药使用现状调查[J].临床心身疾病杂志,2006,(12)2.

[37] 纪向虹.现代科学育儿全书[M].青岛：青岛出版社,2005.

[38] 景学医.儿童癫痫的诊断和治疗[M].郑州：河南医科大学出版社,2001.

[39] 静进.小儿心理与心理行为疾病[M].广州：广东科技出版社,2005.

[40] 贾公孚.临床药物疗法新编[M].北京：人民卫生出版社,2005.

[41] 姜泗长,顾瑞,王政敏.耳科学[M].上海：上海科技出版社,2002.

[42] 姜泗长,顾瑞.言语语言病学[M].北京：华夏出版社,2005.

[43] 江钟立.人体发育学[M].北京：华夏出版社,2005.

[44] 江开达.精神分裂症防治指南[M].北京：北京大学医学出版社,2007.

[45] 江开达.精神医学新概念[M].上海：复旦大学出版社,2004.

[46] 励建安.康复医学[M].北京：科学出版社,2005.

[47] 林庆,李松.小儿脑性瘫痪[M].北京：北京大学医学出版社,2000.

[48] 李晓捷.人体发育学[M].北京：人民卫生出版社,2008.

[49] 李兴启.听觉诱发反应及应用[M].北京：人民军医出版社,2007.

[50] 李璞.医学遗传学[M].第2版.北京：中国协和医科大学出版社,2004.

[51] 李凤鸣.眼科全书[M].北京：人民卫生出版社,1996.

[52] 李巍.遗传咨询[M].郑州：郑州大学出版社,2003.

[53] 李新旺.生理心理学导论[M].开封：河南大学出版社,1992.

[54] 李新旺.生理心理学[M].北京：科学出版社,2008.

[55] 李胜利.语言治疗学[M].北京：人民卫生出版社,2007.

[56] 李胜利,孙喜斌,等.第二次全国残疾人抽样调查言语残疾标准研究[J].中国康复理论与实践,
      2007,9(13).

[57] 李志强.正常人体解剖学[M].北京：中国科学技术出版社,2007.

[58] 李建良,袁书杰.精神分裂症的心理疗法述评[J].井冈山医专学报.2007.1(14).

[59] 李雪荣,陈劲梅.孤独症诊疗学[M].长沙：中南大学出版社,2004.

[60] 李雪荣.儿童行为与情绪障碍[M].上海：上海科学技术出版社,1987.

[61] 路红.耳医学基础与临床.[M/OL].(超型数字图书馆),2007年7月第1版 SS号：90114461.

[62] 路殿武.儿童情绪障碍临床观察[J].新疆医学,2008,9.

[63] 罗建红,钟伟霞.神经精神疾病研究的现状和策略[J].浙江大学学报(医学版),2008,5.

[64] 柳树森.融合教育导论[M].武汉：华中师范大学出版社,2007.

[65] 刘艳虹.特殊教育医学基础[M].大连：辽宁师范大学出版社,2001.

[66] 刘春阳,梁爱民,沈瑞云,等.2～10岁儿童慢性口吃危险因素研究[J].中国康复理论与实践,

2007,13(6).

[67] 刘鋋.内耳病[M].北京：人民卫生出版社,2006.

[68] 刘权章.遗传咨询 遗传病防治的关键问题[M].哈尔滨：黑龙江科学技术出版社,1999.

[69] 刘家琦.实用眼科学[M].北京：人民卫生出版社,1984.

[70] 刘国隆,等.生理学[M].上海：上海科学技术出版社,1986.

[71] 刘振寰.让脑瘫儿童拥有幸福人生[M].北京：中国妇女出版社,2004.

[72] 卢红云,黄昭鸣.口部运动治疗学[M].上海：华东师范大学出版社,2009.

[73] 卡罗尔.语言心理学[M].廖小春,等,译.上海：华东师范大学出版社,2007.

[74] 威廉·L.休厄德.特殊儿童教育导论[M].孟晓,等,译.南京：江苏教育出版社,2007.

[75] 目盲预防及康复[M].北京：人民教育出版社,2001.

[76] 毛文书.眼科学[M].北京：人民卫生出版社,1993.

[77] 马莎.癫痫病的研究治疗近况[J].甘肃中医.2008,(21)2.

[78] 马冬菊.儿童情绪障碍的临床观察及护理[J].医药论坛杂志,2007,(28)14.

[79] 朴永馨.特殊教育辞典[M].北京：华夏出版社,1996.

[80] 邱树华.正常人体解剖学[M].上海：上海科学技术出版社,1986.

[81] 岳利民.人体解剖生理学[M].北京：人民卫生出版社,2007.

[82] 邱浩英,张程赪,黄美莲.精神分裂症患者对不同文化层次家庭成员心理的影响[J].临床心身疾病杂志,2008,4.

[83] 乔志恒,郭 明.康复医学发展现状与未来[J].中国康复理论与实践,2009,(01).

[84] 芮德源.临床神经解剖学[M].北京：人民卫生出版社,2007.

[85] 孙葆忱.临床低视力学[M].北京：华夏出版社,1996.

[86] 孙丽丽.我国低视力的研究现状与康复展望[J].医学综述,2008,6.

[87] 孙树汉.染色体、基因与疾病[M].北京：科学出版社,2008.

[88] 孙黎红.儿童品行障碍相关因素与干预措施[J].中华现代护理杂志,2008,9.

[89] 孙云红,梅俊安,唐志华等.行为治疗对住院青少年品行障碍的效果研究[J].中华现代护理杂志,2008,(14)22.

[90] 石玉中,王育红,成爽.精神分裂症相关 MTHFR 基因研究现状[J].临床心身疾病杂志,2005,(11)1.

[91] 田勇泉.耳鼻咽喉——头颈外科学[M].北京：人民卫生出版社,2005.

[92] 唐健.情绪行为异常儿童教育[M].天津：天津教育出版社,2007.

[93] 魏林娜,孙葆忱,张书泰,等.1500 例低视力分析[J].实用眼科杂志,1990,8(3).

[94] 威廉·L.休厄德.特殊需要儿童导论[M].北京：轻工业出版社,2007.

[95] 王雁.早期干预的理论依据探析[J].中国特殊教育,2004,(04).

[96] 王坚.听觉科学概论[M].北京：中国科学技术出版社,2005.

[97] 王辉.特殊儿童教育诊断与评估[M].南京：南京大学出版社,2007.

[98] 王启华,邱学才.临床人体解剖生理学[M].广州：中山大学出版社,2007.

[99] 王荣,孙素真.儿童注意缺陷多动障碍的临床研究[J].中国循证儿科杂志,2008,1(3).

[100] 王航雁.抽动障碍研究进展[J].人民军医,2008,1(51).

[101] 王晓燕,郑爱菊.精神分裂症的中医辨治进展[J].中国中医急症.2005,(14)3.

[102] 万萍,黄昭鸣.嗓音保健[M].上海：华东师范大学出版社,2007.

[103] 肖非,王雁.智力落后教育通论[M].北京：华夏出版社,2000.

[104] 谢鼎华.基础与应用听力学[M].长沙：湖南科学技术出版社,2003.

[105] 谢鼎华.耳聋的基础与临床[M].长沙：湖南科学技术出版社,2003.

[106] 谢明.孤独症儿童的教育康复[M].天津：天津教育出版社,2007.

[107] 夏家辉.医学遗传学讲座[M],长沙：湖南科技出版社,1998.

[108] 徐声汉.战胜心灵顽疾——精神分裂症诊治与家庭保健[M].上海：上海中医药大学出版社,2000.

[109] 徐西嘉,陈晓岗,唐劲松,等.2个精神分裂症多发家系 GRM3 基因多态性位点的连锁研究[J]：中国神经精神疾病杂志,2008,2.

[110] 徐晋麟,等.现代遗传学原理[M],北京：科学出版社,2001.

[111] 许家成."智力障碍"定义的新演化——以"功能"、"支持"与"生活质量"为导向的新趋势,中国特殊教育[J],2003,4.

[112] 杨晓玲.解密孤独症[M].北京：华夏出版社,2007.

[113] 杨斌让,陈楚侨,等.注意缺陷多动障碍儿童抑制功能研究[J].中国儿童保健杂志.2008,3(16).

[114] 杨坤,谢光荣,胡义秋,等.S100B 基因 rs9722 多态性与抑郁症的关联分析[J].中国神经精神病杂志,2008,5.

[115] 杨式麟.嗓音医学基础与临床[M].沈阳：辽宁科学技术出版社,2001.

[116] 于海亭.精神疾病中西医结合诊疗学[M].郑州：郑州大学出版社,2006.

[117] 于春江,贾旺,张绍祥.神经外科临床解剖学图谱[M].济南：山东科学技术出版社,2006.

[118] 于兑生.康复医学评价手册[M].北京：华夏出版社,1993.

[119] 严振国.正常人体解剖学[M].上海：上海科学技术出版社,1995.

[120] 姚泰.生理学[M].北京：人民卫生出版社,2002.

[121] 昝飞,马红英.言语语言病理学[M].上海：华东师范大学出版社,2006.

[122] 张清丽.儿童语言发育迟缓的康复评定与治疗[J].中国康复理论与实践,1996,2(2).

[123] 张迪,陈容,陈勇,李静.沈阳市学龄儿童口吃流行病学调查[J].中国校医,2000,14(2).

[124] 张华.助听器[M].北京：人民卫生出版社,2004.

[125] 张国权,汪凯林,吴厚章,等.上海市盲和低视力流行病学调查[J].中华眼科杂志,1988,2(4).

[126] 张士元.我国白内障的流行病学调查资料分析[J].中国眼科杂志,1999,35(5).

[127] 张竹青.脑性瘫痪小儿健康生活[M].北京：化学工业出版社,2006.

[128] 张宁.异常心理学高级教程[M].合肥：安徽人民出版社,2007.

[129] 张书琴,邹振民,赵建敏.精神疾病[M].西安：第四军医大学出版社,2007.

[130] 张孝娟,黄小玲.中国临床心理学[M].北京：中国医药科技出版社,2006.

[131] 张轶杰,康红英,陈蛟,等.情绪障碍儿童行为与父母教育子女方式的关系[J].中国健康心理学杂志,2009,2.

[132] 张玲,潘润德.焦虑症的治疗现状[J].神经疾病与精神卫生,2004,(4)5.

[133] 张付全,刘破资.精神分裂症的易感基因[J]：神经疾病与精神卫生,2008,(8)1.

[134] 张建明.儿童情绪障碍[J].临床儿科杂志,2008,(26)11.

[135] 张书琴,邹振民,赵建敏.精神疾病[M].西安：第四军医大学出版社,2007.

[136] 邹留河,高永庄,张士元.全国老年人盲及低视力的流行病学调查[J].实用眼科杂志,1991,9(4).

[137] 周雪娟.小儿脑瘫的康复治疗[M].上海：上海科学技术出版社,2004.

[138] 周建南.自我心理咨询的理论与方法[M].北京：人民军医出版社,2007.

[139] 朱镛连.神经康复学[M].北京：人民军医出版社,2003.

［140］朱大年.生理学［M］.北京：人民卫生出版社,2008.

［141］诸毅晖.康复评定学［M］.上海：上海科学技术出版社,2008.

［142］钟经华.视力残疾儿童教育学［M］.北京：华夏出版社,2006.

［143］郑远远,崔彤彤,胡爱连,等.儿童低视力康复与助视器［J］.中国康复,2005,20(4).

［144］郑毅.儿童注意缺陷多动防治指南［M］.北京：北京大学医学出版社,2007.

［145］甄岳来.孤独症儿童社会学教育指南［M］.北京：中国妇女出版社,2008.

［146］章稼.康复功能评定［M］.北京：人民卫生出版社,2002.

［147］中国残疾人联合会 2006 年第二次全国残疾人抽样调查主要数据公报［DB］.http：//www.ilib.cn/
A-zgkfllysj200612001.html.

［148］复旦大学附属眼耳鼻喉科医院人类感知的奥秘.http：//amuseum.cdstm.cn/AMuseum/perceptive/
page_2_ear/page_2_1/page_2_1.3.htm.

［149］http：//hiphotos.baidu.com/生命医学工程院/pic/item/16b6d5017c26c09ae850cde0.jpg.

北京大学出版社
教育出版中心 精品图书

21世纪高校广播电视专业系列教材	教育技术学研究方法（第三版）	张 屹 黄 磊
电视节目策划教程（第二版） 项仲平		
电视导播教程（第二版） 程 晋	**21世纪高校网络与新媒体专业系列教材**	
电视文艺创作教程 王建辉	文化产业概论	尹章池
广播剧创作教程 王国臣	网络文化教程	李文明
电视导论 李 欣	网络与新媒体评论	杨 娟
电视纪录片教程 卢 炜	新媒体概论（第二版）	尹章池
电视导演教程 袁立本	新媒体视听节目制作（第二版）	周建青
电视摄像教程 刘 荃	融合新闻学导论（第二版）	石长顺
电视节目制作教程 张晓锋	新媒体网页设计与制作（第二版）	惠悲荷
视听语言 宋 杰	网络新媒体实务	张合斌
影视剪辑实务教程 李 琳	突发新闻教程	李 军
影视摄制导论 朱 怡	视听新媒体节目制作	邓秀军
新媒体短视频创作教程 姜荣文	视听评论	何志武
电影视听语言——视听元素与场面调度案例分析 李 骏	出镜记者案例分析 刘 静 邓秀军	
影视照明技术 张 兴	视听新媒体导论	郭小平
影视音乐 陈 斌	网络与新媒体广告（第二版） 尚恒志 张合斌	
影视剪辑创作与技巧 张 拓	网络与新媒体文学 唐东堰 雷 奕	
纪录片创作教程 潘志琪	全媒体新闻采访写作教程	李 军
影视拍摄实务 翟 臣	网络直播基础	周建青
	大数据新闻传媒概论	尹章池

21世纪信息传播实验系列教材（徐福荫 黄慕雄 主编）	**21世纪特殊教育创新教材·理论与基础系列**	
网络新闻实务 罗 昕	特殊教育的哲学基础	方俊明
多媒体软件设计与开发 张新华	特殊教育的医学基础	张 婷
播音与主持艺术（第三版） 黄碧云 睢 凌	融合教育导论（第二版）	雷江华
摄影基础（第二版） 张 红 钟日辉 王首农	特殊教育学（第二版） 雷江华 方俊明	
	特殊儿童心理学（第二版） 方俊明 雷江华	
21世纪数字媒体专业系列教材	特殊教育史	朱宗顺
视听语言 赵慧英	特殊教育研究方法（第二版） 杜晓新 宋永宁等	
数字影视剪辑艺术 曾祥民	特殊教育发展模式	任颂羔
数字摄像与表现 王以宁		
数字摄影基础 王朋娇	**21世纪特殊教育创新教材·发展与教育系列**	
数字媒体设计与创意 陈卫东	视觉障碍儿童的发展与教育	邓 猛
数字视频创意设计与实现（第二版） 王 靖	听觉障碍儿童的发展与教育（第二版）	贺荟中
大学摄影实用教程（第二版） 朱小阳	智力障碍儿童的发展与教育（第二版） 刘春玲 马红英	
大学摄影实用教程 朱小阳	学习困难儿童的发展与教育（第二版）	赵 微
	自闭症谱系障碍儿童的发展与教育	周念丽
21世纪教育技术学精品教材（张景中 主编）	情绪与行为障碍儿童的发展与教育	李闻戈
教育技术学导论（第二版） 李芒 金林	超常儿童的发展与教育（第二版） 苏雪云 张 旭	
远程教育原理与技术 王继新 张 屹		
教学系统设计理论与实践 杨九民 梁林梅	**21世纪特殊教育创新教材·康复与训练系列**	
信息技术教学论 雷体南 叶良明		
信息技术与课程整合（第二版） 赵呈领 杨 琳 刘清堂	特殊儿童应用行为分析（第二版） 李 芳 李 丹	